Matthias Gockel

Sterben

Matthias Gockel

mit Oliver Kobold

Sterben

Warum wir einen neuen Umgang mit dem Tod brauchen

Ein Palliativmediziner erzählt

berlin VERLAG

Mehr über unsere Autoren und Bücher:
www.berlinverlag.de

MIX
Papier aus verantwortungsvollen Quellen
FSC® C014496

ISBN 978-3-8270-1354-5

Satz: Uhl + Massopust, Aalen
Gesetzt aus der Minion
Druck und Bindung: GGP Media GmbH, Pößneck
Printed in Germany

You get what anybody gets –
you get a lifetime.

NEIL GAIMAN

Inhalt

Vorwort

»Warum ist der Tod eines Menschen stets eine Art Skandal? Warum sind wir jedes Mal erstaunt, wenn ein Lebender dahingeht, als fände solch ein Ereignis zum ersten Mal statt?« Die Antwort auf die Fragen, die der französische Philosoph Vladimir Jankélévitch einmal gestellt hat, fällt leicht: Weil wir Angst vor dem Tod haben.

An den Tod gewöhnt man sich nicht. Der Tod ist immer jung. Man wird die Angst vor ihm nicht los. Auch ich spüre sie, obwohl ich mich als Palliativmediziner jeden Tag mit Sterben und Tod beschäftige.

Oft scheint es, als wären gerade Ärzte besonders von dieser Angst betroffen. Doch sie einzugestehen, gilt im Gesundheitssystem als Zeichen von Schwäche. Ärzte sind darauf trainiert, cool und kompetent zu wirken, distanziert und professionell aufzutreten. Dabei macht auch sie der Tod unsicher. Weil sie so gut darin sind, Leben zu retten, halten sie es manchmal kaum aus, wenn ihnen das nicht gelingt.

Die Palliativmedizin kann als Ergänzung oder auch als Alternative betrachtet werden zum Heilenwollen um jeden Preis und zum reinen Verlängern der Lebenszeit. Ihr Ansatz ist es, bei lebensbedrohlichen Erkrankungen die Lebensqualität von Patienten und ihren Angehörigen zu verbessern. Dazu gehört nicht nur das Lindern von Schmerzen oder anderer körperlicher Symptome. Genauso wichtig ist das frühzeitige Erkennen und Behandeln von psychischen, sozialen oder spirituellen Problemen.

Im besten Fall geht Palliativmedizin aber über bloße Fachkompetenz hinaus. Es gibt Probleme, die sich nicht rein technisch lösen lassen. Manche Schmerzen sind durch kein Medikament zu stillen. Für sie braucht es Aufmerksamkeit und Zuwendung und eine Haltung, die dem anderen die Gewissheit gibt, wahrgenommen zu werden – im Leben wie im Sterben.

Nicht zuletzt von dieser Haltung soll das vorliegende Buch handeln. Sie soll sich, so meine Hoffnung, beim Gang durch die Kapitel mitteilen. Ich habe versucht, dem Buch einen persönlichen, nie abstrakten Tonfall zu geben. Mir geht es darum, das Vermitteln von konkreten Fakten und Informationen mit dem Erzählen zu verbinden; einem Erzählen aus der Innensicht von zwanzig Jahren Berufserfahrung.

Orientiert habe ich mich dabei an Fragen, die mir bei meiner Arbeit immer wieder begegnen: Was sollten Patienten mit einer lebensbedrohlichen Erkrankung unbedingt beachten? Welche Möglichkeiten palliativer Versorgung gibt es in Deutschland? Was können Angehörige tun? Wie sieht eigentlich der Alltag auf einer Palliativstation aus? Warum fällt es vielen Ärzten so schwer, Schmerzen adäquat zu behandeln? Kann sich der Traum von einem »guten Sterben« erfüllen?

Ich erzähle von Menschen, die ich in ihrer letzten Lebensphase kennengelernt und bis zum Tod begleitet habe. So ist es auch ein Buch voller Geschichten geworden, traurigen wie absurden, wütenden wie komischen.

Im Lauf der Zeit habe ich gelernt, dass gelingende Kommunikation viel dazu beitragen kann, der Angst vor dem Sterben und dem Tod etwas von ihrer Wucht zu nehmen – durch das Vermitteln von Sicherheit und das Schaffen von Nähe. So einiges kann schiefgehen im Gespräch zwischen Ärzten und Patienten, Ärzten und Angehörigen, Angehörigen und Patienten. Anhand zahlreicher Beispiele möchte ich Wege aus der Sprachlosigkeit aufzeigen, die viele in der Gegenwart Sterbender befällt.

Dieses Buch kann als ein Appell verstanden werden, mit größerer Entschlossenheit über die letzten Dinge zu reden. Das gilt auch für das mit großen Ängsten besetzte Thema Sterbehilfe. Ich möchte es in den abschließenden Kapiteln ebenso diskutieren wie das in meinen Augen verbesserungswürdige Konzept der Patientenverfügungen. Darüber hinaus finden sich im Anhang noch einige praktische Tipps. Sie sollen lebensbedrohlich erkrankte Patienten zu einer offeneren Kommunikation mit den behandelnden Ärzten ermutigen.

Der Tod wird immer ein Skandal bleiben. Aber wir können lernen, ihm etwas weniger unvorbereitet zu begegnen. Dazu möchte ich mit diesem Buch einen Beitrag leisten.

Matthias Gockel, im Juli 2019

Einführung

Trau dich, über den Tod nachzudenken

Zwischen Diesseits und Jenseits

Es war ein stressiges Jahr gewesen, und ich hatte mich auf den Urlaub gefreut. Einige freie Tage über Silvester; etwas Zeit, mit Freunden über die vergangenen Monate zu reden – die ersten, in denen ich als junger Palliativmediziner an einer Münchner Klinik gearbeitet hatte. »Gut«, antwortete ich auf die Frage eines Freundes, wie es mir gehe, »richtig gut, ich bin ganz entspannt.« Wir saßen vor dem Kamin, es war Abend, und ich glaubte, was ich sagte. Doch etwas an meiner Antwort schien den Freund zu irritieren. Er sah mich aufmerksam an und fragte noch einmal: »Nein, ich meinte: Wie geht es dir *wirklich*?«

Hätte er nicht nachgehakt, wäre wohl nichts passiert, und ich wäre davongekommen. So aber brachte seine Hartnäckigkeit alles zum Einstürzen. Plötzlich rückte das in München auf der Palliativstation Zurückgelassene wieder ganz nah: Gespräche, Krankheitsverläufe, Schicksale. Und nicht zuletzt der Tod. Wie in einer Diashow zogen die Gesichter all der Patienten vor meinem inneren Auge vorbei, die ich im zurückliegenden Jahr betreut hatte und die bei uns gestorben waren. Ein langer, flackernder Zug letzter Bilder, manche schon etwas unscharf, manche noch so deutlich, als hätte ich mich gerade erst von dem Betreffenden verabschiedet. Ich begann zu weinen und konnte für eine halbe Stunde nicht mehr damit aufhören.

Das ist viele Jahre her. Heute habe ich gelernt, mit dem Thema Krankheit und Sterben, das in meinem Beruf nun einmal allgegenwärtig ist, umzugehen. Ich habe Wege gefunden, das Unumgängliche zu akzeptieren und es als Teil meines Lebens zu betrachten. Ich fliehe nicht mehr vor der Macht, die vom Tod und allem, was mit ihm zusammenhängt, ausgeht und die für viele so beängstigend ist, dass sie ihr Heil im Verdrängen suchen. Für gewöhnlich klappt das ja auch gut. Im Alltag werden wir kaum je gezwungen, an den Tod zu denken. Fast scheint es zu seiner Natur zu gehören, dass er immer nur die anderen trifft. Und die anderen sind weit weg, vor allem aber sind sie: nicht wir. Nur manchmal, wenn unsere Abwehrmechanismen versagen, merken wir, welche Dämonen im Dunkel unserer Ängste lauern, immer bereit, uns anzufallen. Dann wird uns klar, dass wir sehr weit davon entfernt sind, den Tod als das wahrzunehmen, was er ist. Er ist das am wenigsten überraschende Ereignis der Welt.

Dass das auch und vielleicht sogar ganz besonders für Menschen gilt, die im Beruf häufig mit Sterben und Tod konfrontiert werden, habe ich immer wieder bei Workshops mit angehenden Ärzten erlebt. Zum ersten Mal geschah das vor einigen Jahren auf Einladung der Münchner Studierendeninitiative »MuM – Medizin und Menschlichkeit«. Engagierte junge Leute, die mehr wollten als das, was ihnen der Uni-Betrieb zu bieten hatte, und deshalb für eine Woche ein Seminarhaus irgendwo in Oberbayern angemietet hatten. Für Blicke über das Curriculum hinaus waren verschiedene Dozenten eingeladen worden, etwa ein Psychologe, aber auch ein Komplementärmediziner, der über alternative Heilmethoden referieren sollte. Mich hatte man für den Bereich »Medizin und Sterblichkeit« angefragt.

Schon kurz nach meiner Zusage war mir klar gewesen,

dass ich keinen trockenen Vortrag halten wollte. Die Teilnehmer sollten sich auf einer eher emotionalen Ebene mit dem Thema Sterblichkeit auseinandersetzen. Dazu schwebten mir einige Reflexionsübungen vor, die ich selbst im Rahmen meiner Palliativausbildung kennengelernt hatte. Sie waren mir im Gedächtnis geblieben, weil sie mich damals alles andere als gleichgültig gelassen hatten. Nun wollte ich herausfinden, ob es mir gelingen konnte, ähnliche Emotionen auch bei anderen hervorzurufen.

Für die erste Übung trennte ich den Seminarraum mithilfe eines Seils in zwei Hälften. Eine Hälfte blieb leer, in der anderen versammelten sich die zwanzig Teilnehmer, die ich in kleine Gruppen aufteilte, nachdem jeder Einzelne durch Durchzählen seine eigene Nummer erhalten hatte. Dann erläuterte ich die Aufgabe. Jeder sollte den anderen in der Gruppe erzählen, warum er heute hier war. Das Mitgeteilte sollte möglichst individuell ausfallen und durfte gern auch sehr persönlich sein. Wichtig war, ins Reden zu kommen und zu versuchen, sich den anderen ein wenig näherzubringen.

Natürlich gab es einen Haken an der Sache, schließlich sollte es keine reine Gesprächsrunde werden. Ich kündigte an, in gewissen Zeitabständen einen Gong zu betätigen und eine Zahl aufzurufen. Der Teilnehmer, zu dem die Zahl gehörte, musste dann auf der Stelle aufstehen und sich in die andere Hälfte des Raums begeben, und zwar ganz egal, ob er gerade nur zuhörte oder mit Erzählen dran war. Dort sollte er stehen bleiben und den anderen zuschauen, konnte aber selbst nicht mehr ins Geschehen eingreifen und durfte sich auch nicht mit seinen nach und nach hinzukommenden Nebenleuten unterhalten. Wann der Gong jeweils ertönte und welche Zahl aufgerufen wurde, lag allein in meinem Ermessen. Eine Art »Reise nach Jerusalem« also. Aber eine, die unter der Überschrift »Sterblichkeit« stand und daher bei allen, ohne dass ich das explizit aussprechen musste, die entsprechenden Assoziationen auslöste. Das zeigte sich spätestens bei den Rückmeldungen nach Ende der Übung.

Eine Studentin sagte: »Ich wollte meine Geschichte erzählen, unbedingt. Aber ich kam und kam nicht dran. Und dann redete der Typ unmittelbar vor mir auch noch mit einer Engelsgeduld über das langweiligste Zeug, das man sich nur vorstellen kann. Warum konnte der sich nicht kurz fassen oder schneller reden? Oder sich wenigstens auf wirklich Wichtiges konzentrieren? Aber plötzlich machte es klick, und mir wurde bewusst, dass es gleich für mich vorbei sein konnte; dass also diese Erzählungen möglicherweise das Letzte waren, was ich hörte, bevor ich starb. Und von dem Moment an war alles anders. Ich glaube, ich habe noch nie jemandem bei einem so langweiligen Vortrag mit einer so großen Aufmerksamkeit zugehört. Und ich war glücklich dabei.«

Ein anderer sagte: »Auch mir war es unheimlich wichtig, erzählen zu können, und ich kam ja auch an die Reihe. Nur eben als Allerletzter, als sich alle anderen schon drüben, in der anderen Hälfte des Raums, befanden. Niemand war mehr da, der meine Geschichte hören konnte. Da habe ich gelernt, dass man beim Wünschen besser vorsichtig ist. Denn in Wahrheit war es mir gar nicht so sehr darum gegangen, zu Wort zu kommen, sondern darum, von jemandem gehört zu werden.«

Am härtesten traf es den Studenten, der als Erster auf die andere Seite gerufen wurde. Er musste erleben, dass sein Verstummen und damit sein »Tod« für die anderen nur ein banaler Zwischenfall war. Die entstandene Lücke wurde schnell geschlossen, und das Leben ging weiter, als wäre überhaupt nichts geschehen. Aber auch für ihn gab es Trost, denn ganz undurchlässig war die Grenze zwischen Diesseits und Jenseits dann doch nicht: »Ich fand das so ungerecht, ganz allein im Nichts zu stehen, bis ich sah, wie ein guter Freund zu mir herüberschaute und mit den Lippen lautlos den Satz formte: ›Hinter dir, der Nachtisch!‹ Tatsächlich, da stand der

Kuchen! Und auf einmal war das mit dem Sterben gar nicht mehr so schlimm.«

So enthielt diese Übung sogar noch eine von mir gar nicht eingeplante Lektion in Sachen Hoffnung aufs Paradies …

Das Leben ist manchmal ein Arschloch

Die zweite Übung zielte noch stärker auf die jeweilige Persönlichkeit des Einzelnen, auf seine Hoffnungen und Werte. Aus diesem Grund kann man sie recht gut auch ganz für sich allein, in der eigenen Vorstellung durchspielen. Ich verteilte an jeden der Teilnehmer fünf Karteikarten und einen Stift, dann nannte ich das Motto der Übung: »Was ist mir wirklich wichtig im Leben?«

Jeder hatte eine Viertelstunde Zeit, um diese Frage für sich zu beantworten, und zwar anhand von bestimmten Kategorien: Welche Person ist mir am wichtigsten? Auf welche meiner Fähigkeiten bin ich am meisten stolz? Gibt es etwas an meinem Äußeren, auf das ich großen Wert lege? Welchen Traum möchte ich noch verwirklichen? Und schließlich: Welcher materielle Gegenstand besitzt den höchsten Wert für mich? Fünf Kategorien, fünf Karteikarten, fünf Antworten. Je kürzer sie ausfielen, desto besser. Nur ein Stichwort war verlangt, keine Begründung. Also etwa: »Paul«; »anderen Sicherheit geben« oder auch: »Klavier spielen können«; »meine Hände«; »eine Weltreise unternehmen«; »die Armbanduhr, die ich von meinem Vater geerbt habe«. Zwar würde die Übung in der Gruppe abgehalten werden. Was jeder auf seine Karten geschrieben hatte, würde aber, das versicherte ich den Teilnehmern vor Beginn, weder den anderen gezeigt noch laut vorgelesen werden.

Dann ging es los. Ich stellte mich in die Mitte des Raums und sagte: »Leben, das bedeutet sehr oft auch Verlust. Dinge gehen verloren, Träume zerplatzen, es gibt schwere, uns für immer verändernde Krankheiten, und Menschen, die wir lieben, sterben. Es kann nicht schaden, sich das gelegentlich klarzumachen.«

Ich griff nach einer großen Schale, die ich mitgebracht hatte, und begann meinen Gang von Teilnehmer zu Teilnehmer. Jeder sollte sich von einer der fünf Karten, die er in der Hand hielt, trennen und sie in die Schale legen. Den meisten, das zeigt die Erfahrung, fällt diese erste Wahl noch leicht. Sie entscheiden sich für den Gegenstand. Weg mit der geliebten Lederjacke, der in einer glücklichen Stunde erworbenen Kafka-Erstausgabe oder dem so lange gehüteten Bündel Briefe, zusammengehalten von einer roten Schleife. Das Hergeben mag zwar durchaus schmerzen, berührt aber noch nicht den Kern der Persönlichkeit. Interessanterweise fand sich am Ende dieser Eröffnungsrunde in der Schale auch einmal eine Karte, auf der »Meine Mutter« stand. Ein Psychoanalytiker hätte daraus sicher eine spannende Sitzung gestaltet. Und ich lernte: Nicht immer muss die wichtigste Person in unserem Leben auch die sein, mit der wir die besten Gefühle verbinden.

»Verlusterfahrungen prägen unser ganzes Leben«, sagte ich, »sie hören nie auf.« Also nächste Runde. Jetzt wurden die Karten schon deutlich zögerlicher in die Schale gelegt. Einige der Teilnehmer schienen bis zur letzten Sekunde zu überlegen, für welche sie sich entscheiden sollten. Leicht fiel es keinem. Ausgeträumt der Traum vom eigenen Geschäft, mit Freunden aufs Land zu ziehen oder den Doktortitel doch noch zu schaffen. Nächste Runde. Vorbei die Illusion, noch jung genug zu sein für ein Gesicht ohne Falten, den aufrechten Gang, die intakte Gesundheit. Eine Teilnehmerin sagte mir hinterher, dass sie zum ersten Mal die Klagen ihrer Großmutter verstanden habe. Es tut weh, Stück für Stück von sich hergeben zu müssen, ohne etwas dafür zurückzuerhalten. Sukzessive wird alles weniger, woran man so lange festgehalten, worüber man sich und sein Dasein in der Welt definiert hat.

Mittlerweile war es vollkommen still geworden im Raum. Nur noch zwei Karten hatte jeder in der Hand. Ich konnte an den Gesichtern ablesen, wie sich manch Teilnehmer innerlich gegen das Kommende wappnete – weil sie die Pointe der Übung nicht kannten und noch davon ausgingen, eine Wahl zu haben, wussten sie nicht, wie sinnlos das war. Ich sagte: »Das Leben ist nicht nur Veränderung und Verlust. Das Leben ist manchmal auch ein ungerechtes Arschloch, das macht, was es will. Halten Sie jetzt bitte die letzten beiden Karten hoch, und dann werde ich herumgehen und *für Sie* entscheiden, welche davon in die Schale gelegt wird.«

Ich habe diese Übung inzwischen recht häufig durchgeführt, und an dieser Stelle ist es bisweilen vorgekommen, dass ich sie abbrechen musste, weil sich im Verlauf der Runden die Emotionen immer mehr gesteigert haben und schließlich in unverhohlene und gegen mich gerichtete Aggression umgeschlagen sind. Das war jedoch nicht weiter tragisch. Denn im Grunde zeigte es ja nur, dass die Übung ihren Sinn erfüllte. Ich wusste schließlich, dass die Aggression in Wahrheit nicht mir galt, sondern der Unberechenbarkeit des Lebens und dem damit verbundenen Kontrollverlust. Man hat die wirklich wichtigen Dinge manchmal eben nicht in der Hand, und das wurde den Teilnehmern nun buchstäblich vor Augen geführt.

Beinahe immer bleibt die Karte mit der wichtigsten Person bis ganz zum Schluss im Rennen. Und auf der zweiten übrig gebliebenen steht meistens entweder die geschätzte Fähigkeit oder der noch zu verwirklichende Traum. Gehe ich herum, um meine Wahl zu treffen, achte ich sehr genau darauf, wie jemand die beiden letzten Karten hält. Es ist beinahe wie früher beim Spiel mit dem »Schwarzen Peter«: Welche Karte wird weiter nach hinten geschoben? Welche wird mir regelrecht angeboten? Einmal, als ich die Übung im Rahmen eines Festivals mit Menschen abseits des Medizinsystems veranstaltet habe, geriet ich an eine ältere Dame, die mir ihre beiden Karten nur äußerst widerwillig entgegenzustrecken schien. Beim Näherkommen sah ich auch den Grund. Auf die eine Karte hatte sie geschrieben »Meine beste Freundin« und auf die andere »Eine Skandinavien-Reise mit meiner besten Freundin«. Ich nahm ihr die erste Karte weg, wodurch gleich auch die zweite allen Wert verlor. Der Blick, den ich dabei auffing, hatte Tötungspotenzial.

Ohne Zweifel: Die Übung hat es in sich. Das wurde mir schon beim allerersten Workshop bewusst. Nach jeder Runde mit den Münchner Studierenden hatte ich die Schale entleert und die entsprechenden Karten zu Stapeln sortiert. Ich wollte abends nachsehen, welche Karte die Teilnehmer in welcher Runde abgegeben hatten. Insgesamt einhundert Karten, verteilt auf fünf Stapel. Als ich aber nach einer Zigarettenpause wieder zu meinem Tisch zurückkam, fiel mir auf, dass manche Stapel deutlich kleiner geworden waren. Besonders der mit den Karten, die ganz zuletzt in die Schale gewandert waren, hatte abgenommen. Offensichtlich hatten sich manche Teilnehmer während der Pause ihre Karten, auf denen sie die wichtigste Person notiert hatten, heimlich wieder zurückgeholt. Ich musste lächeln. Wer eine simple Karteikarte mit einem Namen drauf keinem Fremden überlassen wollte, musste sie mit genau der von mir erhofften Bedeutung aufgeladen haben. Und dabei hatte ich mich zu Hause noch gefragt, ob die Übung vielleicht nur für kollektives Gähnen sorgen würde. Jetzt war ich froh, dass ich meine ursprüngliche, zugegeben etwas theatralische Idee, die Karten vor aller Augen in einer Feuerschale zu verbrennen, nicht in die Tat umgesetzt hatte. Vermutlich wäre ich dann nicht mehr mit heiler Haut aus der Nummer herausgekommen.

Diese Übung funktioniert, weil sie unsere Schutzmechanismen unterläuft. Wer es gewohnt ist, Themen wie Vergänglichkeit und Sterben in den hintersten Winkel seines Bewusstseins zu verbannen, wird auf dem falschen Fuß erwischt. Die Rationalisierung, warum diese Übung eigentlich gar nichts mit einem selbst zu tun hat, müsste einsetzen, bevor die ersten Emotionen intensiver werden oder gar, wie ich es häufig erlebt habe, die ersten Tränen fließen. Passiert das nämlich, ist es zu spät für Coolness. Man kann nicht sagen: »Das betrifft mich alles nicht«, und gleichzeitig um ein Taschentuch bitten. Mir war es während meiner Ausbildung nicht anders ergangen – warum löst denn bitte schön so ein banaler Zettel, den ich hier abgebe, so starke Gefühle aus? Damals hätte ich es kaum für möglich gehalten, dass andere auch so emotional reagieren könnten wie ich. Heute weiß ich, dass fast alle es tun. Nur scheinen wir uns leider für die meiste Zeit an die stillschweigende Übereinkunft zu halten, dass man über »solche Dinge« besser nicht nachdenkt, geschweige denn spricht. Doch man kann diese Übereinkunft ja auch ignorieren. Etwa in einem Buch wie diesem. Wir müssen über den Tod sprechen.

Und das haben viele Teilnehmer auch gemacht, weil sie gemerkt haben: Verdammt, alles ist *tatsächlich* vergänglich, auch die wichtigste Person in meinem Leben könnte morgen *weg sein.* Die Übungen hatten dem Thema die beruhigende Abstraktion genommen und es vielleicht zum ersten Mal wirklich greifbar für sie gemacht. So greifbar, dass manche sich, wie sie mir einige Wochen später per Mail mitteilten, nach Ende des Workshops ins Auto gesetzt hatten und zu ihren Eltern gefahren waren. Ein Teilnehmer schrieb mir:

»Ich weiß schon seit Jahren, dass ich mit meiner Mutter noch mal über alles reden muss, nicht zuletzt, um ihr endlich einmal ›Danke‹ zu sagen. Immer habe ich gedacht: Wenn sich mal die Zeit dafür ergibt oder die Stimmung passend ist, dann mache ich das. Aber die passende Stimmung, der richtige Moment, die kommen nie von selbst. Vielleicht haben wir ja doch nicht mehr die zwanzig, dreißig Jahre zusammen, von denen ich immer ausgegangen bin. Die Zeit wartet auf niemanden.«

Und der Tod erst recht nicht.

Du wirst gesehen in deinem Leid

Je öfter ich später ähnliche Workshops mit Medizinstudenten abhielt, desto deutlicher trat zutage, dass fast jeder der Teilnehmer schon in jungen Jahren mit dem Tod eines nahen Menschen in Berührung gekommen war. Zufall? Wohl kaum. Normalerweise gibt es heutzutage für die meisten Menschen bis ins hohe Erwachsenenalter hinein, bis zum Ableben der Eltern, kaum einen Anlass, sich mit dem Tod wirklich auseinandersetzen zu müssen. Anders bei den angehenden Ärzten, zumindest bei denen, die ich erlebt habe. Vielleicht kann ja diese Vorerfahrung einer der Gründe sein, warum sich jemand dafür entscheidet, Medizin zu studieren – um fortan dem Schicksal nicht mehr ganz so ohnmächtig gegenüberstehen zu müssen, sondern helfend und im besten Fall sogar heilend eingreifen zu können. Gleichzeitig sorgt die biografische Prägung aber auch dafür, dass später jede neue, dann berufliche Konfrontation mit dem Tod alte Wunden aufreißt. Was man sich aber lieber nicht anmerken lässt. Denn es würde einem ja womöglich von den Kollegen und erst recht von den Vorgesetzten als Schwäche ausgelegt werden.

Genau deshalb stellte ich ans Ende solcher Workshops gerne eine Übung, die den Schutzpanzer, den sich die Teilnehmer schon zugelegt hatten, aufbrechen sollte. Ich sagte: »Immer zwei von euch stellen sich nun in einem Abstand von ein paar Metern gegenüber. Dann geht ihr aufeinander zu. Achtet darauf, wie ihr euch dabei fühlt und wie sehr ihr euch an den anderen im Raum orientiert. Was geht in euch vor, wenn euch jemand ganz, ganz langsam immer näher kommt? In einem Abstand, der für euch beide okay ist, bleibt ihr schließlich stehen. Und dann stellt erst der eine, dann der andere eine einzige Frage und blickt dabei seinem Gegenüber direkt in die Augen. Die Frage lautet: ›Ich fühle mich überfordert, ich fühle mich hilflos, ich schaffe das nicht alleine, kannst du mir bitte helfen?‹«

Eigentlich sollte das Eingestehen von Unwissenheit, Verletzlichkeit und Überforderung in keinem Beruf ein unrealistisches Szenario sein. Wo man es wie in der Medizin mit den existenziellen Problemen des Menschseins zu tun bekommt, erst recht nicht. Eigentlich. Die hochemotionalen Reaktionen auf diese Übung zeigten mir jedoch, dass so etwas im Ärztealltag praktisch nicht vorkommt. Nicht selten weinte anschließend der ganze Raum. Die Teilnehmer wirkten wie befreit, denn sie hatten es endlich gewagt, sich Kollegen in einem Moment der Hilflosigkeit zu zeigen. Jetzt erst konnten sie einander jene Geschichten aus der Klinik erzählen, die sie belastet hatten, weil sie von Angst handelten, von Traurigkeit und vom Gefühl, versagt zu haben. Von dem Patienten, dessen Sterben dem des eigenen Vaters so ähnlich gewesen war. Von der noch so jungen Patientin, die auf einem guten Weg schien und es dann doch nicht geschafft hatte.

Jeder hatte sich, das wurde nun sichtbar, die ganze Zeit über Vorwürfe gemacht, zu weich für diesen Beruf zu sein; hatte geglaubt, die professionelle Abgebrühtheit der anderen niemals erreichen zu können. Dabei war es seinem Gegenüber ganz genauso ergangen. Doch keiner hatte sich aus der Deckung gewagt, weil in der Medizin die zutiefst menschliche Reaktion, sich Hilfe zu holen, nach wie vor als Mangel gilt. Also hatten sie einander immer weiter den harten Einzelkämpfer vorgespielt.

Wenn ich mir anschaue, wer mit mir vor vielen Jahren Medizin studiert, aber irgendwann damit aufgehört hat, weil er oder sie sich mit dem ganzen System nicht mehr identifizieren konnte und der Preis für das eigene Seelenheil zu hoch war; und wenn ich mir gleichzeitig anschaue, wer dagegen mit ungebrochener, nie hinterfragter Begeisterung durch das Studium gegangen ist, dann weiß ich, dass diesen Beruf nicht immer nur diejenigen ausüben, die für ihn am besten geeignet sind.

Nicht ohne Grund halten viele den Anatomiekurs, der im dritten Semester auf dem Programm steht, *auch* für eine Art abhärtenden Initiationsritus. Ein »Fisherman's Friend«-Moment: Ist man für den Umgang mit der Leiche zu sensibel, hat man in diesem Beruf nichts verloren. Schafft man es, kann man sich als Teil einer auserwählten Gruppe fühlen.

Immer geht es darum, zu funktionieren. Wird man zum Mediziner ausgebildet, macht man diese Erfahrung erst an der Uni und dann in den Krankenhäusern, wo es ganz eigene, ungemein starre Hierarchiestrukturen gibt. Wer in der klinischen Versorgung bleibt, darf mit diesen Strukturen kein größeres Problem haben. Oder zieht vielleicht sogar eine ganz eigene Befriedigung aus der Ausübung von Macht und lässt das die ihm unterstellten Kollegen auch spüren, ob als Facharzt, Stationsärztin, Oberarzt oder Chefärztin. Es braucht schon viel Mut, sich in solchen Strukturen eine Blöße zu geben und sich anmerken zu lassen, wie sehr einen das Sterben eines Patienten berührt und wie hilflos man sich fühlt, weil man nichts dagegen tun kann.

Daher möchte ich jedem Leser gleich zu Beginn einen Satz mit auf den Weg geben: Halte es für möglich, dass dein Arzt beim Thema Sterben und Tod noch mehr Angst hat als du; dass er heilfroh ist, wenn du ihn damit nicht behelligst.

Oder wie mir ein Patient, zu dem ich gerufen wurde, einmal anvertraute: »Ganz ehrlich: Dass ich in absehbarer Zeit sterben werde, das weiß ich. Für den Fall, dass es bald schon holprig werden sollte, habe ich meinen Sohn gebeten, sich sicherheitshalber schon mal nach einem Hospizplatz für mich umzusehen. Denn immer, wenn ich auf der Station versucht habe, mit den netten Assistenzärzten darüber zu sprechen, haben die so bedröppelt dreingeschaut, dass ich es schnell wieder gelassen habe. Die reden da wohl nicht so gern drüber, und ich will sie ja auch nicht quälen.«

Zu der Angst kommt auf Ärzteseite der Anspruch hinzu, vor Krankheiten nicht zu kapitulieren, sondern sie zu heilen. Nur klappt das eben nicht immer. Und was dann? Ich selbst habe im

Rahmen meiner Facharztausbildung ein Dreivierteljahr auf der Intensivstation gearbeitet und dabei gemerkt, wie leicht man sich vom Tod eines Patienten persönlich beleidigt fühlen kann: Wir kümmern uns hier um dich, alles scheint so gut zu laufen, und du, was machst du? Du stirbst einfach, und unsere ganze schöne Mühe war vergeblich …

Für mich als Palliativmediziner ist der Tod weder Gegner noch Freund. Ich betrachte den Tod eines Patienten nicht als Ergebnis persönlichen Scheiterns und auch nicht als das Schlimmste, was geschehen kann – sondern als etwas Natürliches, als eine Tatsache, an der es nichts zu rütteln gibt.

Viel wichtiger ist ohnehin, welche Bedeutung der Tod für den Patienten hat, den ich gerade behandle. Ist er der schon lange herbeigesehnte Erlöser? Wird er in einer Mischung aus Fatalismus, Galgenhumor und Traurigkeit mehr oder weniger akzeptiert? Oder löst sein Herankommen eine Angst aus, die so groß ist, dass sie alles Ertragbare übersteigt? Wenn es mir gelingt, das herauszufinden, kann ich nicht nur sehr viel besser über das weitere Vorgehen entscheiden. Dann kann ich es auch schaffen, den nahenden Tod dieses einen bestimmten Patienten in die An- und Besprechbarkeit zu holen.

Nach ihrer Definition ist es Aufgabe der Palliativmedizin, die Lebensqualität sowohl von Patienten mit einer lebensbedrohlichen Erkrankung als auch von deren Familien zu verbessern. Das heißt, es geht letztlich nicht mehr ums Heilen, sondern ums Lindern von Schmerz und ums Behandeln von auftretenden Problemen, seien sie körperlicher, psychosozialer oder spiritueller Art. Dazu gehört auch, das vielleicht medizinisch noch Machbare, aber mit großer Wahrscheinlichkeit zusätzliches Leid Verursachende genau abzuwägen. Abzuwägen gegen die Möglichkeit eines würdevollen und beinahe immer ohne Schmerzen verlaufenden Sterbens.

Alles orientiert sich an der Frage: Was hilft diesem Menschen hier und jetzt am besten? Palliativmedizin ist neben dem

Fachlichen vor allem auch eine bestimmte Haltung, ist Aufmerksamkeit und Da-Sein. Ich kann den Schmerz des anderen erkennen, und ich kann dafür sorgen, dass er sich nicht vollkommen verlassen fühlt, wenn er ihn trägt.

Vielleicht besteht eine wichtige Aufgabe des Palliativmediziners darin, dem Patienten stets zu verstehen zu geben: Du wirst gesehen in deinem Leid. Du bist nicht allein. Ich nehme dich wahr.

Wie zerbrechlich wir sind

Sicher wäre es eine Illusion zu glauben, man könne jedem Menschen, ob er nun im Gesundheitswesen arbeitet oder nicht, zu einem erwachsenen, also reflektierten und im Idealfall fast schon entspannten Verhältnis zum Tod verhelfen. Das würde der menschlichen Natur auch widersprechen. Für viele wird der Tod immer das ultimative Schreckbild sein, das lauernde Schwarz am Ende der Tage, vor dem man, so lange es geht, die Augen verschließen muss, um überhaupt normal weitermachen zu können.

Der Tod bleibt ein Tabu, im Alltagsleben wie in der Gesellschaft. Es gehört zum Wesen von Tabus, hochwirksam, doch nicht rational begründet zu sein. Das unterscheidet sie von Verboten aller Art. Sie bestehen einfach, und es scheint, als seien sie immer schon da gewesen. Das Tabu des Todes gewinnt in unserer Zeit sogar noch an Macht hinzu. Gäbe es die Krimis nicht mit ihrer täglichen Leichenschau, würden uns die Nachrichten nicht jederzeit mit Berichten über Katastrophen, Unfälle und Verbrechen versorgen, dann blieben uns nur noch die Traueranzeigen in der Zeitung, die wir aber schnell überblättern, oder die Friedhöfe, über die wir aber kaum je spazieren, um uns daran zu erinnern, dass der Tod tatsächlich existiert.

Leider tun uns die Dinge, die uns verstören oder ängstigen, nicht den Gefallen, einfach zu verschwinden, wenn wir sie ignorieren. Im Gegenteil. Nicht selten entwickeln sie ein Eigenleben und beginnen, uns heimzusuchen. Nicht nur nachts verursachen sie hässliche Klopfgeräusche in den Kellerräumen unseres Bewusstseins. Sie wirken sich auch generell darauf aus, wie wir die Welt wahrnehmen, was wir denken und fühlen und wie wir uns verhalten.

Vor einigen Jahren entwarf der amerikanische Psychologe Jeff Greenberg zusammen mit ein paar Kollegen die sogenannte »Terror-Management-Theorie«. Sie besagt, dass wir vor allem zwei Strategien einsetzen, um mit dem Wissen um unsere Sterblichkeit umgehen zu können. Zum einen bemühen wir uns, unsere Weltanschauung als etwas Gewichtiges und Beständiges zu betrachten. So fällt es uns leichter zu glauben, dass dem menschlichen Leben ein tieferer Sinn innewohnt, der die Flüchtigkeit unseres Daseins übersteigt. Und zum anderen versuchen wir bei allem, was wir tun, unser Selbstwertgefühl zu stärken. Denn nur wenn wir davon ausgehen, dass wir wertvolle Wesen und unsere Handlungen von Bedeutung sind, können wir für Momente unsere Vergänglichkeit vergessen und uns der Illusion hingeben, dass etwas von uns für immer bleibt.

Problematisch wird es, wenn wir Menschen begegnen, die unsere Weltanschauung nicht teilen, oder unsere Selbstachtung gefährdet ist. Alles, was unsere Werte infrage stellt, wirft uns wieder auf unsere Verletzlichkeit und Sterblichkeit zurück, denn dann haben wir nichts mehr, was uns vor dem Blick in den Abgrund schützt. Also muss diese Bedrohung abgewehrt werden. Wir erheben uns über abweichende Weltbilder, lehnen sie ab, verurteilen sie oder, wenn das alles nichts hilft, integrieren sie in unser eigenes Wertesystem. Greenberg und seine Kollegen konnten anhand zahlreicher Studien zeigen: Wann immer wir an unsere ansonsten verdrängte Sterblichkeit erinnert werden, hat das anschließend konkrete Auswirkungen auf unser Leben. Wir wählen konservativer, urteilen rigider und wagen weniger.

Demnach kostet unsere Kultur der Verdrängung einen Preis. Unsere eigenen psychischen Schutzmechanismen nicht zu hinterfragen und dem Tod nicht ins Gesicht zu schauen, raubt uns ein gutes Stück Lebensmut, Spontaneität und Freude am (kalkulierten) Risiko. Man lässt zu, dass die Angst immer mehr Raum einnimmt und schließlich lähmend wird. Wie schnell alles vorüber sein kann! Einmal nicht aufgepasst beim Überqueren der Straße, ein ungünstiges Röntgenbild, und von einem Moment auf den anderen ist Schluss. Wie zerbrechlich wir sind. Doch deshalb die Verdrängung noch zu intensivieren, kann nicht die Lösung sein. Stattdessen sollte uns gerade das Wissen, dass wir endlich sind, den Mut geben, das Leben zu genießen.

Selbstverständlich muss man sich nicht mindestens einmal in der Woche intensiv mit seiner Sterblichkeit auseinandersetzen, um ein glücklicher Mensch zu werden. Es geht eher um einen anderen Umgang mit dem Thema. Und die beste Voraussetzung dafür ist: Wissen. »All knowledge is worth having«, schrieb die Autorin Jacqueline Carey einmal, und sie hat recht damit. Mehr darüber zu wissen, was einen hinter den Kulissen der eigenen Aufmerksamkeit negativ beeinflusst, kann ungemein befreiend wirken. Der Blick weitet sich, man gewinnt eine neue Flexibilität im Handeln und kann sein Leben selbstbestimmter führen.

Was macht mir am Tod am meisten Angst? Was sollte auf keinen Fall passieren? Was könnte mir ein wenig von meiner Furcht nehmen? Welche Möglichkeiten gibt es, auch das Sterben, so gut es eben geht, nach meinen Vorstellungen zu gestalten? Was ist mir am wichtigsten, wenn ich ans Sterben denke? Je genauer ich mir solche Fragen stelle, desto weniger bedrohlich werden mir die Antworten erscheinen, die ich auf sie finde.

Hab den Mut, Entscheidungen zu treffen

Oft wollen die Menschen von mir wissen, wie man den täglichen Umgang mit Sterben und Tod nur aushalten könne. Ob es mir gelinge, auch mal abzuschalten und den Tod in der Klinik zu lassen. Doch das muss ich gar nicht, denn der Tod hat seinen Platz ja nicht nur auf einer Palliativstation, in einem Hospiz oder in einem Pflegeheim. Der Tod ist immer da, und daher halte ich es eher für seltsam, sich nie über ihn Gedanken zu machen. Wohlgemerkt: ohne vorauseilende Panik und ohne allzu große Angst, sondern als Tatsache, mit der wir uns, ob wir wollen oder nicht, ebenso abfinden müssen wie mit anderen Gegebenheiten des Lebens.

Manche Dämonen, die uns plagen, gedeihen nur im Dunkeln oder im Halbschatten gut. Holt man sie aber ans Licht, werfen sie plötzlich viel kürzere Schatten, werden kleiner und kleiner und verlieren viel von ihrer destruktiven Kraft. Daher lautet mein Ratschlag:

Trau dich, über den Tod nachzudenken, trau dich, über ihn zu reden, auch wenn es dir Angst macht. Selbstverständlich kann dich niemand dazu zwingen, das Unausweichliche in Augenschein zu nehmen. Aber das ändert nichts daran, dass es dich an irgendeiner Stelle, manchmal früher, manchmal später, erwischen wird. Dich vorher schon mit ihm zu beschäftigen, verhindert möglicherweise einige hässliche Wendungen, die das Lebensende für dich bereithalten kann. In unserer Gesellschaft ist Sterben häufig auch das Resultat einer Folge von Entscheidungen. Was wird unternommen, was wird unterlassen? Es ist zwar vollkommen legitim, wenn du das nicht selbst entscheiden möchtest, weil du dich damit überfordert fühlst. Doch dann sei dir bitte im Klaren darüber, dass jemand anders über dich bestimmen wird. Im Zweifelsfall der Vertreter eines Medizinsystems, das häufig Entscheidungen vorsieht, die nicht unbedingt dem entsprechen, was man sich unter einem guten

Sterben vorstellt. Daher hab den Mut, herauszufinden, was dir wirklich wichtig ist, und hab dann auch den Mut, Entscheidungen zu treffen.

Weil es unser Leben ist, müssen wir über den Tod sprechen.

Kapitel 1

»Zwei Straßen gingen ab im Wald«: Mein Weg

Ein Spaziergang mit Willy

Willy hat mich gerettet. Zumindest ein bisschen. Willy, der Schlosser gewesen war auf einer Zeche und, als der Körper nicht mehr mitgemacht hatte, an die Ruhr-Uni Bochum gewechselt war. Ohne Willy lief nichts an der medizinischen Fakultät. Erst war er nur für die Wartung der technischen Instrumente verantwortlich, dann kamen die Computer, und auch von denen verstand er was. Schließlich übernahm er bei den Physiologen die Organisation der Kurse und Praktika, und als sich herumsprach, wie gut er das machte, beauftragten ihn auch die Professoren der anderen Fachrichtungen damit. Von da an war das Medizin-Grundstudium der Ruhr-Uni fest in Willys Hand.

Ich mochte Willy. Willy mit seinen ewigen Pantoffeln und seinem beeindruckenden Bauch. Und ich hatte das Glück, dass er auch mich zu mögen schien. Durch meine Arbeit in der Fachschaft hatten wir regelmäßig miteinander zu tun, und nach und nach drehten sich unsere Gespräche nicht mehr ausschließlich um Organisatorisches, sondern auch um Wichtigeres; um die Welt, wie sie nun einmal war, traurig und wunderschön. Ich hatte ein wenig zu kämpfen, mit mir, mehr aber noch mit dem Medizinstudium, das sich nach langen neunzehn Semestern unwiderruflich dem Ende zuneigte. Hatte ich mich all die Jahre nur verlaufen? War die Medizin überhaupt das richtige Fach für mich? Wie würde meine Zukunft aussehen? Einerseits liebäugelte ich ein bisschen mit einer akademischen Karriere, andererseits gab es kaum etwas, was mich mehr abschreckte als die Aussicht, mich dem Inhaber eines Lehrstuhls auf Gedeih und Verderb für Jahre auszuliefern.

Ich saß in der Cafeteria und wälzte die üblichen Gedanken. Willy kam des Weges: »Na, Jung, wat is denn los?« Er hörte mir zu, dann sagte er: »Jung, wir gehen mal eine rauchen.« Und das machten wir dann auch, drehten eine große Runde um das Uni-Gelände, schweigend. Was er mir sagen wollte, hatte sich Willy bis ganz zum Schluss aufgehoben, da waren wir schon fast wieder bei der Cafeteria angekommen:

»Jung, du weißt ja, ich hab sie alle gesehen in den letzten dreißig Jahren. Wie sie an die Uni kommen mit ihren Träumen, noch ganz jung. Wie sie sich dann abstrampeln. Wie sie um sich beißen, um nach oben zu kommen. Manche werden Privatdozent, ein paar von ihnen sogar Professor. Dann strahlen sie und freuen sich, als wär von jetzt an alles gut. Aber eigentlich geht es doch nur genauso weiter wie gehabt, Tag für Tag, bis zur Rente, wenn sie nicht vorher tot umfallen. Und dann, wenn sie nicht mehr da sind, was passiert dann? Dann kommt der Willy mit seiner Zwei-Kubik-Halde, schmeißt ihr ganzes Uni-Leben rein, zieht ein Netz drüber und fährt alles rüber zur Entsorgung. Schluss, aus, vorbei. Und glaub mir, Jung, in einem halben Jahr erinnert sich kein Arsch mehr an irgendeinen von denen. Aber ich sag dir eins: Wenn du in Wattenscheid in die *Eiche* gehst, dat is meine Kneipe, da kennt jeder den Willy. Und glaub mir, Jung, zehn Jahre, nachdem ich tot bin, kannste immer noch in die *Eiche* gehen, und die Leute werden sich an mich erinnern.«

Inzwischen ist Willy fast zehn Jahre tot. Ich habe es nie in die *Eiche* geschafft, und es sieht auch nicht so aus, als würde ich jemals noch dahin kommen. Doch ich weiß auch so, dass Willy recht hatte. Man wird sich an ihn erinnern. Ohne dass ich sie überhaupt stellen musste, hat er mir an diesem Nachmittag Antworten auf ein paar ziemlich wichtige Fragen gegeben. Fragen, wie sie mir später als Palliativmediziner noch des Öfteren begegnen sollten: Worauf kommt es an im Leben? Woran hängt mein Herz? Wie schaffe ich es, das Versprechen, das ich mir vielleicht einmal selbst gegeben habe, im Lauf der Zeit nicht zu brechen? Und auch: Welche Spuren will ich hinterlassen? Was soll bleiben?

Wie Elisabeth Kübler-Ross mich nach München brachte (oder so ähnlich)

Mein zwanzigjähriges Ich hätte sich meinen heutigen Beruf nicht vorstellen können. Wahrscheinlich hätte es nicht einmal etwas mit dem Begriff »Palliativmedizin« anfangen können. Obwohl ich die zweite Hälfte meines Zivildiensts in einem Wuppertaler Krankenhaus abgeleistet hatte, rangierte die Medizin nicht an erster Stelle meiner Berufswünsche. Nicht einmal an zweiter, um ehrlich zu sein. Stattdessen schwebte mir vor, als Agrarwissenschaftler ins Ausland zu gehen. Während meiner Kindheit und Jugend hatte mein Vater als Bauingenieur in Algerien und Saudi-Arabien gearbeitet, jeweils für einige Jahre. Die Familie hatte er beide Male mitgenommen. Das Nomadendasein war mir daher von klein auf vertraut, ich konnte es mir sehr gut auch für mein Erwachsenenleben vorstellen. Doch leider war für das Studium ein mehrmonatiges Praktikum auf einem Bauernhof vorgeschrieben, und dazu fehlte mir, unmittelbar nach dem anstrengenden Zivildienst, die Lust. Dann vielleicht Geo-Ökologie studieren und danach die Welt retten? Dieser Aussicht machte der Numerus clausus ein Ende. Mein Abitur war einfach nicht gut genug.

Am Ende regelte die Dinge, wie so oft, der Zufall. Freunde hatten mich dazu überredet, am Medizinertest teilzunehmen, einer Art Vorprüfung, mit der die Universitäten hoffen, aus der Masse an Bewerbern die fürs Medizinstudium geeigneten herauszufiltern. Ich landete unter den Besten und bekam auf diese Weise einen Studienplatz frei Haus geliefert, Abiturnote hin oder her. Ein Angebot, das ich nicht ablehnen konnte. Und so entschloss ich mich eben dazu, Arzt statt Bauer zu werden.

Das Studium ernüchterte mich. Ich hatte nicht unbedingt das Gefühl, dass mir gerade die Medizin beigebracht wurde, die ich vor Augen hatte, als ich die Uni zum ersten Mal betrat. Den Leuten, in deren Gegenwart ich mich am wohlsten fühlte, ging es nicht anders. Sie waren ein wenig älter als ich, hatten teilweise auch schon eine Berufsausbildung hinter sich und kamen, wahrscheinlich gerade deshalb, mit dem Studium überhaupt nicht zurecht. Einige von ihnen warfen das Handtuch, und die, die blieben, veränderten sich. So wie der gute Freund, den ich an einem strahlend schönen Juli-Tag besuchte und der erst das Fenster schloss und dann den Rollladen runterließ, damit ihn nichts beim Lernen störte, nicht das Lachen der Kinder auf der Straße, nicht die Sonne, die in sein Zimmer schien.

Ich engagierte mich in der Fachschaft, half mit, Erstsemester-Beratungen aufzubauen. Mein Studium zog sich in die Länge; die Zweifel, ob ich das Richtige tat, ob ich das Medizinsystem auf Dauer aushalten würde, nahm ich mit in jedes neue Semester. Ich las viel. Besonders Bücher, die sich mit Kommunikation befassten, hatten es mir angetan. Kommunikation, das war mein Thema. Was passiert, wenn Menschen ins Gespräch kommen? Was zeichnet gelingende Kommunikation aus? Welche Erwartungen, Zweifel, Ängste scheinen hinter dem Gesagten auf? Was läuft auf der nonverbalen Ebene ab?

Irgendwann stolperte ich über ein Buch von der in der Schweiz geborenen, aber in den USA arbeitenden Psychiaterin Elisabeth Kübler-Ross. Sie schrieb über die Kommunikation mit Sterbenden. Ich hatte von Kübler-Ross zuvor noch nie etwas gehört, doch in der Folgezeit las ich alles von ihr, was ich in die Finger bekommen konnte. Aus den Interviews, die sie mit Kranken im Endstadium geführt hatte, erfuhr ich, dass sie die Reaktionen der Menschen auf die Erkenntnis, unheilbar erkrankt zu sein, in fünf Phasen eingeteilt hatte: Nichtwahrhabenwollen, Zorn, das Feilschen um einen Aufschub, Depression und schließlich Zustimmung. Ich konnte nicken bei ihrem Befund, dass gerade Ärzte oft überraschende Probleme offenbarten, wenn sie mit dem Thema Sterben und Tod konfrontiert wurden.

Ich blieb dran. Gedanklich war der Weg nicht weit von meiner Kübler-Ross-Lektüre zur Palliativmedizin. Auch darüber, also über die Behandlung und Betreuung von Patienten mit einer weit vorangeschrittenen und nicht mehr heilbaren Erkrankung, informierte ich mich. Zum ersten Mal fühlte ich so etwas wie Zutrauen zu meinem Beruf. Kurz vor dem zweiten Staatsexamen war ich mir sicher: Ich wollte dieses Palliativ-Ding ausprobieren.

Es waren die Tage, als das Internet noch ein Abenteuerspielplatz war, ohne Verbotsschilder und Werbebanner an jeder Ecke. Die Tage vor Google. Wenn man etwas suchte, konnte einen das Zeit und Nerven kosten, aber Yahoo und AltaVista lieferten mir das Gewünschte. Ich stieß auf eine Mailing-Liste der Uni Nottingham, die alles versammelte, was in der sich gerade erst etablierenden Palliativmedizin weltweit Rang und Namen hatte. Dreihundert, vielleicht vierhundert Leute, allesamt gehörten sie zur Gründungsgeneration, hatten die ersten Lehrstühle inne, hatten die Standardwerke geschrieben. Eine frühe Hall of Fame der Palliativmedizin. Und ich begehrte Einlass, saß vor meinem Computer und schickte so etwas wie ein Bewerbungsschreiben ins virtuelle All. Ein deutscher Medizinstudent, an dem irgendetwas zog, wenn er sich mit der Palliativmedizin befasste, und der herausfinden wollte, was das genau war. Mir schwebte eine Reise ins Unbekannte vor, ein Austausch mit Leuten, die mir erklären konnten, was Palliativmedizin für sie bedeutete. Gerne auch in anderen Kulturkreisen, englischsprachig bevorzugt.

Antwort bekam ich – aus München. Die Palliativmedizinerin Claudia Bausewein meldete sich per Mail, schrieb, dass sie mit »englischsprachig« zwar nicht dienen könne, aber dass Bayern für jemanden aus Nordrhein-Westfalen ja wohl genug »anderer Kulturkreis« sei. Bei ihr absolvierte ich mein letztes noch ausstehendes Praktikum, und fast vom ersten Moment an wusste ich, dass ich endlich gefunden hatte, wonach ich so lange auf der Suche gewesen war. Mir gefiel das multiprofessionelle Zusammenarbeiten auf der Palliativstation, das kollegiale Miteinander. Jeder brachte ein, was er hatte, und bewirkte zusammen mit den anderen eine Art von Magie. Aber am meisten beeindruckte mich, welch wichtige Rolle Kommunikation spielte.

Wenn ich Claudia Bausewein dabei beobachtete und ihr zuhörte, wie sie mit den teilweise sterbenskranken Menschen sprach, fühlte es sich nicht selten an, als würde plötzlich mehr Licht durchs Fenster hereinkommen, als würde das Zimmer größer und die beiden, die da miteinander sprachen, würden näher aneinanderrücken. Es ging nicht mehr nur um die professionelle Übermittlung von Informationen, vielmehr waren zwei Menschen miteinander in einen Kontakt gekommen, in dem alles Platz zu haben schien und nichts verdrängt werden musste – schon gar nicht die Emotionen, wenn es ums Sterben geht.

Doch keine Weltreise

Diese Erfahrung fehlte mir bei allem, was danach kam: praktisches Jahr, drittes Staatsexamen, vorläufige Approbation. Noch einmal nutzte ich die Mailing-Liste der Uni Nottingham. Hier war ich wieder, etwas älter, aber mit gespartem Geld, das für einige Monate Leben aus dem Rucksack reichen würde. Diesmal nahmen meine Pläne, die Palliativmedizin in verschiedenen Ländern kennenzulernen, konkretere Formen an. Nach einer Weile hatte ich eine komplette Weltreise beisammen. Ich wollte so viel sehen und lernen wie möglich, und überall spürte ich Ermutigung und Zuspruch. Aus aller Herren Länder schrieben mir die Leute: Komm vorbei, schau es dir an.

Ein Arzt aus Südafrika, der wusste, dass ich vorhatte, sein Land zu besuchen, riet mir zu einem längeren Aufenthalt im Kruger-Nationalpark: »Ganz ehrlich: Wer nach Südafrika kommt und nicht mindestens einen Monat im Nationalpark verbringt, aus dem kann kein guter Palliativmediziner werden.« In seinen Worten steckte eine bestimmte Haltung, und ich verstand, was er mir mitteilen wollte. Man kann sich nicht mit dem Tod beschäftigen, wenn man nicht in der Lage ist, das Leben zu genießen.

Der Rucksack war gekauft, die Reiseroute stand, die Termine lagen fest, nur die Flugtickets fehlten noch. Anfang des Jahres 2001 sollte es losgehen. Am 27. Dezember klingelte mein Handy, Claudia Bausewein war dran: »Ich wechsle an die Uniklinik Großhadern, wir bauen dort eine Palliativstation auf und brauchen noch einen Arzt im Praktikum. Ich weiß von deinen Plänen, und ich weiß auch, dass alles, was ich jetzt sage, irgendwie verkehrt ist...« Es war nicht verkehrt. Es war höchstwahrscheinlich das Beste, was mir passieren konnte.

Ein paar Tage später fuhr ich nach München. Claudia eröffnete mir, dass es schon in wenigen Wochen losgehen sollte. War das nicht ein bisschen sehr kurzfristig? Der Chef der Onkologie, der beim Gespräch dabei war, sagte nur: »Tja, wenn Sie mit Herausforderungen nicht umgehen können, sind Sie hier sowieso verkehrt.« Am 1. Februar fing ich in Großhadern an. Den Kruger-Nationalpark habe ich bis heute nicht gesehen.

Wenn ich möglicherweise zu den einhundert dienstältesten

Palliativmedizinern in Deutschland zähle, dann gehört Claudia Bausewein zu den dienstältesten fünf. Einmal, als wir uns unterhielten, sagte sie wie nebenbei: »Jetzt werden es bestimmt schon zehntausend Menschen sein, die ich an ihrem Lebensende begleitet habe.« Damals ist die Zahl einfach so an mir vorbeigerauscht, weil sie so surreal klang und sich so absurd anfühlte. Wenn ich nun meine zwanzig Berufsjahre Revue passieren lasse, komme ich auf eine fast genauso absurde Zahl. Du hast eine komplette Kleinstadt betreut und unter die Erde gebracht, denke ich dann. Und verscheuche den Gedanken schnell wieder.

»Viele sterben ja wirklich!«

Ich habe mich nie als konfessionell gebunden oder religiös betrachtet. Aber einige Male, wenn sich etwas auf schwer erklärbare Weise zum Besten fügte, stellte sich ein leises Gefühl von Fügung ein, das mich ins Grübeln brachte. Manche Dinge sind einfach zu wertvoll, um sie allein der Naturwissenschaft zu überlassen. Dass Menschen wie Claudia Bausewein genau in dem Moment in mein Leben getreten sind, als ich sie am nötigsten brauchte, fällt unter diese Kategorie. Aber auch Situationen im medizinischen Alltag zählen dazu. Etwa solche, in denen ich zu Patienten und Kollegen sage: »Ich weiß nicht, wie es passiert ist, ich sehe nur, es funktioniert.« Was tausendmal besser ist, als sagen zu müssen: »Ich kann dir leider genau erklären, warum es schiefgegangen ist.«

Vielleicht gehöre ich zur letzten Mediziner-Generation, die, als sie angefangen hat, noch überall Rollenvorbilder vorgefunden hat. Alte, erfahrene Ärzte, die einem Tricks und Kniffe und im besten Fall auch eine Haltung beibringen konnten. Diese Strukturen, die einem einmal als unverrückbar erschienen sind: das stetige Wachsen an Vorbildern, das gründliche

Lernen des Handwerkzeugs, die gibt es heute nicht mehr überall. Heute arbeiten häufig da, wo früher einmal drei waren, nur noch zwei, und beide sind Berufsanfänger, denen man gesagt hat: Lest nach, wenn ihr etwas nicht wisst, oder arbeitet nach Leitlinie, es wird schon gutgehen. Ich weiß nicht, wie man diese zerstörten Strukturen, sollte es wider Erwarten doch noch einmal zu einem Umdenken kommen, noch einmal neu errichten könnte. Zu vieles wird bis dahin schon an Wissen und vor allem an Können verloren gegangen sein.

Die Palliativmedizin hat mich für den Arztberuf gerettet. Oder, wenn man es andersherum sehen will, für die übrigen medizinischen Richtungen verdorben. Wer Facharzt werden will – in meinem Fall war das der Facharzt für Innere Medizin, den Facharzt für Palliativmedizin gibt es bis heute nicht –, muss, so lauten die Vorschriften, auch gewisse Mindestzeiten in anderen Fachbereichen arbeiten. Bei mir war das unter anderem für ein halbes Jahr die Gastroenterologie. Sie befasst sich schwerpunktmäßig mit Erkrankungen des Magens, der Leber, der Galle oder der Bauchspeicheldrüse.

Ich arbeitete dort als Stationsarzt, nahm aber das ganze Geschehen schon durch die Augen des Palliativmediziners wahr und handelte auch entsprechend. Eines Tages sprach mich der Oberarzt an: »Wieso, um Himmels willen, redest du denn mit meinen neuroendokrinen Tumorpatienten übers Sterben? Das ist doch eine behandelbare Erkrankung!«

»Na ja, ich habe die Leute eben gefragt, ob diese Erkrankung ihnen Angst macht. Daraufhin ergab sich der Rest ganz von alleine. Die Patienten haben Angst vor dem Tod, und wie wir wissen, haben sie die auch nicht ganz zu Unrecht. Darüber habe ich mit ihnen gesprochen.«

Eine Woche später hielt mich der Oberarzt wieder an: »Nach unserer Unterhaltung neulich habe ich mir mal die Patientenakten angesehen. Das ist ja schlimm! Viele sterben ja trotz Chemotherapie wirklich über kurz oder lang!«

Ein Jahrzehnt schon war er der leitende Oberarzt. Aber offensichtlich hatte er noch nie über das weitere Schicksal seiner Patienten nachgedacht. Dass sie etwa nach einer Weile auf die Palliativstation im selben Haus kamen und dort verstarben. Ich wusste nicht, ob ich ihn für sein Verdrängen, mit dem er es durch die Jahre geschafft hatte, bewundern oder bedauern sollte.

Der erste Patient

Der Rest ist schnell erzählt. Ich blieb neuneinhalb Jahre in München, promovierte in dieser Zeit und lernte von Claudia Bausewein und Gian-Domenico Borasio, der als Oberarzt für Neurologie ebenfalls für den Aufbau des Zentrums für Palliativmedizin verantwortlich war. Dann musste ich mich entscheiden: Wollte ich mich doch noch habilitieren oder nicht? Denn es war klar, dass ich in einer Uniklinik wie Großhadern nur Oberarzt werden würde, wenn ich die entsprechenden wissenschaftlichen Leistungen nachweisen konnte. Genau in dieser Phase der Unschlüssigkeit ergab sich die Chance, nach Berlin zu gehen. Unbelastet von allem Habilitationsdruck, doch mit all der unschätzbaren Erfahrung aus München im Gepäck, konnte ich dort nun selbst Verantwortung übernehmen. Ich sollte in einer Klinik im Norden der Stadt eine umfassende palliativmedizinische Versorgung aufbauen.

Die meisten Vorarbeiten waren schon von engagierten Kollegen geleistet worden. Aus einer Station des Beckenboden-Zentrums mit Inkontinenz-Therapie wurde pünktlich zum Jahreswechsel 2009/2010 die neue Palliativstation. Über die Weihnachtstage waren alle Patienten nach und nach entlassen worden.

Am ersten Tag passierte noch gar nichts. Am zweiten kam unser Premieren-Patient. Ich sehe seine sowohl Erstaunen als auch leichtes Gruseln verratende Miene angesichts der komplett verwaisten Räumlichkeiten noch vor mir. Stimmt das, was der Arzt da sagt, und ich bin wirklich der allererste Patient? Oder sind die anderen alle schon gestorben, und ich werde bald der Nächste sein?

Für das Pflegepersonal gestaltete sich der Wechsel zur Palliativmedizin nicht immer einfach. In meinem Team arbeiteten Schwestern und Pfleger aus der Onkologie, aus der Strahlentherapie, aus der Neurochirurgie. Leute mit großem fachlichen Know-how, viele davon hatten auch schon Erfahrungen mit dem Sterben von Patienten gemacht. Allesamt waren sie hoch motivierte, wunderbare Menschen. Aber wirklich vorbereitet auf das Kommende konnten sie dennoch nicht sein, wie auch. Am zweiten oder dritten Tag nahm ich die stellvertretende Stationsleiterin mit zur Visite. Hinterher lehnte sie sich auf dem Gang gegen die Wand und flüsterte: »Sag mir, dass wir das jetzt nicht jeden Tag und in jedem Zimmer so machen!«

Was sie mit »das« meinte, erzählte sie später einer Kollegin, noch immer einigermaßen fassungslos: »Dann nimmt sich der Doktor einfach einen Stuhl und setzt sich hin. Und dann stellt er Fragen und wartet. Und dann kriegt er Antworten. Und dann bohrt er genau da weiter, wo's wehtut. Und dann fließen Tränen. Und dann stellt er noch mal Fragen. Und dann fließen noch mehr Tränen. Und am Ende sagt der Patient: ›Danke‹.« Als mir diese Schilderung zu Ohren kam, war es, als würde mir Claudia Bausewein noch einmal zuzwinkern und lächeln.

Zu wenig Personal

Vielleicht hat nie jemand das Widersprüchliche, das aller palliativmedizinischen Arbeit innewohnt, besser auf den Punkt gebracht als die Sozialarbeiterin, die in München mit zum Team gehörte. Sinngemäß sagte sie damals: Wenn man nicht spürt, was in unseren Patienten vor sich geht, und zwar nicht nur auf der rein medizinischen Ebene, sondern auch der existenziellen, spirituellen, individuellen, biografischen – wenn man das nicht spürt, sollte man es eigentlich tunlichst vermeiden, in diesem Beruf zu arbeiten. Doch *wenn* man es spürt, bei jedem einzelnen Patienten und in allen Facetten, dann *kann* man in diesem Beruf eigentlich gar nicht arbeiten. Dann überrollt es einen.

Dieser Widerspruch ist da, und er wird auch immer da sein. Er lässt sich nicht lösen, nur aushalten, indem man sich stets über ihn im Klaren ist und sich jeden Tag aufs Neue selbst hinterfragt: Wer bin ich, wo stehe ich gerade, was geht hier augenblicklich vor? Wie nahe kann ich die Dinge an mich heranlassen, um meine Arbeit möglichst gut zu machen? Und wie viel Abstand brauche ich, damit ich heil bleibe und nicht plötzlich anfange, in Kompensations- oder Übersprungshandlungen zu verfallen?

Die Antworten, die man hoffentlich auf diese Fragen findet, können immer nur vorläufige sein. Manchmal setzen einem Dinge zu, die einem früher überhaupt nichts ausgemacht haben. Andere hingegen empfindet man nicht mehr als so belastend wie noch am Anfang. Auf alle Fälle sollte man so ehrlich zu sich sein, im Zweifelsfall auch sagen zu können: Okay, das war's jetzt. Es tut nicht mehr gut. Ich sollte mich nach etwas anderem umsehen.

Manche schnuppern in dieses Berufsfeld nur eine Woche rein, manche bleiben einige Monate, und wieder andere arbeiten für lange Zeit auf einer Palliativstation. Jeder hat seine eigenen Grenzen, was die Konfrontation mit Leid, Sterben und Tod angeht. Schwierig wird es aber für jeden, wenn zusätzlich zur Arbeitsbelastung noch die Abläufe immer mehr »optimiert« werden sollen, weil es ökonomische Vorgaben zu erfüllen gilt.

Sicher: Mehr Personalzeit pro Patient garantiert nicht automatisch, dass alles besser wird. Aber so wenig Personalzeit pro

Patient, wie sie unser medizinisches Versorgungssystem im Moment vorsieht (oder gar noch weniger), garantiert, dass es definitiv nicht besser, sondern eher schlechter werden wird. So manches Krankenhaus, ja im Grunde das gesamte Gesundheitssystem, hat über lange Jahre nicht zuletzt deshalb funktioniert, weil viele Beschäftigte sich selbst ausbeuteten und das eigene Leben sowie das ihrer Familie hintanstellten zugunsten der Bedürfnisse der Patienten.

Erfolgt keine Wendung zum Besseren, werden irgendwann auch die Letzten, die es bis dahin noch immer geschafft haben, sich selbst zu motivieren, nicht mehr durchhalten. Denn sie werden merken, dass sie auch 36 Stunden am Stück arbeiten könnten und es trotzdem nicht schaffen würden, alle gut zu versorgen. Allein schon aus Selbstschutz-Gründen wird ihnen gar nichts anderes übrig bleiben, als sich auf das Machbare zurückzuziehen und den ganzen Rest, so gut es eben geht, auszublenden. Eine gruselige Vorstellung, die aber mit jeder Diskussion über »Personaluntergrenzen« ein wenig mehr Realität wird. Im § 12 des Sozialgesetzbuchs V heißt es in Bezug auf medizinische Leistungen vielsagend: »Die Leistungen müssen ausreichend, zweckmäßig und wirtschaftlich sein; sie dürfen das Maß des Notwendigen nicht überschreiten.« Aber wer legt fest, was ausreichend ist, was notwendig, was wirtschaftlich?

Anders gefragt: Sollen die Tränen eines Patienten durch einen intensiven zwischenmenschlichen Kontakt getrocknet werden, oder reicht ja vielleicht auch eine Küchenrolle auf dem Nachttisch?

Wenn ich heute ältere Kollegen von ihren Anfangsjahren erzählen höre, dann teilt sich noch immer ihr Enthusiasmus von damals mit. Überzeugungstäter, allesamt, die sich vielleicht gerade einmal zwei Wochen Urlaub im Jahr leisteten, und auch das nur mit schlechtem Gewissen, weil sie ihre Patienten für diese Zeit »im Stich ließen«.

Ich erinnere mich an einen Film über ein Berliner Pilotprojekt zur ambulanten Palliativversorgung. Er muss Ende der 1990er-Jahre im Fernsehen gelaufen sein. Wie wohl alle, die den Film gesehen haben, war auch ich begeistert von der dort gezeigten Palliativmedizinerin. In einer Sequenz sah man, wie sie morgens ihren Kindern das Frühstück richtete, da klingelte zum ersten Mal an diesem Tag das Telefon, und sie machte sich auf den Weg zu einem Sterbenden, der ihre Hilfe brauchte. Damals dachte ich: Was für eine wundervolle Ärztin! Genau so, mit dieser Hingabe und Leidenschaft, möchte ich meine Aufgabe auch einmal erfüllen! Heute denke ich das zwar immer noch, aber etwas in mir fragt gleichzeitig auch: Bist du wahnsinnig? Vielleicht wäre es ja die viel bessere Lösung, Bedingungen zu schaffen, die den Einzelnen erst gar nicht mehr dazu zwingen, sich für das Wohl der Patienten zu zerreißen.

»Emotionsjunkie« oder: Man muss als Arzt seine Gefühle nicht verstecken

Was mich persönlich all die Zeit dazu motiviert hat, trotz so einigen Gegenwinds stets weiterzumachen, war der unmittelbare Kontakt zu den Patienten, den Angehörigen und den Kollegen. Der intensive Austausch mit Menschen jenseits von Small Talk gibt mir eine Befriedigung, die mir ansonsten fehlen würde. Ich gehe gern dahin, wo etwas intensiv wird. Vielleicht mochte ich auch deshalb schon immer ein Gedicht von Robert Frost, in dem es heißt: »Two roads diverged in a wood, and I – / I took the one less traveled by, / And that has made all the difference.« (»Zwei Straßen gingen ab im Wald, und da – / Wählt' ich jene, die nicht oft beschritten, / Und das hat allen Unterschied gemacht.«)

Wahrscheinlich wird man den Palliativmediziner nicht mehr aus mir herausbekommen. In einem anderen Bereich würde mir das Unbedingte, das Existenzielle fehlen. Eine Freundin nannte mich einmal einen »Emotionsjunkie«. Da könnte etwas dran sein. Ich schließe es nicht aus, dass die Intensität meines Berufs süchtig machen kann. Was vielleicht auch auf manchen Notfallmediziner zutrifft, für den der ständige Kampf gegen den Tod einen besonderen Kick darstellt. Man muss bei einer solchen Disposition nur aufpassen, dass man das Ziel nicht mit dem Nebeneffekt verwechselt und die Intensität zum Selbstzweck wird. Wenn ich einen Patienten primär behandle, um mich selbst wohlzufühlen, kann das irgendwann zu Problemen führen.

Ich bin nicht sehr gut darin, meine Emotionen zu verbergen. Die meisten Menschen bekommen mit, was gerade in mir vorgeht, selbst wenn ich es nicht ausspreche. Das geht auch im Medizinsystem. Man muss sich nur trauen. Niemand sollte sich für Sätze wie »Das macht mich sehr traurig« oder »Das bricht mir das Herz« schämen. Ich habe nie verstanden, warum manche meiner Kollegen glauben, ein umso besserer Arzt zu sein, je perfekter sie ihre Gefühle beim Umgang mit den Patienten kaschieren. Als ob das eine mit dem anderen etwas zu tun hätte!

Die Fähigkeit, in kürzester Zeit therapeutische Entscheidungen treffen zu können, von denen man erst hinterher weiß, ob es die richtigen waren, hängt nicht von der Fähigkeit ab, seine Gefühle zu verstecken. Diese Erkenntnis verdanke ich meiner Zeit als Arzt auf der Intensivstation. Man kann, falls nötig, innerhalb von Sekunden mit einer Reanimation beginnen und die auch noch durchziehen, wenn die dritte Rippe gebrochen ist. Und hinterher trotzdem weinen, weil es nicht hingehauen hat und ein Mensch gestorben ist.

Nahe Patienten

Manche Patienten vergisst man nie. Noch Jahre danach erinnere ich mich an ihre Persönlichkeit, ihr Gesicht, ihre Stimme. Warum ich sie aber im Gedächtnis behalte, dafür gibt es ganz unterschiedliche Gründe. Einer davon sind außergewöhnliche Situationen in rein medizinisch-fachlicher Hinsicht. So wie bei der Patientin, die eigentlich zur Behandlung ihrer Schmerzen auf die Palliativstation gekommen war, dann aber plötzlich eine sogenannte Autoimmunhämolyse bekommen hat. Im Lauf einer Stunde griff ihr durch bestimmte Medikamente getriggertes Immunsystem sämtliche roten Blutkörperchen an. Wir mussten alle uns verfügbaren intensivmedizinischen Tricks aufbieten, um die Frau durch diese Krise zu bringen: einen zentralen Venenkatheter in die Beinvene legen, dabei gleichzeitig versuchen, per Infusion den Kreislauf zu unterstützen und die Patientin mit Cortison zu versorgen etc. Und das auf einer Palliativstation! Welch ein hochgradig absurder Moment und doch auch einer, der nichts als richtig war. In solchen Fällen zahlt es sich aus, schon im Vorfeld mit den Patienten abgeklärt zu haben, welcher Behandlungsumfang noch sinnvoll ist und was sie sich an Behandlung überhaupt noch wünschen.

Noch stärker in Erinnerung bleiben aber Situationen menschlicher Schönheit sowie der Schönheit sozialer Verbindungen. Ich denke da etwa an jene Patientin, die wegen ihrer Krebserkrankung insgesamt dreimal bei uns war. Eine vielleicht fünfzigjährige Frau, ganz geradeaus, immer auf die Leute zugehend, sehr klar in ihren Ansichten und in dem, was sie wollte. Und gesegnet mit einer Herzensgüte, die sich in jedem Blick und jedem Wort von ihr mitteilte. Bei der Aufnahmeuntersuchung sah ich, dass sie am ganzen Körper tätowiert war. Auf dem Rücken trug sie ein großes Ornament.

Ich hörte sie mit dem Stethoskop ab und sah jene typische Narbe, die bei vielen Brustkrebs-Patientinnen davon rührt, dass beim Brustaufbau ein Teil des Rückenmuskels nach vorne gezogen wird. Ich zögerte einen Moment, dann fragte ich: »Dieses Tattoo hier, das ist ganz neu, oder?«

»Wieso?«, fragte sie zurück.

»Weil es absolut konturgerade über die Narbe geht. Entweder hat da jemand mit einem unglaublichen Auge für Tattoo-Konturen diese OP-Narbe gesetzt, und das fällt mir eher schwer zu glauben; oder das Tattoo ist erst danach gestochen worden, also irgendwann in den letzten anderthalb Jahren. Und damit zu einer Zeit, als Sie schon erkrankt waren.«

Sie nickte: »Ja, ist es auch.«

Ich fragte nur noch: »Gehe ich recht in der Annahme, dass das ein Versuch war, die Herrschaft über den eigenen Körper wieder zurückzubekommen nach der Erkrankung?«

Da fing sie an zu weinen.

Als sie zum dritten Mal zu uns kam, gab es nur noch wenig Hoffnung. Die Metastasen in der Leber hatten sich vermehrt. Wir wussten, dass sie sterben würde, und sie wusste es auch. In ihren letzten Tagen nahm die Benommenheit zu. Gleichzeitig schien es ihr aber schwerzufallen, zur Ruhe zu kommen. Sie wirkte nervös, so, als würde sie etwas suchen, als müsste noch etwas erledigt werden. Eine meiner Kolleginnen setzte sich zu ihr ans Bett. Die beiden duzten sich längst: »Du hast doch immer gesagt: Der einzige Ort, an dem dir nichts passieren kann, ist hier bei uns. Jetzt bist du doch bei uns. Hier bist du sicher.« Sie hatte die richtigen Worte gefunden. Die Patientin entspannte sich zusehends. In der folgenden Nacht verstarb sie.

Mit manchen Patienten auf der Station ergibt sich eine Verbindung, die durch die Intensität des Austauschs einige Qualitäten von Freundschaften besitzt. Im privaten Rahmen hätte man vielleicht Wochen oder gar Monate gebraucht, um gegenseitiges Vertrauen aufzubauen und den anderen wirklich wahrzunehmen. Auf einer Palliativstation geschieht das im Zeitraffer, was den Austausch nur noch vertieft. Selbstverständlich passiert das nicht jeden Tag, braucht es auch nicht, soll es auch nicht. Aber wenn es passiert, erzeugt es eine Verbindung, die tief berührt. Freilich häufig um den Preis, die gerade erst gewonnene Nähe nach kurzer Zeit wieder zu verlieren.

Je nach Tagesform setzt einem die Intensität mal mehr, mal

weniger zu. Für gewöhnlich schaffe ich es recht gut, zwischen den Emotionen der Patienten und meinen eigenen zu unterscheiden. Aber es gibt auch Phasen, in denen ich merke, dass das Geschehen auf der Station mich heftiger erwischt, als mir lieb ist. Dann versuche ich, die Intensität ein wenig zu steuern, um es nicht zu emotional werden zu lassen. Dann stelle ich für dieses Mal lieber die eher leichte Frage: »Wie ist es denn heute Nacht mit den Schmerzen gewesen?« Und verschiebe die ungleich schwierigere auf den nächsten Tag: »Haben Sie denn inzwischen mit Ihren Kindern über alles gesprochen?«

Selbst wenn ich der Meinung bin, mit meiner eigenen Angst vor der Vergänglichkeit heute besser umgehen zu können als früher, bedeutet das nicht, dass die Angst nicht mehr existiert oder im Berufsalltag nie vorkommt. Erweckt werden kann sie beispielsweise von Patienten, mit denen ich mich sehr leicht identifizieren kann, weil sie ungefähr so alt sind wie ich, einen ähnlichen sozialen Background haben oder eine ähnliche Persönlichkeit.

Vom Umgang mit der eigenen Sterblichkeit

Kann es je eine Gewöhnung an den Tod geben? Grundsätzlich gibt es sie natürlich. Zum ersten Mal kam ich während meines Zivildiensts mit dem Tod in Berührung. Ich arbeitete im Transportdienst eines Krankenhauses, wir brachten Verstorbene jeden Alters in die Pathologie. Hoben wir sie aus dem Bett und legten sie in den Transportwagen, waren das in ihrer Heftigkeit kaum auszuhaltende Momente. Der Tod wurde real. Als Gewicht, als Farbe, als Stille. Als schockhafte Einsicht auch, wie viel an Wissen, Fähigkeiten, Hoffnungen und Wünschen für immer verloren geht, wenn ein Mensch stirbt.

Auf Dauer ist eine solche Heftigkeit gar nicht auszuhalten. Wir alle sind nun mal biologische Systeme, die unter Stress entweder zerbrechen oder sich anpassen. Sehr viel mehr Optionen gibt es nicht. Die Gewöhnung an den Tod besteht wohl hauptsächlich darin, dass man das am Anfang noch ungefilterte Wahrnehmen dessen, was da passiert, zu steuern lernt und den Filter nur noch zu bestimmten Zeiten auf durchlässig stellt. Doch immer wieder merkt man, dass man vor dem Tod noch immer ratlos und staunend steht und nicht den kleinsten Schritt weitergekommen ist mit dem Begreifen.

Auch ich habe im Lauf der Jahre etwas mehr Gelassenheit entwickelt. Früher besaß die Vorstellung, dass Dinge enden könnten, einen namenlosen Schrecken für mich. Inzwischen kann ich es leichter akzeptieren, wenn Freundschaften in die Brüche gehen, Ideale sich verflüchtigen oder Ideen die Begegnung mit der Realität nicht überleben. Ich kann Dinge leichter sterben lassen. Vielleicht ist das eine Kompetenz, deren Erwerb notwendig war, um in der Palliativmedizin überhaupt bestehen zu können. Das betrifft auch die Angst vor meinem eigenen Tod. Zumindest hoffe ich das. Neulich, bei einem abendlichen Gespräch in der Küche, war ich mir sicher: »Ich merke, dass ich mittlerweile abgeklärter mit meiner Sterblichkeit umgehen kann. Wenn ich heute eine tödliche Erkrankung bekäme, könnte ich damit wohl sehr viel besser klarkommen als noch vor ein paar Jahren.« Meine Frau sah mich an und grinste: »Das will ich sehen.« Fast könnte man denken, sie glaubt mir nicht.

Kapitel 2

Palliativversorgung in Deutschland

Ergänzung der klassischen Medizin

Im Frühjahr 2019 gab es, das teilte der Deutsche Hospiz- und PalliativVerband mit, in Deutschland rund 250 stationäre Hospize und 330 Palliativstationen in Krankenhäusern. Nimmt man die über 300 Teams der Spezialisierten Ambulanten Palliativversorgung (SAPV) sowie die 1500 ambulanten Hospizdienste mit ihren vielen, vielen ehrenamtlichen Helfern dazu, dann sind das durchaus beeindruckende Zahlen. Vor allem, wenn man die Kürze der Zeit bedenkt, in der diese Strukturen geschaffen wurden. Es handelt sich dabei um gerade einmal zwei, drei Jahrzehnte.

Diese Entwicklung sagt einiges aus über unser Land. Zunehmend wird akzeptiert, dass es Probleme gibt, die sich nicht technisch lösen lassen; dass es Bedürfnisse gibt, die nur durch zwischenmenschliche Nähe gestillt werden können. Vielleicht zeigt sie uns auch, dass der Traum von einem menschlichen Miteinander in der professionellen Medizin noch nicht ausgeträumt ist. Gleichzeitig aber steigt mit den gewachsenen Strukturen unseres Gesundheitssystems auch das Risiko, den Tod nur noch spezialisierten Einrichtungen zu überlassen und ihn dadurch künftig noch mehr als jetzt schon aus dem Alltag zu verdrängen.

Es gibt viele mögliche Erklärungen für die deutliche Verbesserung der Palliativversorgung in den letzten Jahrzehnten. Eine betrifft das Streben nach Autonomie, das mehr und mehr alle Bereiche der Gesellschaft durchdringt. Vielleicht eine Folge der Emanzipationsbewegungen der 1960er-Jahre. Wer damals gegen Autoritäten jeglicher Art protestiert hat, wird auch am Lebensende nur ungern auf Selbstbestimmung und Unabhängigkeit verzichten wollen, sondern wird ärztlichen Ratschlägen und ärztlichem Handeln durchaus kritischer und selbstbewusster begegnen als frühere Generationen.

Immer mehr verbreitet sich zudem das Wissen, dass die Medizin heutzutage über technische Möglichkeiten verfügt, die eben nicht nur lebensrettend oder zumindest lebensverlängernd wirken, sondern, böse gesagt, einem Menschen seine letzte Lebensphase auch so richtig versauen können. Dann stellt sich mehr und mehr die Frage: Gibt es zur klassischen Medizin, die vor allem auf Heilung ausgerichtet ist, nicht auch eine Alternative? Und genau da kommt die Palliativversorgung und vor allem eine ihrer Säulen, die Palliativmedizin, ins Spiel.

Wie wird man Palliativmediziner?

Begonnen hat alles, wie so oft, mit dem Handeln eines Einzelnen. 1983 eröffnete der chirurgische Chefarzt der Uni-Klinik in Köln die erste Palliativstation. Ein einsamer Lichtblick in einer ansonsten noch ziemlich düsteren Zeit, was die Versorgung sterbenskranker Menschen betraf. Noch als ich in München mein Praktikum absolvierte, Ende der 1990er-Jahre, gab es deutschlandweit gerade einmal um die dreißig Palliativstationen und ungefähr genauso viele Hospize. Viel zu wenige. Getragen wurden sie allesamt vom persönlichen Engagement der beteiligten Ärztinnen und Ärzte und der sie unterstützenden Krankenhausbetreiber.

Lange Zeit machte ihre Definition die Palliativmedizin zu einer Außenseiterin im System. Die ersten Kongresse der 1994 gegründeten Deutschen Gesellschaft für Palliativmedizin glichen Familientreffen. Man sah sich, erkannte sich und spürte, dass man nach Hause gekommen war. Auf einmal galt man nicht mehr wie sonst immer im Krankenhausalltag als Sonderling, sondern war einer von vielen, die ähnlich dachten und handelten wie man selbst.

Seither hat sich in Sachen Professionalisierung einiges getan. Ärzten ist es seit 2003 möglich, die Zusatzbezeichnung »Palliativmedizin« zu erwerben. Über 11 000 haben das bis Ende 2017 getan. Diese Zahl spiegelt jedoch ein Dilemma, mit dem sich die damaligen Entscheidungsträger herumschlagen mussten. Für eine qualitativ hochwertige Ausbildung muss es eigentlich bestimmte Vorgaben geben. Also etwa: Jeder, der Palliativmediziner werden will, muss ein Jahr oder zumindest ein halbes auf einer Palliativstation arbeiten, und zwar unter der Anleitung eines erfahrenen Kollegen, der im Zweifelsfall auch ein negatives Urteil über die Eignung der Bewerberin oder des Bewerbers ausspricht.

Aber – und das ist ein großes Aber – dann wären eben für die Ausbildung nur junge Assistenzärzte infrage gekommen, die den Zusatztitel im Rahmen ihrer Facharztausbildung erworben hätten. Denn kein Mediziner, der bereits in der eigenen Praxis oder als Oberarzt im Krankenhaus arbeitet, hätte sich mehrere Monate einfach so freinehmen können, um noch einmal die Schulbank zu drücken. Es wären also zwanzig oder mehr Jahre verstrichen, bis man auch nur ansatzweise über genügend gut ausgebildete Palliativmediziner verfügt hätte. Kein praktikabler Weg.

2003 einigte man sich deshalb auf eine kleine Lösung. Der Erwerb des Zusatztitels wurde bis auf Weiteres an einen reinen Theoriekurs gekoppelt. 160 Stunden, verteilt auf mehrere Blöcke an den Wochenenden. Sicher, das war besser als nichts.

Doch das führte am langen Ende dazu, dass nur ein Teil der besagten 11 000 Palliativmediziner überhaupt jemals palliativmedizinisch gearbeitet hat.

Nicht selten finden sich seitdem in den Kursen auch Oberärzte, die zwar mangels praktischer Erfahrung nicht wissen, ob sie für die Palliativmedizin geeignet sind, dafür aber mitbekommen haben, dass sich der Zusatztitel recht gut in ihrer Bewerbung um einen künftigen Chefarzt-Posten ausnehmen würde. Doch genau diese Ärzte werden für die nächsten Jahrzehnte und die nachfolgenden Ärzte-Generationen die Palliativmedizin in Deutschland als Lehrer und Vorgesetzte maßgeblich prägen. Weil sie das angelernte Wissen nie in der Praxis erproben mussten, fällt es mir schwer, jeden von ihnen einen Palliativmediziner zu nennen. So wie der erfolgreiche Abschluss eines Medizinstudiums nicht unbedingt einen Arzt, eine Ärztin hervorbringt, sondern zunächst einmal nur jemanden, der Medizin studiert hat.

Spezialisierte Ambulante Palliativversorgung

In Deutschland unterscheidet man zwischen der Allgemeinen und der Spezialisierten Ambulanten Palliativversorgung (AAPV bzw. SAPV). Mit der AAPV sind in der Regel die Hausärzte gemeint. Sie sollen die Betreuung ihrer Patienten übernehmen, auch wenn diese unheilbar erkrankt sind – vorausgesetzt, der Krankheitsverlauf erfordert nicht das Hinzuziehen spezialisierter Teams.

Die Realität sieht allerdings anders aus. Da kommen seitens der Hausärzte Reaktionen wie »Nein, das kann ich nicht« oder »Würde ich gerne, doch ich kann keine Hausbesuche garantieren« durchaus öfter vor. Man kann es den Betreffenden nicht einmal verdenken. Wer würde sich nicht dafür entscheiden, in der Zeit, die ein einziger und zudem lausig bezahlter Hausbesuch in Anspruch nimmt, lieber die fünffache Menge an Patienten in der eigenen Praxis zu behandeln? Die Hausärzte der alten Schule sterben langsam aus. Aber ab und zu begegnet man noch einem, der seine Patienten und deren Umfeld schon seit vielen Jahren kennt, der ohne zu zögern die Palliativversorgung übernimmt und sich dann auch nicht zu schade ist, Hilfe zu holen, wenn es ein Problem gibt, das er selbst nicht lösen kann.

Das kann die Schmerztherapie betreffen oder die komplexer werdende Kontrolle krankheitstypischer Symptome. Das können aber auch Angehörige sein, die sich mit der Betreuung eines schwerkranken Familienmitglieds zunehmend überfordert fühlen. Hier springt die Spezialisierte Ambulante Palliativversorgung ein. Seit 2007 garantiert ein entsprechendes Gesetz jedem Krankenversicherten einen Rechtsanspruch auf SAPV. Bei einem »komplexen Symptomgeschehen« und einem »besonderen Versorgungsbedarf« – so steht es im Antrag an die Krankenkasse, der zu Beginn ausgefüllt werden muss – kann vom Hausarzt oder vom behandelnden Arzt im Krankenhaus SAPV verordnet werden.

Claudia Bausewein hat einmal in einer schönen Formulierung die SAPV als »Palliativstation auf Rädern« beschrieben. Auch ein SAPV-Team zeichnet sich durch Multiprofessionalität aus. Zu ihm gehören im Idealfall fest angestellte Ärzte, Pflegekräfte mit entsprechender Qualifikation, aber auch Sozialarbeiter. Hinzu kommen, meist auf Honorarbasis, Physiotherapeuten, Seelsorger sowie Kunst- und Musiktherapeuten. Sie alle sollen mit ihren Hausbesuchen dafür sorgen, dass ein Mensch am Lebensende in seiner vertrauten Umgebung bleiben kann und auch bei Komplikationen keine Krankenhauseinweisung erforderlich ist. Ein SAPV-Team ist rund um die Uhr erreichbar, an 365 Tagen im Jahr.

Doch obwohl die weißen Flecken insgesamt weniger geworden sind, schwankt das jeweilige SAPV-Angebot leider noch immer von Region zu Region. Besonders in eher ländlichen Gebieten, wo es manchmal nicht einmal mehr eine Apotheke im Ort gibt, ist längst noch keine zufriedenstellende Versorgungsdichte erreicht.

Ich habe selbst einmal als Teil eines SAPV-Teams gearbeitet, vor Jahren, im Rahmen eines Münchner Pilotprojekts. Die gewohnte Krankenhausatmosphäre einmal hinter sich zu lassen und bei den Menschen daheim vorbeizuschauen, kann sehr heilsam fürs Ego sein. Plötzlich kehren sich die typischen Machtstrukturen zwischen Arzt und Patient um. Nun kommt man selbst als Besucher in ein fremdes Haus, dessen Regeln man weder kennt noch zu beeinflussen vermag. Zudem wird einem immer wieder vor Augen geführt, mit welchem Einsatz und welcher Hingabe viele Angehörige den schwer erkrankten Partner oder den im Sterben liegenden Elternteil bis zuletzt in den eigenen vier Wänden betreuen und pflegen, oft über alle Grenzen der eigenen Belastbarkeit hinweg.

Mein damaliges SAPV-Team führte, das machte die Arbeit leicht, Enthusiasten aus den unterschiedlichsten Bereichen zusammen. Quereinsteiger waren darunter, aber auch Leute mit Doppel-Qualifikation. Wie die Sozialarbeiterin, die ursprünglich einmal Krankenschwester gelernt hatte. Es kam vor, dass sie sagte: »Ich muss heute zu einer Familie und dort etwas wegen einer Versicherung klären. Du wolltest doch diese Woche auch hin, um nach dem Bauchwasser des Mannes zu schauen. Weißt du was, ich nehme unser Ultraschallgerät einfach mal mit. Während die Frau die Formulare ausfüllt, halte ich das mal kurz auf den Bauch ihres Mannes. Ich kann zwar keine Sonografie durchführen, aber erkennen, ob da Bauchwasser ist oder nicht, das kann ich schon.«

Zwei Stunden später dann der Anruf: »Nein, du musst heute nicht kommen. Du kannst ruhig zu den anderen Patienten gehen.« Und am Abend wuchtete sie das mobile Ultraschallgerät wieder aus dem Auto.

Zu dieser Zeit habe ich zum ersten Mal richtig verstanden, was gute ambulante Versorgung bewirken, welche Sicherheit sie den Menschen geben kann. Der Patient war Ende vierzig, er lebte mit seiner Frau und seiner sechzehnjährigen Tochter in einem Haus am Stadtrand. Sein HNO-Tumor hatte gestreut. Die Metastasen befanden sich im Brustbereich, sie saßen nahe an den großen Luftgefäßen. Vor seiner Aufnahme in die SAPV war der Mann beinahe jede Woche von schweren, sich zur Panik steigernden Luftnot-Attacken heimgesucht worden. Die Frau hatte jeweils den Notarzt gerufen, weil sie sich nicht anders zu helfen wusste. Aufnahme in die Klinik, Entlassung meist schon am nächsten Tag, denn was die Luftnot ausgelöst hatte, konnte nicht mehr bekämpft werden.

Ich redete lange mit dem Patienten. Es war ein sehr offenes und klares Gespräch. Er wusste, dass seine Zeit nun rasch weniger werden würde. Genau deshalb lehnte er eigentlich auch jeden weiteren Krankenhausaufenthalt ab. Doch da war eben gleichzeitig seine absolut nachvollziehbare Furcht vor Luftnot und Panik.

Zusammen mit ihm traf ich eine Entscheidung und verordnete Opiate: ein Mittel gegen Schmerzen und Luftnot, ein anderes gegen Angst und Panik. Da der Mann über einen Portkatheter verfügte, der einen dauerhaften Venenzugang ermöglichte, konnten die Mittel sehr gut intravenös verabreicht werden.

Dann veranstaltete ich mit der Frau eine Art Trainingscamp für den Notfall. Wir übten, innerhalb von zwei Minuten eine kleine Infusionsflasche mit den betreffenden Medikamenten fertigzumachen und an den Port anzuschließen. Wir übten und übten, natürlich mit leeren Ampullen. Immer wieder dieselben Abläufe. Ampulle aufbrechen, aufziehen, in die Flasche spritzen, aufhängen, anschließen, aufdrehen. Irgendwann war sich die Frau sicher: Ich kann's. Und auch ihr Mann war beruhigt: Sie kann's. Zur Not auch nachts um drei.

Diese Erkenntnis war die Voraussetzung für eines jener kleinen Wunder, wie sie sich gar nicht so selten am Lebensende ereignen. Fünf Wochen lebte der Patient noch. An seinem letzten Abend war es ihm sogar vergönnt, sich mit seiner Tochter in die Küche zu setzen und mit ihr über das ganze Leben zu sprechen, was war, was nun kommen würde. Aber vor allem konnte er ihr sagen, dass er sie liebte und wie stolz er auf sie war. Dann legte er sich ins Bett, schlief ein und wurde nicht mehr wach. Seine Frau war die ganze Zeit an seiner Seite.

In all der Zeit, die verstrichen war seit meiner Verordnung der Opiate, war es zu keiner einzigen Luftnot-Attacke mehr gekommen. Nach dem Tod des Mannes nahm ich alle Ampullen wieder mit, allesamt waren sie ungeöffnet.

Manchmal spürt man erst hinterher, was einem die ganze Zeit gefehlt hat. In diesem Fall war es die Sicherheit eines funktionierenden Netzwerks der Hilfe. Unsicherheit und Angst können eine derartige Anspannung erzeugen, dass schon eine Kleinigkeit genügt, ein ganzes System zusammenbrechen zu lassen. So wie andererseits die Gewissheit, mit allem, was es auch sei, umgehen zu können, dafür sorgen kann, dass das Befürchtete gar nicht erst eintritt.

Palliativstation und Hospiz

Ein SAPV-Dienst kann theoretisch bis zu dreimal am Tag bei einem Patienten vorbeischauen, zu durchaus variablen Zeiten. Dennoch bleiben immer noch einundzwanzig lange Stunden übrig, in denen entweder jemand ganz auf sich selbst gestellt ist oder die Angehörigen den Job des Fachpersonals übernehmen müssen.

Irgendwann kann der Moment gekommen sein, an dem die palliativmedizinische Versorgung im häuslichen Bereich an ihre Grenzen stößt. Wegen der Überforderung der Angehörigen; wegen eines generell stark gestiegenen Betreuungsaufwands oder wegen allzu komplexer Symptome, deren Behandlung eine Rund-um-die-Uhr-Betreuung nötig macht. Die findet man dann vor allem in einem Hospiz oder auf der Palliativstation eines Krankenhauses.

Für die Aufnahme auf eine Palliativstation muss eine medizinische Indikation vorliegen. Im Mittelpunkt steht die Behandlung *akuter* Krisen und Probleme. Immer erfolgt sie mit dem Ziel, den Patienten anschließend zur Weiterversorgung wieder nach Hause oder gegebenenfalls in eine Pflegeeinrichtung, etwa in ein Hospiz, zu entlassen.

Im Gegensatz zur Versorgung auf einer Palliativstation steht im Hospiz die längerfristige Betreuung eines Erkrankten und seiner Bezugspersonen im Mittelpunkt. Sie endet für gewöhnlich erst mit dem Tod des Patienten. Die medizinische Versorgung wird von niedergelassenen Ärzten übernommen, sie kommen regelmäßig zur Visite. Im Hospiz selbst gewährleisten ausgebildete Pflegekräfte eine lückenlose Betreuung. Dazu kommen, vergleichbar mit der Zusammensetzung eines SAPV-Teams, Sozialarbeiter, Psychologen, Kunst- und Musiktherapeuten. Zur Lebensqualität soll außerdem eine möglichst wohnliche Atmosphäre beitragen.

Bedingung für die Aufnahme in ein Hospiz ist das Vorliegen einer sogenannten »ärztlichen Bescheinigung zur Feststellung der Notwendigkeit vollstationärer Hospizversorgung«. Angeführt werden müssen eine »die Hospiznotwendigkeit begründende Erkrankung / Diagnose«, das Stadium der Erkrankung sowie eine Prognose. Zusätzlich gibt es noch ein ausschließlich mit »Ja« anzukreuzendes Feld: »Begrenzte Lebenserwartung (Tage bis Wochen)«.

Könnte ich derartige Voraussagen wirklich präzise treffen, dann würde ich als Hellseher auftreten. Man kann in diesen Dingen nur über Erfahrungswerte verfügen, nicht über gesichertes Wissen. Trotzdem kann ein fehlendes »Ja« des Arztes hinter »Begrenzte Lebenserwartung« einen intensiven Briefwechsel mit der jeweiligen Krankenkasse zur Folge haben.

In der Regel spreche ich mit den Patienten über solche Sachzwänge, bevor der Umzug ins Hospiz ansteht. Wenigstens die Erkrankten sollen sich keine Sorgen über Fragen der Finanzierung machen müssen. »Ich muss hier ankreuzen, dass Sie nur noch wenige Wochen oder gar nur noch Tage zu leben haben. Aber ich kann Sie beruhigen. Bis jetzt ist es meines Wissens noch nie vorgekommen, dass der Medizinische Dienst der Krankenkassen nach vier Wochen im Hospiz aufgetaucht ist und sich bei einem Bewohner darüber beschwert hat, dass er noch am Leben ist, nach dem Motto: ›Hallo, das war hier aber anders vereinbart …‹«

Ursprünge der Hospizbewegung

In Deutschland gab es lange Zeit eine recht ausgeprägte Trennung zwischen der Hospizbewegung und der Palliativmedizin. Sie reicht zurück bis in die 1980er-Jahre. Auch wenn Ärzte und Pflegekräfte sich von Beginn an in ihr engagierten, verstand sich die Hospizbewegung doch als eine bürgerliche Initiative gegen die Auswüchse der Apparatemedizin. Sie protestierte gegen den Umgang mit Schwerstkranken und Sterbenden in den Kliniken. Die anfangs rein durch Spenden finanzierten Hospize waren daher in erster Linie soziale Orte. Fluchtburgen, in denen die Unterschlupf fanden, die es, bildlich gesprochen, mit letzter Kraft geschafft hatten, über den Krankenhauszaun zu klettern.

Mein ehemaliger Lehrer Gian-Domenico Borasio hat einmal in einem satirisch zugespitzten Artikel das wechselseitige, vorurteilsbehaftete Beäugen von Hospizbewegung und Humanmedizin aufs Korn genommen. Auf der einen Seite die verbrecherischen, aufs Machbare fixierten Mediziner, die nicht wissen, wann es genug ist; auf der anderen die in Batik gekleideten Sensibelchen, die das Leid der Todkranken durch Tanzen, Händchenhalten und den massiven Einsatz von Salzlampen lindern wollen.

Glücklicherweise lösen sich die starren Fronten allmählich auf. Dafür sorgen nicht zuletzt personelle Überschneidungen zwischen beiden Bereichen. Mittlerweile gibt es Leute, die erst auf Palliativstationen tätig sind und danach ihr medizinisches Know-how in die Hospizarbeit einbringen. Aber ebenso kommt es vor, dass ehemalige Hospiz-Mitarbeiter eine Ausbildung in der Pflege oder ein Medizinstudium beginnen. Solche fließenden Übergänge können für die Palliativversorgung als Ganze nur von Vorteil sein.

Ohnehin steht es keinem Palliativmediziner schlecht zu Gesicht, die Verdienste der Hospizbewegung anzuerkennen. Ins Leben gerufen wurde sie im England der ausgehenden 1960er-Jahre von der ehemaligen Krankenschwester Cicely Saunders. Wenn die Palliativmedizin ein neues Fenster in die oft so abweisend wirkenden Krankenhausmauern geschlagen hat, dann waren es die Ideen der Hospizbewegung, die durch dieses Fenster hereingekommen sind.

Dazu zählt auch das ehrenamtliche Engagement. Vor allem in den ambulanten Hospizdiensten sind viele Menschen ehrenamtlich tätig und lassen sich zum Hospizhelfer fortbilden. Die Aufgaben reichen vom einfachen Schieben eines Rollstuhls über die vorübergehende zeitliche Entlastung der pflegenden Angehörigen bis hin zur Sitzwache am Bett eines Sterbenden. Geschulte Fachkräfte übernehmen die Koordination der ehrenamtlichen Helfer. Sie sollten bei der Antwort auf die Frage »Wer passt zu wem?« ein möglichst glückliches Händchen beweisen. So profitieren streng katholische, eher traditionell lebende Patienten aus Niederbayern eher weniger von passionierten Weltenbummlern, die als Hospizhelfer dem Erkrankten aus dem tibetanischen Totenbuch vorlesen möchten. Was umgekehrt aber natürlich ganz genauso gilt.

Lebensbedrohliche Erkrankungen

Laut der Definition der WHO von 2002 handelt es sich bei der Palliativmedizin um einen »Ansatz zur Verbesserung der Lebensqualität von Patienten und ihren Familien, die mit den Problemen konfrontiert sind, die mit einer lebensbedrohlichen Erkrankung einhergehen«. Beinahe immer ist mit dieser »lebensbedrohlichen Erkrankung« eine Krebserkrankung gemeint. Fast könnte man den Eindruck gewinnen, die Palliativmedizin kümmere sich fast ausschließlich um Krebspatienten, obwohl es viele andere Erkrankungen gibt, die genauso symptomreich verlaufen und ebenfalls tödlich enden. Und wirklich: Etwa neunzig Prozent all derer, die auf einer Palliativstation, in einem Hospiz oder von einem SAPV-Team betreut werden, haben Krebs.

Das liegt vor allem daran, weil eine Krebserkrankung für gewöhnlich einen fast typisch zu nennenden Verlauf aufweist. Lange Zeit kann sich der Patient trotz seiner Erkrankung noch auf einem relativ stabilen Leistungsniveau bewegen, auch mithilfe entsprechender Therapien. Und selbst wenn er die Hälfte seiner Leistungsfähigkeit eingebüßt hat, beeinträchtigt das die Alltagskompetenz noch nicht massiv. Doch dann, fast plötzlich, gerät alles ins Rutschen. Wenn der Tumor weiter wächst und streut; wenn eine weitere Chemotherapie keinen Erfolg mehr verspricht, gibt es nicht mehr viel, was das Voranschreiten der Krankheit noch aufhalten könnte. Das ist der Moment, in dem die Erkrankung definitiv lebensbedrohlich geworden ist (und man als Patient von so manchem Onkologen den furchtbaren Satz zu hören bekommt: »Sie sind austherapiert, ich kann nichts mehr für Sie tun«). Der Fokus verschiebt sich vom Heilen aufs Lindern der Schmerzen und Symptome. Die Palliativmedizin übernimmt.

Andere potenziell lebensbedrohliche Erkrankungen, etwa solche des Herzens oder der Lunge, nehmen dagegen oft einen eher schubweisen Verlauf. Immer wieder kommt es zwar zu akuten Krisen, doch kann vor allem die Intensivmedizin dafür sorgen, dass sich der Zustand des Patienten wieder stabilisiert. Freilich auf einem niedrigeren Niveau als zuvor, doch immerhin. Wann wird die finale Krise sein, die, von der sich der Patient nicht mehr erholen wird? Auch als Arzt weiß man es nicht. Vielleicht stirbt der Patient auf der Intensivstation, und dann denkt man: Das hätte man ihm gern erspart. Aber, und das ist die Krux: Entscheidet man sich zu früh gegen eine Intervention, nimmt man ihm damit vielleicht kostbare Lebenszeit. Prognosen sind bei diesen Erkrankungen nur sehr schwer zu stellen. Die Statistik hilft bei Einzelfallentscheidungen nur bedingt weiter. Dazu kommt, dass viele Patienten, die sich nach einer Krise wieder erholen, ihre Erkrankung selbst nicht mehr als »lebensbedrohlich« begreifen. Das erschwert das Hinzuziehen der Palliativmedizin zusätzlich.

Mit gutem Recht könnte man auch die Demenz zu den lebensbedrohlichen Krankheiten zählen. Doch wirkt bei der Demenz meist nicht die der Erkrankung selbst innewohnende Macht lebenslimitierend. Es ist eher ein generelles Wenigerwerden, zudem eines, das sich häufig über einen langen Zeitraum erstreckt. Seine Symptome lassen sich recht gut in einem Pflegeheim in den Griff bekommen. Ein Hospiz oder eine Palliativstation, wo statt in Jahren in Tagen oder Wochen gedacht wird, kommt für diese Menschen daher kaum in Betracht.

Die Zukunft der Palliativmedizin

Eigentlich war ich immer der Meinung, dass es Ziel der Palliativmedizin sein sollte, sich selbst als Fach irgendwann, und sei es erst in dreißig oder vierzig Jahren, überflüssig zu machen. Weil dann das Wissen, aber auch die Haltung der Palliativmedizin die Normalstationen erreicht hätte, sodass alle Patienten davon profitieren würden – sowohl die ohne eine lebensbedrohliche Erkrankung als auch die, bei denen eine solche Erkrankung gerade erst diagnostiziert worden ist. Von der Palliativmedizin, wie wir sie heute kennen, bliebe dann nur noch ein kleiner, doch dafür hoch spezialisierter Bereich übrig, zuständig für die komplexeren Fälle von Schmerztherapie und Symptomkontrolle. Im Moment sieht es jedoch nicht danach aus, als würde diese Vision jemals Wirklichkeit werden.

Als die ersten Palliativstationen in Krankenhäusern eingerichtet wurden, existierten dafür noch keine strukturellen Voraussetzungen im Gesundheitssystem. Das jeweilige Krankenhaus bekam für seine Palliativstation keine wie auch immer geartete offizielle Vergütung. Eröffnet wurde sie trotzdem. Weil sich die Klinik davon etwas für ihre Außendarstellung versprach; oder weil sie als christliches Haus auch Menschen mit einer lebensbedrohlichen Erkrankung eine gute Versorgung ermöglichen wollte; oder weil vielleicht einer der Entscheidungsträger selbst erlebt hatte, was es damals hieß, einen Angehörigen im Normalbetrieb der Krankenhäuser sterben zu sehen.

Seitdem ist viel Zeit vergangen. Mittlerweile hat die Palliativmedizin längst Einzug in die Abrechnungssysteme gehalten. Sprich: Mit ihr lässt sich nun auch Geld erwirtschaften. Das ist zunächst durchaus etwas Gutes. An qualitativ hochwertiger Medizin, die sich zudem finanziell selbst trägt, sollte uns allen gelegen sein. Leider ist es aber manchmal nur ein kleiner Schritt von der Finanzierung hoher Qualität zum Erzielen von Gewinn, sobald die Qualität nicht mehr ganz so hoch ist. Was natürlich Interessenten und Krankenhausträger auf den Plan ruft, die sich noch vor fünfzehn, zwanzig Jahren um nichts weniger bekümmert hätten als um die Betreuung Sterbender.

So kann sich ein System verändern, und mit der Veränderung kommen die Taschenspielertricks. Die Suche nach finanziellen Schlupflöchern beginnt. Überlegungen werden angestellt wie: Könnte man die »offizielle« Palliativstation vielleicht ganz klein halten, etwa mit nur sechs Betten ausstatten? Und *daneben* eine »Normalstation« mit vierzehn Betten einrichten, auf der dann aber de facto ebenfalls lebensbedrohlich erkrankte Patienten betreut würden? Dann müsste man nur für sechs Betten die für Palliativstationen vorgeschriebenen Personal-Anforderungen erfüllen und könnte auf der »Normalstation« mit sehr viel weniger Personal auskommen – die »Nachbarn« helfen ja aus.

Wie immer, wenn betriebswirtschaftliche Vorgaben auf willige Erfüllungsgehilfen treffen, ergibt das eine unheilige Allianz. Als ich selbst noch Assistenzarzt war, befand ich mich in der glücklichen Lage, mich nicht um Fragen der Abrechnung scheren zu müssen. Heute dagegen wird den jungen Assistenten regelrecht eingebläut, nur ja die Zahlen nicht aus den Augen zu verlieren. Die Frage lautet oft nicht mehr: Wie kriegen wir es hin, dass der Patient gut versorgt an den Ort kommt, an dem er gerne weiterbetreut werden möchte und auch weiterbetreut werden kann? Sondern sie lautet: Wie viele Tage ist der Patient eigentlich schon bei uns, und wie lange kann er noch bleiben, damit es sich für das Krankenhaus überhaupt noch rechnet? Müssen wir wirklich noch zwei Wochen auf den Platz im Hospiz warten, das in unmittelbarer Nähe zur Wohnung der Familie liegt? Oder ginge nicht auch ein Pflegeheim, das sich zwar am anderen Ende der Stadt befindet, den Patienten dafür aber schon morgen aufnehmen könnte?

Letztlich läuft alles auf Entscheidungen von Politik und Gesellschaft hinaus. Es müssten knallharte strukturelle Vorgaben und Qualitätskriterien erlassen werden, und zwar keine, die Schlupflöcher für findige Betriebswirte offenlassen, sondern solche, die eine gute palliativmedizinische Versorgung auch für die Zukunft garantieren. Wenn sie uns das denn wert ist.

Kapitel 3

Wozu Palliativmedizin?

Werde ich nicht gerufen, kann ich nicht versuchen zu helfen

Letztlich hängt die Entscheidung, ob zur Behandlung eines Patienten mit einer lebensbedrohlichen Erkrankung ein Palliativmediziner hinzugezogen wird, vom jeweils behandelnden Arzt ab. Zwar greifen seit einigen Jahren in vielen Bereichen der Medizin Leitlinien in die Behandlung ein, also von Experten verfasste Empfehlungen, die Ärzte bei ihrem Vorgehen unterstützen sollen. Teilweise werden die Leitlinien sogar richtig deutlich. Dann steht da: Wenn die und die Erkrankung vorliegt, dann *muss* so und so behandelt werden. Wird das nicht gemacht, begeht der Arzt einen Kunstfehler.

Aber es gibt auch schwächere Formulierungen. Dann heißt es etwa: Das und das *sollte* getan werden. In der Leitlinie zur Palliativmedizin wimmelt es von solchen »Sollte«-Sätzen. Etwa: Wenn eine bestimmte Art der Tumor-Erkrankung vorliegt und die Erstlinientherapie, also das für gewöhnlich am besten zur Behandlung geeignete Mittel, keine nennenswerten Erfolge erzielt hat, dann *sollte* die Palliativmedizin involviert werden. *Sollte*, nicht *muss*. »Sollte«-Sätze geben einerseits eine klare Richtung der Behandlung vor, stellen es andererseits aber dem einzelnen Arzt am Ende doch frei, einen ganz anderen Weg zu wählen. Leider oft einen, der um die Palliativmedizin einen großen Bogen macht.

Entschließt sich ein Klinik-Arzt dazu, bei einem Patienten einen Palliativmediziner mit ins Boot zu holen, dann stellt er einen sogenannten Konsil-Auftrag. Mit ihm bittet er den Kollegen offiziell um Beratung. Solche Konsil-Aufträge werden in den Krankenhäusern inzwischen oft elektronisch archiviert. So wird eine spätere Auswertung möglich. Wann werden die Anträge gestellt? Bei welcher Erkrankung? Von welcher Abteilung? Und, vor allem, von welchem Arzt?

In einer Klinik, in der ich gearbeitet habe, musste man kein Statistik-Profi sein, um zu erkennen, wie stark sich die Zahlen von Arzt zu Arzt unterschieden. Teilweise sogar in ein und derselben Abteilung. Da gab es Kollegen, die in einem Jahr zehn oder mehr Anträge gestellt hatten. Aber eben auch welche, die nur einmal oder sogar nie um Rat gefragt hatten. Das mochte eventuell noch Zufall sein. Aber dann nahm ich, um ein Gesamtbild zu bekommen, die Ärzte und die Abteilungen gemeinsam in den Blick. Über die Jahre war es in den verschiedenen Abteilungen zu richtiggehenden Wellenbewegungen gekommen, was die Konsil-Aufträge betraf. Mal gingen die Zahlen hoch, dann ebbten die Anfragen wieder ab. Wie ließ sich das erklären?

Es dauerte eine Weile, bis mir ein Licht aufging. Wer Facharzt werden will, muss im Lauf der Ausbildung in verschiedenen Abteilungen gearbeitet haben. Man bleibt für eine Weile und zieht dann weiter. Und nimmt dabei seine wie auch immer ausgeprägte Bereitschaft mit, einen Konsil-Auftrag zu stellen. Bald war ich richtig gut im Zuordnen. Wenn sich etwa plötzlich in einer Abteilung die Zahl der Palliativ-Anfragen verdoppelt hatte, dann wusste ich häufig, welcher Kollege da gerade im Rahmen seiner Abteilungsrotation gelandet war. Wechselte er, gingen die Zahlen wieder nach unten.

Wenn ein Kollege Probleme mit dem Ansatz der Palliativmedizin hat, sind mir die Hände gebunden. Werde ich nicht gerufen, kann ich nicht versuchen zu helfen, auch wenn ich weiß, dass ich vielleicht etwas für den Patienten tun könnte. Bei bestimmten Infektionskrankheiten kommen der Hygienebeauftragte und der Mikrobiologe ganz automatisch auf die Station und erkundigen sich, ob es eventuell Beratungsbedarf gibt. Erschiene jedoch ein Palliativmediziner ungefragt am Bett des Patienten eines Kollegen, könnte das durchaus zu »diplomatischen« Verwicklungen führen. Leider fehlt die Souveränität beim kollegialen Umgang häufig gerade dann, wenn es um Sterben und Tod geht.

Ein Loch in der Zeit

Die bizarrste Geschichte, die ich jemals in Zusammenhang mit einem Konsil-Auftrag erlebt habe, fiel in meine Anfangszeit als Palliativarzt. Die Bitten um Beratung wurden damals noch in Papierform und nicht wie heute auf digitalem Weg gestellt. Oben auf dem Formular klebte immer ein Etikett mit den Patientendaten: Name, Geburtsdatum, Adresse sowie Tag der Aufnahme in die Klinik. Ich hatte damals schon von allen möglichen Abteilungen Konsil-Aufträge erhalten, nur nicht von der chirurgischen Intensivstation. Kein einziges Mal. Doch nun war es so weit. Fast war mir feierlich zumute, als ich das Blatt in die Hand nahm. Meine Ergriffenheit steigerte sich noch, als ich sah, dass das Palliativ-Konsil von der Intensivstation *bereits am Aufnahmetag des Patienten* gestellt worden war. Nicht zu fassen.

Streng genommen war das gar nichts so Besonderes. Es kommt durchaus vor, dass Kollegen mich vorsorglich schon ganz früh kontaktieren. Sie wollen dem Patienten, der schon Beschwerden hat, keine zwei oder drei Tage Wartezeit für weitere Untersuchungen zumuten, bevor eine palliativmedizinische Behandlung beginnt. Aber von den sonst so auf Distanz bedachten Ärzten der chirurgischen Intensivstation war das eben nicht unbedingt zu erwarten gewesen.

Die Ernüchterung folgte schnell. Ich hatte nicht genau genug hingesehen. Kunststück: Zu ähnlich sahen sich das Datum, an dem der Konsil-Antrag gestellt worden war, und das Datum der Aufnahme des Patienten in die Klinik. Der Tag stimmte, der Monat auch. Aber das Jahr nicht! Ein Jahr war es her, dass der Patient an der Verstopfung einer Beinschlagader operiert worden war. Danach war es zu Komplikationen gekommen, die wiederum andere Komplikationen nach sich gezogen hatten.

Ich ging auf die Intensivstation und hielt dem ersten Kollegen, den ich dort traf, den Antrag entgegen: »Ihr habt das Konsil *genau ein Jahr*, nachdem der Patient zu euch kam, gestellt! Sollte das so eine Art Jubiläumsgeschenk werden?«

Der Kollege sah mich groß an: »Was? Ist der schon so lange da? Aber stimmt, jetzt, wo du's sagst. Ich arbeite jetzt seit einem halben Jahr hier, und da lag er schon bei uns.«

Nach und nach erschloss sich mir die ganze Dimension dieses Dramas. Das war kein absurdes Theater mehr, das war ein ausgemachtes Trauerspiel mit Überlänge. In der Hauptrolle: ein zuständiger Oberarzt, der wohl am liebsten das Wort »Tod« gleich ganz aus dem deutschen Wortschatz verbannt hätte. Natürlich war nicht er es gewesen, der mich gerufen hatte, sondern eine junge Kollegin. Mein Erscheinen machte ihn fassungslos, und er wollte mich am liebsten auf direktem Weg wieder loswerden. Aber zufälligerweise handelte es sich bei meiner Oberärztin um seine ehemalige Lehrerin. Nachdem ich sie hinzugebeten hatte, wurde ich Zeuge eines denkwürdigen Frage-und-Antwort-Spiels.

»Wissen wir etwas über den Willen des Patienten?«

»Ja. Es besteht ein ausgeprägter Behandlungswunsch. Der Patient wollte auf jeden Fall behandelt werden.«

»Aha. Und was macht dich da so sicher?«

»Er hat sich schließlich operieren lassen.«

»Okay.«

»An so einer Gefäßprothese am Knie. Und dann kam es eben zu Komplikationen.«

»Gut. Aber der Wunsch nach einem solchen Arterien-Eingriff ist ja nun nicht zwangsläufig gleichbedeutend mit der Zustimmung zu einem einjährigen Aufenthalt auf der Intensivstation inklusive vieler Nach-Operationen. Gibt es denn irgendwelche Aussagen des Patienten selbst?«

»Nein, überhaupt keine. Er ist ja völlig sediert.«

An dieser Stelle mischte sich eine Schwester ins Gespräch ein: »Das stimmt nicht ganz. Als wir ihn einmal ein bisschen wacher gemacht haben, konnte er durchaus interagieren. Er ließ sich von uns einen Block und einen Stift geben und schrieb: ›Hört auf mit dem Wahnsinn!‹«

Der Oberarzt winkte ab: »Aber das ist doch nicht aussagekräftig! Schließlich war der Patient da noch halb in der Narkose!«

»Liegen uns denn Informationen von Angehörigen vor?«

»Nein, es kümmert sich keiner um ihn.«

Darauf wieder die Schwester: »Die Eltern kommen schon regelmäßig, immer am Wochenende.«

»Ach, am Wochenende! Da bin ich ja nicht da! Auf mich kamen sie jedenfalls noch nie zu, um mit mir zu reden.«

»Na ja, die sind beide auch schon weit über achtzig und darauf angewiesen, dass der Nachbar sie fährt. Und der hat nur am Wochenende Zeit.«

Je länger es dauerte, desto gruseliger wurde es. Der Kollege schien gar nicht zu merken, worüber hier gerade geredet wurde: über ein einjähriges Patientenmartyrium, dessen schreckliche Dimensionen im Grunde kaum zu begreifen waren. Immerhin ließ er sich anschließend auf ein Vier-Augen-Gespräch mit meiner Oberärztin ein, an dessen Ende er, vielleicht sogar erleichtert, die Verantwortung für den Patienten an die Palliativmedizin abgab. Sollte sich der Zustand noch einmal dramatisch verschlechtern, würden ab jetzt keine lebensverlängernden Maßnahmen mehr durchgeführt werden. Keine erneute Intubation, keine erneute Beatmung, keine erneute Kreislaufunterstützung, keine Gabe von Medikamenten. Genug war genug. Wir würden den Tod zwar nicht hereinbitten, ihm aber auch nicht länger ins Handwerk pfuschen.

Aber das Schicksal hatte gar nicht mehr vor zuzuschlagen. Mit jedem Tag, an dem er nicht mehr dem vollen Programm der Intensivmedizin unterzogen wurde, erholte sich der Patient ein bisschen mehr. Zufall? Zauberei? Vielleicht ganz einfach auch der Beleg für die These, dass es manchmal nicht unbedingt falsch sein muss, eine Weile die Füße stillzuhalten und den Selbstheilungskräften ihre Zeit zu lassen.

Drei Wochen später konnte der Patient die Intensivstation verlassen und auf die Station für physikalische Medizin und Rehabilitation verlegt werden. Dort arbeitete einer meiner ehemaligen Studenten als junger Stationsarzt. Noch am selben Tag hatte ich ihn am Telefon: »Hör mal, ich habe hier jemanden von der Intensivstation bekommen, und gerade fing ich an, die Akte und den Arztbrief zu lesen. Die Geschichte glaubst du nicht!«

»Doch, glaube ich. Wegen einer kleinen Kniearterien-Prothese vor dreizehn Monaten auf die Intensivstation gekommen, und dann …«

Schweigen in der Leitung. Ich konnte mir das erstaunte Gesicht des Kollegen lebhaft vorstellen. Dann sagte er: »Diese Geschichte ist so schlimm. Wir dürfen nicht zulassen, dass etwas Ähnliches noch einmal passiert. Kannst du bitte dazukommen? Ich würde mit dem Mann gerne eine Patientenverfügung besprechen.«

Und so saßen wir schließlich bei einem Patienten, der für ein ganzes Jahr der Welt abhandengekommen war. Erinnern konnte er sich an nichts mehr. All die Monate auf der Intensivstation, sie waren für ihn wie nie gewesen. »Da war die Operation, und jetzt bin ich wieder wach geworden. Ich war auch ein wenig überrascht, dass das so lang gedauert hat.« Ich war froh, dass er sich in Galgenhumor flüchten konnte. Die Erkenntnis, was mit ihm geschehen war, würde ihn noch früh genug einholen. Das Letzte, was ich von ihm gehört habe, war seine Verlegung in eine weit entfernt gelegene Reha-Klinik.

Und wer hat nun recht gehabt? Darüber ließe sich trefflich streiten. Der chirurgische Oberarzt kann die Genesung des Patienten als seinen Erfolg verbuchen, und man könnte ihm nicht einmal widersprechen. Man mag sarkastisch ergänzen: Es hat eben nur ein bisschen mehr Zeit als üblich in Anspruch genommen, aber was ist schon ein lumpiges Jahr? Die Palliativmedizin könnte andererseits mit gleichem Recht sagen: Wären wir doch nur schon viel früher dazugeholt worden. Dann wäre dem Patienten so einiges erspart geblieben. Vielleicht hat ja gerade das Ausmaß der betriebenen Intensivmedizin dazu geführt, dass sich sein Zustand immer wieder massiv verschlechtert hat.

Wer kommt auf die Palliativstation?

Auch wenn wir es uns anders wünschen würden: Im Normalfall wird die Palliativmedizin erst sehr spät hinzugerufen. Oft zu spät. Allerdings hat sich das in den letzten Jahren schon gebessert. Während meiner ersten Zeit in diesem Beruf kamen die Patienten nicht selten gerade einmal zwei oder drei Tage vor ihrem Tod zu uns. Dann blieb uns nicht viel mehr zu tun als das zu bestätigen, was sowieso schon offensichtlich war: Dieser Patient würde sterben. Aber um sein Leiden und seine Schmerzen wirklich noch effektiv lindern zu können, war keine Zeit. Vielen Kollegen galten wir damals noch als reine »Sterbestation«. Groß war deshalb ihre Verwunderung, verirrten sie sich mal auf unsere Flure: »Der Patient da läuft ja noch herum!«

»Ja, er läuft. Aber mit Schmerzen, heimgesucht von Ängsten und geplagt von Übelkeit. Und ihr sagt ja selbst, dass es keine kausale Behandlungsmöglichkeit mehr gibt.«

»Ach – so jemanden nehmt ihr auch?!«

Ein Internist hat kein Problem damit, dass nicht er selbst, sondern ein Chirurg die Gallenblase eines Patienten entfernt. Die Grenzen der eigenen Kompetenz anzuerkennen und sich nach Hilfe auf der anderen Seite des Zauns umzusehen, das gehört zum ärztlichen Alltagsgeschäft. Doch ausgerechnet in der letzten Lebensphase klappt dieses Delegieren nicht, wie es sollte. Vielleicht auch, weil von vielen Ärzten die Situation ihrer Patienten weitaus optimistischer gesehen wird, als es die Realität hergibt. Jeder Palliativmediziner dürfte von einem Kollegen einer anderen Fachrichtung schon einmal den Satz gehört haben: »Nein, dieser Patient ist noch nichts für euch, der ist noch viel zu gut!« Drei Tage später stirbt er dennoch, betrogen um die Chance einer optimalen palliativmedizinischen Betreuung.

Das sind einige der Gründe, warum vor allem in den ersten Tagen der neu eröffneten Berliner Station die Sterblichkeitsrate bei 75 bis 80 Prozent lag. Die Rate fiel zwar mit den Jahren, mit zunehmendem Wissen und besseren Strukturen, doch die oft in Artikeln und Büchern mitgeteilte Zahl von 50 Prozent – dass also jeder zweite Patient die Palliativstation zur Weiterversorgung wieder verlässt – haben wir nur ganz selten erreicht. Aber was sagen solche Zahlen auch aus? Man kann sie als medizinisch Verantwortlicher nach Belieben in jede gewünschte Richtung drehen. Ein bisschen genauer hinschauen bei der Patientenaufnahme, und schon bekommt immer der Patient das freie Bett, der es vielleicht nicht am dringendsten braucht, der aber von allen Kandidaten die besten Chancen besitzt, die Station wieder lebend zu verlassen. Und voilà: Schon sinkt die Sterblichkeitsrate, schon steigt das medizinische Renommee.

Ungefähr zwei Drittel der Patienten, die ich auf die Palliativstation holte, waren mir bekannt, denn ich hatte sie bereits auf der Normalstation besucht. Sie wechselten also nur innerhalb des Krankenhauses. Das musste nicht immer an der palliativmedizinischen Sensibilität der behandelnden Ärzte liegen. Bisweilen ging der Impuls nämlich nicht von ihnen, sondern vom Patienten selbst aus: »Ich habe vor einem halben Jahr, als ich zur Erstdiagnose schon einmal hier war, Ihr Gespräch mit meinem Zimmernachbarn mitbekommen. Ich weiß, dass ihm das sehr geholfen hat. Damals habe ich gehört, welche palliativmedizinischen Möglichkeiten es gibt. Nun habe ich das Gefühl, dass ich sie selbst so langsam brauche. Die Ärzte hier sehen das zwar ein bisschen anders, aber ich vertraue da eher auf mein Bauchgefühl.«

Die eigentlich ungünstige Situation eines Erstkontakts vor Zuhörern kann sich so letztlich als Vorteil für den Patienten wie für den Arzt erweisen. Dann wird beim Besuch in einem Dreibettzimmer klar: Ja, dieser Mensch braucht palliativmedizinische Hilfe. Aber bei seinen beiden Bettnachbarn besteht eigentlich noch viel dringenderer Bedarf. Hätte die Tochter jenes Patienten, zu dem ich ursprünglich gekommen war, nicht mit allem Nachdruck darauf bestanden, die Palliativstation einzuschalten, wäre ich den beiden anderen Männern vermutlich nie begegnet. Die Ärzte der Station waren jedenfalls nicht auf die Idee gekommen, um Hilfe zu bitten.

Andere Patienten werden von Kliniken, von niedergelassenen Ärzten oder den Kollegen der Spezialisierten Ambulanten Palliativversorgung (SAPV) zu uns überwiesen. Einige werden auch vom Notarzt gebracht, weil sie keinen geeigneten Behandler gefunden und irgendwann ihre Schmerzen nicht mehr ausgehalten haben.

Die Patienten kommen auf die Palliativstation, weil eine Verschlechterung ihres Zustands so rasch eingetreten ist, dass ihnen einfach keine Zeit geblieben ist, sich in Ruhe ambulante Strukturen zu suchen und aufzubauen. Oder sie kommen, weil sie die Augen zu lange vor der Situation verschlossen haben und nun auf Hilfe angewiesen sind. Oder weil die Symptomkontrolle ambulant gerade nicht so gut funktioniert. Oder weil die Angehörigen, die in solchen Fällen ja stets die Hauptlast der Pflege und der Betreuung tragen, an ihre Grenzen gelangt sind. Dann kann die Palliativstation für ein paar Tage ein Platz sein, der dem Patienten optimale Betreuung bietet und den Angehörigen die Zeit, wieder ein wenig Atem zu holen für die nächsten anstrengenden Wochen und Monate.

Early Integration

Eigentlich aber sollte es anders sein. Der Fachbegriff dazu lautet *Early Integration*, »Frühe Integration«. So sieht es auch die Leitlinie der Palliativmedizin vor. Was im Idealfall bedeuten würde: ein prophylaktischer Erstkontakt schon in einem ganz frühen Stadium einer mit großer Wahrscheinlichkeit tödlich verlaufenden Krankheit. Am besten bereits bei der Erstdiagnose. Natürlich kann man nicht wissen, wie lange der Krankheitsverlauf im Einzelfall dauert oder ob der betreffende Patient nicht zu den wenigen gehört, bei dem sich das kleine Wunder der Heilung ereignet. Aber klar ist, dass fast immer irgendwann Einschränkungen und Symptome auftreten werden. Deshalb kann es sehr, sehr hilfreich und bei manchen Erkrankungen sogar geboten sein, dem Patienten und seinen Angehörigen künftige Möglichkeiten der Behandlung und Betreuung aufzuzeigen. Allein schon, damit sie erst gar nicht den Eindruck gewinnen, mit allem Kommenden ganz alleine fertigwerden zu müssen und keine Wahl mehr zu haben.

Nur müssten hierfür überhaupt die Strukturen vorhanden sein. Jedes Jahr erkranken eine halbe Million Menschen in Deutschland an Krebs, von den Menschen mit Herz-, Kreislauf- oder Lungenerkrankungen gar nicht zu reden. Wollte man jedem von ihnen eine Palliativ-Erstberatung zukommen lassen, bräuchte man alleine dafür schon gut eintausend Palliativmediziner, die vom Gesundheitssystem finanziert werden müssten. Ich kann mir den Protest der Kassen lebhaft vorstellen: »Ja, aber die Kosten!« Und der Chor der Arbeitgeber und der Politiker würde sicher miteinstimmen: »Ja, aber die Beitragssätze!«

Zudem könnte eine derartige Beratung auch dazu führen, dass einige Menschen sich lieber für eine gute Linderung ihrer Symptome als für eine (ja nur vielleicht) lebensverlängernde Behandlung entscheiden würden. Solange viele Behandlungen deutlich besser bezahlt werden als ein Gespräch, wären dadurch zusätzliche Interessenkonflikte vorprogrammiert.

Dabei können die Befürworter einer frühzeitigen palliativmedizinischen Versorgung seit einigen Jahren auf die Ergebnisse einer hochinteressanten amerikanischen Studie verweisen. Die Ärztin Jennifer S. Temel sowie einige ihrer Bostoner Kollegen untersuchten die Auswirkungen einer frühen Integration der Palliativmedizin auf die Lebensqualität und die psychische Verfassung von Patienten mit einem fortgeschrittenen Lungenkarzinom. Dafür bildeten sie zwei Gruppen. In der einen erfuhren die Patienten ganz früh schon eine palliativmedizinische Versorgung, in der anderen nicht. Was die Wissenschaftler herausfanden, war durchaus beeindruckend. Die Patienten, bei denen die Palliativmedizin frühzeitig hinzugezogen wurde, hatten nicht nur eine vertrauensvollere Beziehung zu den behandelnden Ärzten aufbauen können. Auch ihre Lebensqualität war höher, ihre Symptome wurden besser kontrolliert, und es fanden sich bei ihnen weniger Hinweise auf eine depressive Verstimmung.

Insgesamt konnten diese Patienten wie auch ihre Angehörigen besser mit den durch die Krankheit hervorgerufenen Belastungen umgehen. Sie konnten wirksamere Strategien zur Bewältigung der neuen Situation entwickeln, was ihnen größere Sicherheit verlieh, wenn im Endstadium der Krankheit wichtige Therapie-Entscheidungen zu treffen waren. Signifikant häufiger sprachen sie sich dann gegen die Durchführung einer weiteren aggressiven Therapie aus und für eine frühere Verlegung in eine weiterversorgende Einrichtung wie etwa ein Hospiz. Der Clou dabei: Dennoch (oder gerade deswegen) verbesserte sich ihre Lebenserwartung von durchschnittlich acht auf elf Monate!

Noch sind die Gründe dafür nicht vollständig untersucht. Meine Theorie lautet: Der Verzicht auf eine aggressive, oft nebenwirkungsreiche Form der Therapie, deren Nutzen sich am Lebensende ohnehin in engen Grenzen hält, kann lebensverlängernd wirken. Nach Bekanntwerden der Studie fragte ich deshalb scherzhaft: Darf die Palliativmedizin in Zukunft Menschen mit Patientenverfügungen behandeln, in denen ausdrücklich steht: »Keine lebensverlängernden Maßnahmen«?

Es wird noch viel geforscht werden müssen, um die Ergebnisse dieser Studie wirklich als allgemein evident und gültig betrachten zu können. Aber ein Anfang ist gemacht. Frau Temel und ihre Kollegen lieferten wichtige Argumente für eine frühzeitige Integration der Palliativmedizin bei der Behandlung lebensbedrohlich erkrankter Patienten.

Päppel-Station, Bettensaal und ein bisschen Klarlack

Bei den SAPV-Kollegen kann ich mir in der Regel sicher sein, dass sie die Patienten gut über den Charakter und die Möglichkeiten einer Palliativstation aufgeklärt haben. Von ihnen wird niemand mit falschen Vorstellungen oder übertriebenen Hoffnungen zu uns geschickt. Einen Unsicherheitsfaktor bilden da eher externe Kliniken oder niedergelassene Ärzte, die ihre Patienten in Sachen Wissensvermittlung bisweilen ganz schön im Regen stehen lassen. Um so etwas zumindest da, wo ich es beeinflussen kann, auszuschließen, habe ich es mir angewöhnt, so viele Patienten wie möglich schon auf der Allgemeinstation zu sehen, bevor sie zu uns kommen. Ich möchte herausfinden, wie groß ihr Informationsbedarf ist: »Was wissen Sie denn über die Palliativstation? Hat man mit Ihnen schon darüber geredet? Und welche Vorstellungen haben Sie selbst?«

Nicht selten erhalte ich dann Antworten wie: »Das ist die Päppel-Station, da ist mehr Ruhe und mehr Zeit als sonst im Krankenhaus. Da wird sich das Pflegepersonal so gut um mich kümmern, dass ich wieder ein bisschen Speck auf die Rippen bekomme und fit werde für die nächste Chemotherapie.«

»Und wurde von den Ärzten mit Ihnen auch schon mal über das Sterben gesprochen?«

»Nein, warum? Wenn ich die Chemo mache, ist doch alles wieder gut.«

Es ist ja nachvollziehbar – wer als Arzt auf der Allgemeinstation einen Patienten zu den Palliativkollegen verlegt, tut sich ein anstrengendes Aufklärungsgespräch nicht mehr gerne an. Der Patient ist schließlich spätestens am übernächsten Tag sowieso weg. Warum also die Mühe? Solche Situationen machen deutlich, warum ich lieber auf Nummer sicher gehe und vorab kläre, was es zu klären gibt. Aus menschlichen, ärztlichen, ethischen Überlegungen heraus, aber auch aus ganz pragmatischen. Ich erspare allen Beteiligten eine große Zahl von Folgegesprächen und jede Menge organisatorischen Aufwand, wenn ich dafür sorge, dass der Patient weiß, was ihn erwartet, und dass er sich gegebenenfalls auch gegen eine Verlegung entscheiden kann.

Verzichtet man als Arzt darauf, kann es recht schnell beim Patienten zu einem Realitätsschock kommen, den es nach Möglichkeit zu vermeiden gilt. Der Patient muss sich bewusst darüber sein, dass es sich bei einer Palliativstation nun mal leider nicht um eine Reha-Einrichtung handelt, sondern dass auf ihr der Tod ein beständiger Gast ist.

Aber manchmal kann auch alle Vorbereitung nichts ausrichten. Es ist einfach nicht jeder Patient für die Palliativstation gemacht. So wie die schwer krebskranke Frau, die zur Schmerztherapie zu uns kam, aber nach drei Tagen die Reißleine zog: »Ihr seid alle furchtbar nett, ihr helft mir hier medizinisch, und es geht auch alles deutlich schneller als ambulant, aber ich muss hier raus. Jetzt sind in der kurzen Zeit schon drei meiner Stationsnachbarn gestorben. Ich bekomme Panikattacken und träume nachts davon, wie der Tod an meine Tür klopft. Ich weiß, meine Versorgung wird dadurch nicht besser, doch ich halte das nicht länger aus.«

Auch den umgekehrten Fall gibt es. Immer wieder erzählen mir Patienten, dass viele negative Vorstellungen, die sie sich von einer Palliativstation gemacht hätten, ganz und gar unbegründet gewesen seien. Einer der Mythen, mit denen ich immer wieder konfrontiert werde, ist der vom *riesigen Bettensaal*. Hartnäckig scheint sich bei vielen Menschen das Bild zu halten, mit dem Überwechseln auf eine Palliativstation gebe man jegliches Anrecht auf Privatsphäre preis. Man liege mit fünfzehn anderen Patienten in einem Saal, die Betten nur notdürftig durch Vorhänge voneinander abgetrennt. Ein Dasein in Agonie und dumpfer Verzweiflung, ein bloßes Warten auf den Tod, und jeweils morgens macht jemand vom Pflegepersonal Inventur, hakt wieder einen Namen ab und lässt das entsprechende Bett räumen.

Immer wenn mir ein Patient mit ehrlichem Erstaunen die Frage stellt: »Ach, Sie haben hier auch Einzelzimmer?!«, grüble ich darüber nach, wo die Vorstellung vom Bettensaal ihren Ursprung haben könnte. Bisher fällt mir nicht viel mehr ein als die Lazarett-Szenen aus Kriegsfilmen wie *Der englische Patient*. Einen kleinen Vorteil zumindest hat die Angst der Patienten vor der Massenabfertigung: Sie löst sich wunderbar rasch in Wohlgefallen auf. Ein kurzes Umschauen auf der Palliativstation genügt. Wenn sich nur alle Ängste am Lebensende so leicht ausräumen ließen.

Auf kaum einer Palliativstation in Deutschland gibt es mehr

als sechzehn Betten. Nur so lässt sich wirklich noch von einer angenehmen, einigermaßen wohnlichen Atmosphäre sprechen. Die belasteten Patienten und ihre Angehörigen sollen eine Umgebung vorfinden, die sich deutlich von dem einer Normalstation unterscheidet. Dazu gehören vor allem auch Einzelzimmer. Diese sind geräumig genug, um jederzeit ein (Klapp-) Zusatzbett für einen Angehörigen hineinstellen zu können.

Die Gestaltung der Zimmer wie auch der Station ist keine triviale Frage. Sie dürfte überall ein wenig anders ausfallen, je nachdem, wie sehr sich die Innenarchitekten verwirklichen durften. In München war jedes Zimmer im Vergleich zu dem nebenan in einer leicht veränderten Farbe gestrichen. Zusammen ergab das einen hübschen Farbverlauf. Leider hatte nur das Servicepersonal, das die Mahlzeiten austeilte und die leeren Tabletts wieder einsammelte, wirklich etwas davon. Alle anderen, ob Bewohner oder Personal, kamen nur selten dazu, alle Zimmer hintereinander in schneller Folge zu betreten.

In Berlin blieben die Wände bis auf einen farblich abgesetzten Streifen weiß. Er sollte wohl dafür sorgen, dass keiner beim Starren auf eine komplett weiße Wand durchdrehte oder zum Zen-Mönch wurde. Oder beides. Eine Testphase lang liehen wir uns dazu von einer Galerie Bilder eines nicht ganz unbekannten zeitgenössischen Malers. Das kam beim kunstaffinen Teil unserer Patienten hervorragend an. Der Rest empfand die Gemälde als beunruhigend und bedrohlich und reagierte mit Albträumen. Leider bekamen wir das aber erst mit, als die ersten Bilder schon umgedreht an der Wand hingen.

Wo die Gestaltung der Station zu sehr nach ästhetischen Gesichtspunkten erfolgt war, dauerte es oft nur wenige Tage, bis die ersten Ecken an den leider nicht mit einem Rammschutz versehenen Türen abgefahren waren. Oder die Optik auf andere Art vom Alltag auf einer Palliativstation in Mitleidenschaft gezogen wurde.

Ich weiß noch, wie ich in München mit Claudia Bausewein

vor wunderbar lasierten, unaufdringlich gestrichenen Wänden in den Patientenzimmern der neuen Palliativstation stand. Mit den Augen maß ich den Abstand zum Bett. Die Wand war gefährlich nah und das perfekte Ziel für einen hustenden Patienten mit einer Luftröhrenkanüle. »Man sollte besser noch mal mit Klarlack drübergehen«, meinte ich. Doch der Innenarchitekt wollte davon nichts wissen. Sechs Wochen später flog das erste blutige Sekret gegen die lasierte Wand. Sie bestand ihren Alltagstest eher suboptimal.

Das richtige Team

Gestaltung ist wichtig. Doch was in der Palliativmedizin wirklich zählt, ist das Team. Mit der richtigen Mannschaft kann man selbst ein Feldlazarett in einen Ort der Geborgenheit verwandeln. Wie im Hospiz oder bei der SAPV wird auch auf der Palliativstation multidisziplinär gearbeitet. Zum Team gehören neben Ärzten und Pflegepersonal beispielsweise Sozialarbeiter. Sie kümmern sich nicht nur um die ambulante oder stationäre Weiterversorgung, sondern helfen auch bei Fragen zur Berufsunfähigkeit oder zur Rente. Ähnlich unverzichtbar und bewundernswert ist die Arbeit der Physiotherapeuten, und das meint nicht nur ihr Kerngeschäft: den Erhalt der Mobilität eines Patienten. Durch den unmittelbaren körperlichen Kontakt bauen die Physiotherapeuten eine ganz eigene Nähe zu den Erkrankten auf. Bei einer Massage können diese vielleicht nach langer Zeit zum ersten Mal wieder loslassen, und ungeschützt brechen sich dann Angst und Verzweiflung angesichts des nahen Lebensendes Bahn.

Ein anderes Ventil für die Emotionen der Patienten sind die Angebote der Kunst- und Musiktherapie. Abseits nüchterner Analyse und begrifflicher Erkenntnis gibt sie Raum, dem Diffusen, Metaphorischen und Mehrdeutigen menschlicher Gefühle

Ausdruck zu verleihen. Unter dem Diktat von Wirtschaftlichkeit und Effizienz werden leider gerade diese Arten der Therapie vom Gesundheitssystem immer mehr infrage gestellt.

»Hier bin ich sicher, hier darf ich gehen«

Kommt ein todkranker Patient auf die Palliativstation, kann es für alle eine Erlösung sein, wenn die Wahrheit einmal laut und deutlich ausgesprochen wird: Wir alle hier sind der Meinung, dass dieser Mensch sterbend ist. Und jetzt behandeln wir ihn auch als sterbenden Menschen und nicht wie einen morgen sicher Genesenden.

Es kann durchaus geschehen, dass sich einige Patienten dann schlagartig erholen. Nicht zuletzt deshalb, weil die Nebenwirkungen der nun nicht mehr durchgeführten Therapien und eingenommenen Medikamente abklingen. Aber auch den umgekehrten Fall gibt es: Ein Patient kommt auf die Palliativstation und stirbt nicht nur für mich völlig überraschend innerhalb der ersten Stunden nach der Verlegung. Dabei hatte ich ihn zuvor schon tagelang auf der Normalstation betreut, wo er mir ausreichend stabil erschienen war, um ihm die Belastung des Umzugs aufbürden zu können.

Ich konnte mir diese schnellen Verläufe lange Zeit nicht erklären. Hatte ich etwas übersehen? Sorgte unser palliativmedizinischer Ansatz dafür, dass die Leute schneller verstarben? Lag es an der im Vergleich zur Normalstation veränderten Schmerztherapie? Auf die ersten Erfahrungen dieser Art reagierte ich als Arzt sofort. Ich wollte kein Risiko eingehen. Wenn es nicht unbedingt sein musste, würde in den ersten achtundvierzig Stunden nichts mehr an den Medikamenten geändert. Natürlich konnten die Patienten bei einer akuten Schmerzkrise schnell, zuverlässig und engmaschig eine Bedarfsmedikation erhalten. Aber ansonsten bliebe erst einmal alles so, wie es war. Dennoch kam es weiterhin vor, dass Patienten noch an ihrem ersten oder zweiten Tag auf der Palliativstation starben. Es konnte also nicht an der Schmerztherapie liegen.

Die Tochter einer Patientin half mir auf die Sprünge, als wir auf das Thema zu sprechen kamen. Ich sagte: »Wenn ich gewusst hätte, dass Ihre Mutter so schnell hier bei uns verstirbt, hätte ich ihr den Transport mit dem Krankenwagen über das ganze Gelände erspart.«

Sie lächelte: »Machen Sie sich da mal keine Sorgen. Das war alles genau richtig so. Meine Mutter war Ihnen sehr dankbar, und ich bin es auch. ›Hier bin ich sicher‹, hat sie zu mir noch gesagt, ›hier darf ich gehen.‹«

Neben dem Gefühl der Sicherheit und Ruhe lässt sich auch noch ein wissenschaftlicher Grund für das schnelle Sterben mancher Patienten denken. Bei Dauerstress, verursacht durch Schmerzen, Angst und Panik, schüttet der Körper Adrenalin und andere Stresshormone aus. Das führt dazu, dass der Blutdruck über dem Wert von 80 mmHg bleibt, dessen Unterschreiten die ausreichende Durchblutung von Hirn, Leber und Niere gefährden würde. Verschwindet mit den Schmerzen und der Angst der endogene Stressfaktor, wird weniger Adrenalin produziert. Entspannung ist die Folge. Der Blutdruck fällt, die Nieren hören auf zu arbeiten, und die Patienten schlafen einfach ein.

Aber mit solchen Erklärungen musste ich manchen Angehörigen gar nicht erst kommen. Sie glaubten mir sowieso nicht, denn sie hatten etwas gründlich missverstanden: »Wie schön, dass unser Vater noch zu Ihnen kommen durfte! Dass es dank ihrer Hilfe so friedlich war und so schnell ging!«

»Was immer Sie jetzt auch denken – wir haben nichts an den Medikamenten geändert.«

»Ich weiß, das müssen Sie ja sagen.« Und lächelten mir verschwörerisch zu.

Kapitel 4

Vom Sprechen über Sterben und Tod

Nichts überstürzen

Suche ich einen Patienten auf der Normalstation auf, kann ich meistens nach kurzer Zeit schon recht gut abschätzen, wie gut dieser Mensch mit einer Verlegung zu uns fertigwerden wird. Womit nur zu einem kleinen Teil die Abläufe auf der Palliativstation, ihre Struktur und ihre Gestaltung gemeint sind. Vor allem geht es natürlich um seine eigene Krankengeschichte. Nach der Erstdiagnose einer lebensbedrohlichen Erkrankung und während der anschließenden Behandlungen überwiegt bei den meisten Menschen noch die Hoffnung auf Heilung oder zumindest einige weitere Jahre bei guter Lebensqualität. Mit dem Verlassen der Normalstation ist diese Phase nun »offiziell« vorbei. Die Möglichkeit nur noch kurzer Lebenszeit und damit des eigenen Todes wird realistischer. Wie gut der Einzelne mit diesem Übergang umzugehen in der Lage ist, kann ich vor dem Gespräch nicht wissen.

Es kommt daher vor, dass meine Beratung über palliativmedizinische Möglichkeiten, wegen der mich die Kollegen angefragt haben, erst einmal nur den halben Weg geht, nicht den ganzen. Keinem ist geholfen, wenn ich den Patienten gewaltsam aus seinem aufrichtigen Optimismus reiße. Vielleicht braucht er gerade den noch einige Tage, um später alles besser realisieren zu können. Dann spreche ich dieses Mal mit ihm eben nur über seine Schmerzen und seine Übelkeit, die ihm zu schaffen machen, und schreibe hinterher in meinen Konsil-Bericht: »Patient XY ist sich zum jetzigen Zeitpunkt über seine Situation noch nicht völlig im Klaren. Er möchte auch über die Eventualitäten nicht reden. Zur Vermeidung von Belastung erfolgte daher zunächst nur Symptomkontrolle.«

Am Anfang tat ich mich schwer, es damit bewenden zu lassen. Ein, zwei Sätze noch, und das Gespräch liefe doch genau in die gewünschte Richtung. Also, warum dann aufhören? Aber dann musste ich lernen, dass dieser Eifer mehr Schaden anrichtete, als er nützte. Erstens trieb er einen Keil zwischen den behandelnden Arzt und seinen Patienten, nach dem Motto: »Warum musste erst der Palliativmediziner kommen, damit ich die ganze Wahrheit erfahre? Warum haben *Sie* das nicht gemacht?« Und zweitens verführte es den einen oder anderen Kollegen dazu, mich vordergründig zwar wegen der Schmerztherapie zu rufen, in Wahrheit aber darauf zu hoffen, dass ich die vollständige Aufklärung des Patienten gleich mit übernahm. Das mochte dem betreffenden Arzt zwar einen ruhigeren Nachtschlaf bescheren und eine halbe Überstunde einsparen. Es führte jedoch letztlich zu einer hausgemachten Wissensvernichtung, wenn sogar vorhandene Fähigkeiten nicht mehr geübt wurden. Das konnte nicht der Königsweg sein.

Stattdessen entschloss ich mich, die Ärzte auf den Normalstationen mehr zu ermutigen und ihnen zugleich meine Unterstützung anzubieten: »Wenn ihr euch unsicher fühlt bei einem Gespräch über solche Themen, und ihr dürft euch unsicher fühlen, dann ruft an, wir machen einen Termin aus, und wir gehen zusammen hin.« Was dem Patienten den Vorteil eines Ärzteteams bietet, das mit einer Stimme spricht. Zudem können so die Aussagen der Ärzte vom Patienten nicht gegeneinander ausgespielt werden, was durchaus hin und wieder passiert.

Wer will es einem Schwerkranken verdenken, wenn er nach jedem sich bietenden Strohhalm greift? Dennoch ist es wichtig, ihm keine falschen Hoffnungen zu machen:

»Aber der andere Doktor hat doch gesagt: Es sieht recht gut aus ...«

»Na ja. Wenn wir uns an das gemeinsame Gespräch erinnern, hat er genau gesagt, er gehe nicht davon aus, dass Sie in den nächsten zwei Monaten sterben, das stimmt. Ich habe aber leider nichts von ›gut‹ gehört, im Sinne von ›geheilt‹. Glauben Sie mir: Ich wünschte, es wäre anders.«

In den meisten Fällen führe ich die Gespräche mit dem Patienten aber allein. Und dann entscheidet meine Intuition, ob ich vorher erst noch einmal mit dem behandelnden Arzt rede oder bewusst darauf verzichte. Da gibt es kein Richtig und kein Falsch. Detaillierte Informationen können von Nutzen sein, um das Wissen des Patienten damit abzuklären: Wo gibt es noch Diskrepanzen oder gar Verständnisprobleme? Andererseits lassen sie mich das Zimmer auch mit einer gewissen Voreingenommenheit betreten und hindern mich daran, mir mein eigenes Bild zu machen.

Früher hätte ich mich nicht getraut, in ein wichtiges Patientengespräch zu gehen, ohne maximal vorbereitet zu sein. Keine Eventualität sollte mich überraschen können. Zu groß war die Angst, an einen Punkt zu gelangen, an dem mir die Antworten ausgingen oder, schlimmer noch, mich die ganze Situation überforderte. Heute weiß ich, dass sich das Gefühl, im Gespräch bestehen zu können, oft weniger mühselig beschafften Fakten verdankt als dem schlichten Vertrauen auf die eigenen Fähigkeiten. Zu ihnen gehört das Aushalten von Schweigen ebenso wie das Eingeständnis, selbst einmal ratlos zu sein. Das versuche ich auch jungen Kollegen zu vermitteln.

Halbgott in Weiß

Eine Diskussion, die unter Palliativmedizinern immer wieder geführt wird, betrifft die Wahl der Kleidung. Weißer Kittel – ja oder nein? Auf einem medizinischen Kongress hörte ich einmal den Vortrag eines Kollegen zum Thema. Er bestärkte mich in meiner Haltung. Sinngemäß wurde da gesagt: Erkennen wir an, dass solche Berufssymbolik auch ihren Wert hat. Dass es eben Patienten gibt, die sich genau dieses klassische Klinik-Bild samt allen dazugehörigen Ritualen wünschen. Wer darauf verzichtet, muss wissen, dass er auch damit gleich mehrere Botschaften sendet. Denn was von Ärzteseite vielleicht gut gemeint war, kann beim Empfänger ganz anders ankommen: »Herr Doktor, steht es schon so schlimm um mich, dass man bei mir auf das morgendliche Blutdruckmessen verzichten kann?« Kommt aber jeden Morgen jemand vom Pflegepersonal und führt das so bekannte, immer gleiche Ritual durch, legt dem Patienten die Manschette um den Arm, pumpt auf, drückt das Stethoskop drauf und ist eine halbe Minute dann einfach nur still und konzentriert, dann kann das heißen: Noch geht alles seinen gewohnten Gang. Noch ist alles wie immer.

Ähnlich verhält es sich mit dem weißen Kittel. Normalerweise trage ich ihn. Um Professionalität zu signalisieren und auch um identifizierbar zu sein für die Mitarbeiter im Haus. Andererseits hält er Patienten eben auch auf Abstand. Nicht länger begegnen sich zwei Menschen, sondern zwei Funktionsträger. Das vertieft das ohnehin schon massive Machtgefälle zwischen Arzt und Patient. Als beste Lösung hat sich für mich daher ergeben, im weißen Kittel das Zimmer zu betreten, mich offiziell vorzustellen als Arzt der Palliativmedizin, den Kittel aber dann – vorausgesetzt, der Patient ist zu einem Gespräch mit mir bereit – auszuziehen und an den Haken zu hängen. Und mir daraufhin natürlich einen *Stuhl* zu holen und mich neben das Bett des Patienten zu *setzen*.

Setzt euch einfach hin!

Warum sich so wenige Ärzte in Krankenzimmern hinsetzen, wird mir immer ein Rätsel bleiben. Bei der Visite stellen sich viele Kollegen *vor*, nicht *neben* das Patientenbett. Sie stehen hinter dem Fußteil, das wie eine Barriere wirkt, blicken auf den Patienten herab und verschränken gern noch die Arme um das mitgebrachte Klemmbrett. Jedes Detail signalisiert Distanz.

Dass der Patient vielleicht schon etwas betagter ist und nicht mehr so gut hören kann; dass die Entfernung zum Arzt, zu dem er auch noch aufblicken muss, viel zu groß ist, um etwas verstehen zu können; dass dadurch überhaupt keine der gegebenen Informationen den Patienten erreicht, sondern, wenn überhaupt, nur die gerade zufällig anwesenden Angehörigen, scheint dabei nicht weiter ins Gewicht zu fallen.

Ob das nun immer bewusst geschieht oder unhinterfragten eigenen Ängsten geschuldet ist (oder auch einfach vom Vorgesetzten abgeschaut wurde), sei dahingestellt. Mit Sicherheit verhindert es aber höchst wirkungsvoll jedes Gespräch auf Augenhöhe. Was nur den Schluss zulässt, dass viele Ärzte selbst noch nie in der Situation eines Patienten gewesen sind – oder keine Erfahrung auf einer Palliativstation gesammelt haben. Denn am Sichsetzen lassen sich oft die Ärzte erkennen, die im Lauf ihrer Ausbildung in der Palliativmedizin oder in einer anderen »sprechenden« Disziplin vorbeigeschaut haben. Da gilt das eherne Gesetz: Siehst du einen Stuhl im Krankenzimmer, dann setz dich drauf.

Mittlerweile gibt es sogar Studien, die den positiven Effekt des Hinsetzens erwiesen haben, und zwar anhand folgender Testsituation: Zu dem einen Patienten kommt der Arzt ins Zimmer, stellt sich in gewohnter Manier, Klemmbrett als Schutzschild, ans Fußende des Bettes und führt ein zehn Minuten langes Gespräch. Beim anderen Patienten nimmt sich der Arzt einen Stuhl, zieht ihn neben das Bett, setzt sich hin, legt das Klemmbrett auf den Nachttisch, schlägt die Beine übereinander und führt ebenfalls ein Gespräch von zehn Minuten. Jeweils danach will der Wissenschaftler vom Patienten wissen: »Wie lange war denn der Herr Doktor bei Ihnen?«

Der erste Patient sagt: »Maximal fünf Minuten.« Patient zwei könnte hingegen schwören, dass das Gespräch mindestens eine Viertelstunde gedauert hat, wenn nicht sogar länger. Denn das Hinsetzen des Arztes vermittelt ein Gefühl von Sicherheit, von: Wir haben jetzt Zeit. Bevor die Unterhaltung enden kann, muss der Arzt erst einmal aufstehen. Er braucht nicht nur einen Schritt zur Seite zu tun, und schon ist er aus der Tür. Zuwendung dehnt die Zeit, weil sie Augenblicke mit Bedeutung füllt.

Und mit Dankbarkeit. Das versuche ich vor allem jenen Kollegen zu erklären, die sich über mangelnde Wertschätzung seitens der Patienten beklagen. Setzt euch einfach hin. Für euch ist es bequemer, für den Patienten macht es einen riesigen Unterschied, und außerdem ist es eine gute Methode, ein wenig Dankbarkeit zu erhalten: »Die Frau Doktor hat sich richtig Zeit für mich genommen!«

Eine Art Feuerlöscher

Ich habe zu Anfang ein wenig unterschätzt, was es mit den Patienten macht, wenn plötzlich ein Palliativmediziner vor ihnen steht. Zwar wissen die meisten über mein Kommen Bescheid – es sei denn, jemand hatte zu viel Scheu, es ihnen zu sagen, oder die Ankündigung meines Besuchs war aus organisatorischen Gründen versäumt worden. Aber etwas zu erwarten und etwas zu erleben, das sind eben doch zweierlei Dinge. War der Tod bisher kein Thema, wird er es spätestens jetzt, mit meinem Erscheinen. Wenn auch nicht immer ganz so umstandslos wie bei jenem Patienten, der seine Krebserkrankung unter anderem mithilfe schwarzen Humors in den Griff zu bekommen versuchte. Nachdem ich mich vorgestellt hatte, grinste er und sagte: »Ah, der Mann mit der Sense! Nehmen Sie bitte Platz, machen Sie es sich bequem, ich habe schon auf Sie gewartet!«

Es wurde, wenig überraschend, ein recht leicht zu führendes Gespräch. Besteht die erste Reaktion aber in einem erschrockenen »Oh, ist es schon so weit?«, dann weiß ich, dass für den Patienten zusammen mit mir der Tod das Zimmer betreten hat. Um die aufflackernde Angst ein wenig einzudämmen, haben sich über die Jahre einige ganz bestimmte Bausteine der Gesprächseröffnung als hilfreich erwiesen. Beispielsweise eine Auskunft wie diese:

»Aufgabe der Palliativmedizin ist es, da, wo eine Krankheit nicht heilbar ist, die Symptome und die Beschwerden, die mit der Krankheit einhergehen, bestmöglich zu behandeln. Dadurch haben wir sehr viel Erfahrung mit der Schmerztherapie, aber auch mit der Behandlung von Übelkeit oder Atemnot. Ich betone das deshalb so, weil ich weiß, dass viele Menschen die Palliativstation für die Sterbestation halten, auf die man kommt, wenn man nur noch wenige Tage zu leben hat.«

Beinahe immer gibt es an dieser Stelle eine mimische Reaktion, die mir zeigt, dass ich nicht ganz falschliege: »Ihr Gesichtsausdruck sagt mir gerade, dass Ihr ›Ich habe keinen blassen Schimmer, was Palliativmedizin überhaupt sein soll‹ von vorhin nur die halbe Wahrheit war und die andere Hälfte genau in dem Bild von der Sterbestation bestand, oder irre ich mich?«

Antwort: Ein mehr oder weniger gequältes Grinsen des Patienten.

»Ja, auf der Palliativstation wird gestorben. Würde ich etwas anderes behaupten, würde ich Sie anlügen. Wenn es denn so kommen sollte, dann ist die Palliativstation, neben der Hilfe, die Sie Ihnen bieten kann, ein Ort, an dem Sie sterben dürfen. Und das ist heutzutage, ehrlich gesagt, im Krankenhausalltag auch nicht mehr so selbstverständlich. Aber damit wir uns recht verstehen: Sie dürfen auf meiner Station sterben, Sie müssen es aber nicht. Und sollte jemals der Eindruck entstehen, ich würde es von Ihnen erwarten, müssen wir uns ganz dringend noch einmal unterhalten.«

Egal, wie erschüttert und traurig ein Patient ist, können die meisten dann doch nicht anders, als zumindest zu lächeln. Angeblich kann man ja auf niemanden böse sein, der einen zum Lachen gebracht hat. Was für mich als Überbringer schlechter Nachrichten gar nicht mal so unvorteilhaft ist. Zusätzlich dienen meine einleitenden Sätze auch der Vorbeugung: Der Patient, der zu mir kommt, soll spüren, dass nicht sein Tod, sondern die Verbesserung seiner Lebensqualität aktives Ziel der Behandlung ist.

Ich kann immer nur anbieten, mit dem Patienten über seine Sorgen zu sprechen oder seine Fragen zu beantworten. Wofür er mich letztlich zurate ziehen möchte, bleibt seine, von mir zu respektierende Entscheidung:

»Ein arabisches Sprichwort lautet: Vertrau auf Allah, aber binde dein Kamel an! Wenn wir uns nie wiedersehen müssen und dies hier unser einziges Gespräch bleibt, bin ich der Letzte, der sich darüber beschwert. Aber dieses Gespräch umsonst mit Ihnen geführt zu haben, scheint mir ein deutlich geringerer Preis zu sein als zu wissen, dass Sie irgendwann womöglich in Probleme geraten, die man hätte vermeiden können. Betrachten Sie mich also einfach als eine Art Feuerlöscher. Ich habe keinerlei Probleme damit, sollte unser Gespräch für Sie nie eine praktische Relevanz besitzen. Genauso wie es dem Feuerlöscher ziemlich egal ist, ob er jahrelang irgendwo in einer Ecke steht, und keiner beachtet ihn. Dass er da ist, bedeutet ja nicht, dass Sie verpflichtet sind, innerhalb der nächsten drei Monate die Wohnung anzuzünden, damit sich seine Anschaffung gelohnt hat. Nur wenn es irgendwann einmal wirklich brennen sollte, ist das erfahrungsgemäß ein eher ungünstiger Zeitpunkt, um im Internet Vergleichsportale durchzuklicken und sich auf die Suche nach dem besten und günstigsten Modell zu machen.«

Das Schweigen aushalten

Bei allen Gesprächen, die ich mit Patienten führe, wird aus der ganz abstrakten, mal mehr, mal weniger gut zu verdrängenden Möglichkeit des Todes, die jedes Leben wie ein Schatten begleitet, plötzlich etwas höchst Reales. Etwas, das diesen einen Menschen meint; etwas, dessen Existenz nicht mehr ignoriert werden kann. Ob es sich um einen eher prophylaktischen Erstkontakt handelt, weil der Tod erst in weiterer Ferne zu erwarten ist, oder um ein Gespräch, das verzweifelte Hoffnungen zerstört – immer geht es darum, dem Kommenden ins Auge zu sehen. Aus der Perspektive des Patienten heißt das: Wenn ich mich nicht einfach den vorhandenen (oder nicht vorhandenen) Strukturen des Gesundheitssystems und ihren Dynamiken überlassen will, muss ich dem Kommenden ins Auge sehen und versuchen, so viel von seiner Macht zu nehmen, wie ich nur kann. Ich muss den Tod zu *meinem* Tod machen.

Wenn ich als Arzt ein Zimmer betrete, um einem Patienten eine schlimme Nachricht zu überbringen, kann ich nicht vorhersehen, was geschehen wird. Ich weiß nur: Mein Erscheinen wird die Situation für diesen Menschen definitiv verändern.

In den allermeisten Fällen gelingt es, eine gemeinsame Ebene der Kommunikation zu finden. Hilfreich ist es, im Vorfeld schon einmal eine Art Warnschuss abzugeben. Neue medizinische Befunde besitzen einen zeitlichen Vorlauf. Eine Diagnostik muss durchgeführt, eine Computertomografie gemacht werden. Bis mir das Ergebnis vorliegt, können Stunden vergehen, manchmal dauert es auch einen Tag. In dieser Zeit weiß der Patient schon, dass die Möglichkeit eines schlechten Befunds besteht, denn ich habe ihn darüber informiert. Vielleicht wird er der Auswertung deshalb ängstlicher entgegensehen, aber zumindest sollte ihn der Blitz dann nicht mehr aus heiterem Himmel treffen. Was aber natürlich dennoch immer wieder geschieht. Weil die Hoffnung, noch einmal, noch ein einziges Mal davonzukommen, zum Menschsein einfach dazugehört.

Während eines solchen Gesprächs sind die Pausen zwischen den Sätzen ebenso wichtig wie das explizit Ausgesprochene. Ich setze sie bewusst, um jederzeit erkennen und spüren zu können, wie der Patient auf das reagiert, was ich ihm mitteile:

»Wir haben jetzt die Befunde, es sind keine guten.« Pause. »Sie haben eine weit ausgedehnte Tumorerkrankung mit verschiedenen Metastasen.« Pause. »Wir werden diese Erkrankung nicht heilen können. Im besten Fall können wir sie eine Zeit lang aufhalten.« Pause. »Aber letztlich werden Sie an dieser Erkrankung in nicht allzu ferner Zukunft sterben.« Pause.

Was passiert in den auch für mich nur schwer auszuhaltenden Momenten des Schweigens? Wie reagiert der Patient? Sieht er zum Fenster hinaus und scheint mich gar nicht mehr zu hören? Verliere ich den Kontakt zu ihm, oder finden wir nach einer Weile wieder zueinander? Meiner Erfahrung nach dauert ein solches erstes Gespräch oft nicht lange, vielleicht zehn, fünfzehn Minuten. Das hat Kollegen schon irritiert: »Wenn man jemandem mitteilt, dass er nicht mehr lange zu leben hat, dann muss man doch mehr Zeit einplanen, um es ihm zu sagen!« Doch die benötigte Zeit braucht man weniger für die Botschaft an sich, sondern eher für die unkalkulierbaren Reaktionen des Patienten, die bis zum psychischen Zusammenbruch reichen können. Trotz seiner Kürze besitzt solch ein Gespräch eine derartige emotionale Tiefe, dass es ratsam ist, es nicht mit weiteren Inhalten zu überfrachten. An vieles davon, das zeigt die Erfahrung, könnte sich der Patient am nächsten Tag sowieso nicht mehr erinnern. Lieber mehrere kurze Gespräche als ein langes, von dem kaum etwas im Gedächtnis bleibt.

Es hat durchaus eine Weile gebraucht, bis ich gemerkt habe, wie hilfreich es sein kann, zwischendurch einfach mal den Mund zu halten und das Schweigen zu ertragen. Wie leicht gerät man in Versuchung, einen fünf Minuten langen Monolog zu halten, der komplett am Gesprächspartner vorbeirauscht! Wesentlich hilfreicher aber ist es zu versuchen, den anderen nicht zu überrollen, etwa indem man ihm eine Frage stellt und einfach abwartet. Oft bekommt man dann nämlich eine Auskunft, die wirkliche Information enthält und nicht nur die Bestätigung dessen, was man sowieso schon weiß.

Angesichts des existenziellen Charakters der Situation darf ich als Arzt nicht den Blick auf mich selbst und auf meine Ressourcen verlieren. Es gibt eine toxische Menge an Tiefe. Ich muss erkennen, wenn mir etwas zu viel wird. Vielleicht kann ich *ein* solches Gespräch von etwa zehn Minuten problemlos führen. Aber sicher nicht vier in einer Stunde, und schon gar nicht zwanzig an einem Achtstundentag. Die Arbeitsstrukturen in einer Klinik sollten das berücksichtigen. Zwanzig Ärzte dagegen, die einmal am Tag solch ein Gespräch führen, das ginge schon eher. Daher sollte es im Interesse aller Beteiligten sein, immer mehr Ärzte für diese Art der kommunikativen Begegnung fit zu machen.

Zu den möglichen Reaktionen eines Patienten auf eine verheerende Diagnose zählt auch: Erleichterung. Selten zwar, doch es kommt vor. Etwa, weil ein Patient intuitiv schon länger geahnt hat, dass der Tumor in ihm wieder gewachsen ist. Doch von Angehörigen und Ärzten hat er immer nur wohlmeinende Beschwichtigungen zu hören bekommen: Das bildest du dir nur ein, du siehst doch aus wie immer, kein Grund zur Sorge. Nach all der Ungewissheit ist es dann fast wie eine Beruhigung für ihn, dass er sein Gespür für den eigenen Körper noch nicht verloren hat und er ihm noch vertrauen kann.

Andere Patienten haben durch die erkrankungsbedingten Einschränkungen und Belastungen über die Jahre praktisch alle Lebensfreude eingebüßt. Einige von ihnen nehmen daher die ungünstige Prognose ebenfalls mit Erleichterung auf. Denn viel schlimmer für sie wäre ein Satz gewesen wie: »Alles gut! In dem Zustand, in dem Sie sich jetzt befinden, wird es locker noch fünf Jahre weitergehen.«

Was sich nicht vorhersehen lässt

Wann genau sich die Erkenntnis »Verdammt, ich werde ja sterben!« vom rein kognitiven Wissen in etwas wirklich Spürbares, die ganze Person Ergreifendes verwandelt, kann man nie wissen. Einmal fragte ich einen Patienten beim Anamnesegespräch: »Wie sieht es denn aus mit der Versorgung und der Mobilität? Können Sie sich noch selber waschen?«

Seine Reaktion fiel zu meiner Überraschung extrem emotional aus. Hinterher haben wir uns über den Grund unterhalten, und er sagte: »Ich glaube, es war das ›noch‹. Eigentlich weiß ich ja alles über meine Erkrankung. Ich kann nicht mehr arbeiten, nicht mehr Auto fahren, kann mittlerweile nicht mal mehr auf die Straße gehen. Damit habe ich mich einigermaßen abgefunden. Doch jetzt kommen Sie mit Ihrer Erfahrung und Ihrem Fachwissen und gehen davon aus, dass ich auch nicht mehr lange in der Lage sein werde, mich alleine zu waschen. Etwas so Selbstverständliches, von klein auf Vertrautes werde ich also schon bald nicht mehr tun können. Durch dieses ›noch‹ habe ich vielleicht zum ersten Mal wirklich begriffen, dass alles, was mich ausgemacht hat und noch immer ausmacht, in absehbarer Zeit vorbei sein wird.«

Bestimmt habe ich schon tausendmal derartige »Noch«-Fragen gestellt, ohne je besondere Reaktionen aufseiten meines Gegenübers hervorgerufen zu haben. Aber dann kommt das tausendunderste Mal, und auf einmal ist alles anders. Diese Unvorhersehbarkeit versuche ich auch den Studenten zu vermitteln: Egal, wie viel Kommunikationstraining man auch absolviert, man kann den Gesprächsverlauf nie vollständig kontrollieren. Wir können nicht vorab jedes Wort auf jede seiner möglichen Wirkungen abklopfen. Wenn Menschen aufeinandertreffen, wird es immer Unsicherheiten und Unwägbarkeiten geben. Aber wir sollten uns stets darüber bewusst sein, welch große Macht Worte besitzen, und dass es Kleinigkeiten sein können, die einen emotionalen Erdrutsch auslösen.

Es geht darum, aufmerksam zu sein, auf Zwischentöne zu achten: »Sie wirken gerade sehr betroffen. Stimmt mein Eindruck?« Manchmal ist es ein einziges Wort, das stutzig macht, oder sogar nur eine winzige Pause, die einen aufhorchen lässt. Dann sollte man nachfragen. Sich vielleicht auch mit der ersten Antwort nicht zufriedengeben, um so zu signalisieren, dass ein Gespräch jederzeit möglich ist. Ich glaube nicht, dass es Tabuwörter gibt, die man gar nicht benutzen sollte. Wenn es um Leben und Tod geht, kann das durchaus auch explizit thematisiert werden. Ein Wort wie »Sterben« ist dabei absolut angemessen.

In einem idealen Gespräch umfasst mein Redeanteil maximal ein Drittel der Zeit, und dieses Drittel besteht zudem noch vor allem aus Fragen. Der ganze Rest gehört dem Patienten. Nur so kann ich herausfinden, wo mein Gegenüber gerade steht. »Ich habe da diese Neubildung«, höre ich gelegentlich. Oder: »Ich habe da was, was da nicht hingehört …« Dann kann es eine Option sein, direkt zurückzufragen: »Meinen Sie den Krebs?« Denn die eine denkbare Reaktion: »Wie – Krebs?« erfordert nun mal eine ganz andere Unterhaltung als die genauso mögliche: »Klar, der Krebs, was sonst?«, bei der deutlich wird, dass der Patient alles weiß und einfach nur versucht, eine für sich und seine Seele halbwegs erträgliche Sprachregelung zu finden.

Sprachliche Klarheit gehört zu einem Gespräch auf Augenhöhe dazu. Es muss ja nicht gleich beim ersten bloßen Verdacht auf eine entsprechende Erkrankung geschehen, dass man das

Wort »Krebs« benutzt. Man kann warten, bis die Diagnostik wirklich steht. Aber wenn man dann diese klaren, unmissverständlichen Begriffe nicht einsetzt, »der Tumor ist progredient« sagt und nicht: »Der Krebs wächst weiter«, gibt es dafür keine Entschuldigung. Der Patient muss die Chance haben, das ihm Mitgeteilte auch verstehen zu können.

Weiße Lügen

Keine Chance hatten indes viele der Patienten, denen ich während meines Studiums auf einer chirurgischen Station begegnet bin. Dort herrschte eine regelrechte Politik der »weißen Lügen«. Es wurde verklausuliert, was das Zeug hielt. Fast schien es unter Strafe verboten, das Wort »Krebs« auszusprechen. Es existierte praktisch überhaupt nicht. Als offizieller Grund galt: Der Patient könnte dadurch verängstigt werden und die Hoffnung verlieren. Daher wurde, auch im Patientengespräch, stets von »Karzinomen« geredet. Dumm nur, dass überraschend viele Patienten dabei trotzdem an Krebs dachten. »Karzinom« ging also nach einer Weile auch nicht mehr. An seine Stelle traten die »malignen Neoplasien« (bösartige Neubildungen). In den Tagen vor Google konnte man mit dem Verwenden dieser Formulierung noch davon ausgehen, damit der Informationspflicht Genüge zu tun und trotzdem mit heiler Haut, also ohne lästige Nachfragen seitens des perplexen und überforderten Patienten davonzukommen.

Doch der für diese Art der Kommunikationskultur hauptverantwortliche Arzt fühlte sich manchmal trotzdem noch nicht sicher genug. Er setzte dem Ganzen die Krone auf. Während einer Visite hörte ich ihn zu einem Patienten sagen: »In Ihrer Leber gibt es einen mitosenreichen (an Zellteilungen reichen) Prozess.« Schon als Student fehlte mir jedes Verständnis für dieses sprachliche Versteckspiel. Beim Hinausgehen konnte ich nicht anders, als einen Kollegen flüsternd zu fragen: »Sag mal, wollen wir es in Zukunft nur noch per Pantomime machen und mithilfe handelsüblicher Haushaltsscheren einen Krebs darstellen? Dann müssten wir gar nichts mehr sagen.« Von da an war ich als Zyniker verschrien. Doch war in Wahrheit nur ein Verhalten zynisch: dem Patienten die Möglichkeit zu nehmen, seine Diagnose begreifen und sich mit ihr auseinandersetzen zu können.

Heute kann ich den Impuls, den Patienten durch eine bestimmte Wortwahl zu schonen, zwar nachvollziehen. Aber wir Ärzte dürfen Patienten nicht als unmündiges, von uns zu heilendes Objekt betrachten. Wir dürfen die Würde und die Kraft menschlicher Autonomie niemals aus dem Blick verlieren.

Jeder Patient ist ein eigener Kosmos

Sätze, die für den Patienten keinen produktiven Mehrwert besitzen, sondern seine Angst und Hoffnungslosigkeit womöglich sogar noch verstärken, sollte man als Arzt wie als Angehöriger tunlichst vermeiden. Dagegen ist grundsätzlich jeder Satz erst einmal hilfreich, der eine Verbindung herstellt und die Kommunikation voranbringt. Die gewählte Sprache sollte dabei immer so nah wie möglich an das jeweilige Gegenüber herankommen. Ich erinnere mich an einen kurzen Dialog mit einem Patienten aus Berlin-Marzahn:

»Herr Doktor, wenn ich mir das so anhöre, dann bin ich wohl, hm, also …«

»… am Arsch.«

»Ja. Danke. Ich habe mich nicht getraut, es auszusprechen. Und?«

»Ja, sind Sie, wenn wir es mal so nennen wollen. Und jetzt kümmern wir uns darum, was wir trotzdem alles ermöglichen können.«

In München machte sich ein älterer Patient ziemlich unbeliebt bei den Pflegekräften. Besonders nachts fand er nicht zur Ruhe, schrie herum, war laut, fühlte sich alleingelassen und klagte über starke Übelkeit. In einer weiteren turbulenten Nacht, ich war der diensthabende Arzt, holten mich die Schwestern. Ich wollte den Patienten untersuchen und bat ihn, den Oberkörper freizumachen. Da fielen mir die vielen Kohlestriche auf. Aus meiner Bochumer Zeit wusste ich, was es damit auf sich hatte. Viele Bergmänner haben sich im Lauf der Zeit durch herabfallende Kohlesteine Schrammen zugezogen. Dabei sind Kohlepigmente auch in die Haut gedrungen. Wie Tätowierungen bleiben sie ein Leben lang sichtbar. Ich beendete meine Untersuchung bei diesem Bergmann, den es offensichtlich nach seinem Arbeitsleben gen Süden verschlagen hatte:

»Das fühlt sich alles schon mal sehr gut an. Keine Verstopfung, kein Darmverschluss. Aber sagen Sie mal: Hier, die ganzen Striche – waren Sie im Pütt?«

»Im Pütt? Sie wissen, wat ein Pütt is?«

Und er weckte seinen sicherlich hocherfreuten Zimmernachbarn, um ihm mitten in der Nacht lautstark mitzuteilen, dass der Doktor wisse, wat ein Pütt is. Als ich am nächsten Morgen wieder auf die Station kam, passte mich die Schwester ab: »Was war denn da los heute Nacht? Der Patient läuft strahlend über den Gang, du bist der Allerbeste, und seine Übelkeit ist wie weggeblasen. Was hast du ihm denn dagegen gegeben?«

»Die MCP-Tropfen, die ihm die Kollegen in den Tagen zuvor auch schon hingestellt haben. Zusätzlich habe ich ihm ein bisschen aus der alten Heimat erzählt.«

Das ist es, was ich an meinem Beruf so mag. Der wissenschaftliche Teil ist schon wichtig. Ohne ihn würden wir wohl heute noch Krebs mit Aderlässen bekämpfen. Aber es gibt eben auch noch einen anderen Teil, der sich jeder Wissenschaft entzieht, weil er ein Spiel mit Unbekannten ist. Nie weiß man, was auf einen zukommen wird. Man jongliert mit drei Variablen gleichzeitig und glaubt dennoch fast daran, das Ergebnis steuern zu können. Jeder Patient, jede Familie, jedes Doppelzimmer bildet einen eigenen Kosmos, auf den man sich ganz und gar einlassen muss. Deshalb kann ich nach einem intensiven Patientengespräch auch nicht gleich ins nächste Krankenzimmer gehen. Lieber mache ich erst noch etwas Dokumentationsarbeit im Büro. Manchmal muss ich erst wieder zu mir selber kommen, bevor ich den nächsten Kosmos betreten kann.

Die Pflicht zur Ehrlichkeit

Unsere Psyche ist ein ziemlich geniales Ding. Übersteigt etwas die Grenzen des Erträglichen, dann wird sie alles, was sie hat, und das ist eine ganze Menge, ins Rennen schicken, um das Unerträgliche nicht wahrnehmen zu müssen. Dinge werden nicht gehört oder gesehen, und zwei Punkte werden nicht zu einer Geraden verbunden, obwohl die Linie eigentlich jedem sofort ins Auge fallen müsste.

Dieses Phänomen wirkt sich auch auf Gespräche mit Patienten aus. Ich kann so ehrlich sein und so deutlich formulieren, wie ich will – wenn meine Worte den Patienten überfordern, versteht er mich trotzdem nicht. Dann hört er mich gar nicht, und das ist durchaus wörtlich zu verstehen. In solchen Fällen bekommt man tatsächlich den Eindruck, dass die Information den Weg über die erste Verschaltungsbahn bis ins Großhirn nicht schafft. Oder, zweite Möglichkeit, der Patient wird am nächsten Tag keine Erinnerung mehr an dieses Gespräch besitzen. Als hätte es nie stattgefunden.

Natürlich kann ich als Arzt versuchen, diesen psychischen Schutzmechanismus zu überwinden, indem ich mein Gegenüber zwinge, mich anzuhören. Aber damit richte ich unter Umständen großen Schaden an. Mir ist ein Fall bekannt, in dem ein Patient die Erkenntnis des eigenen nahenden Todes um nichts in der Welt an sich heranlassen wollte. Der Kollege, der ihn behandelte, konnte das nicht verstehen. Der Patient musste es doch wissen! Er musste doch Dinge regeln und Vorkehrungen treffen! Der Kollege handelte in bester Absicht, als er dem Mann die CT-Bilder regelrecht unter die Nase hielt: »Hier, das ist der Tumor. Der war vor drei Wochen noch so groß, aber jetzt, das sehen Sie hier, ist er so groß. Es wird ernst. Sie werden sterben.« Woraufhin sich der Patient zur Wand drehte und kein Wort mehr sprach. Sein Körper gab buchstäblich auf. Am nächsten Tag war der Mann tot.

Ich habe für mich daraus die Lehre gezogen, dass es für Verdrängung oft einen guten Grund gibt. Nachdem die Wahrheit seinen Schutzwall fast gewaltsam überwunden hatte, schien dem Patienten sein Dasein so unerträglich geworden zu sein, dass er nicht mehr weiterleben *konnte*. Der einzige Ausweg, der ihm noch zu bleiben schien, war der Tod. Aber womöglich ist das auch nur meine ganz persönliche Deutung. Letztlich können wir nie wissen, was im Innern eines unserer Patienten wirklich vor sich geht.

Früher hat es mich mehr belastet als heute, wenn ich nach einem Gespräch genau wusste, dass der Patient die Botschaft nicht gehört hatte oder nicht hören wollte. Dass er deshalb vielleicht gar nicht wusste, wie es wirklich um ihn stand. Heute stelle ich mir viel eher die Frage: Muss er es denn *jetzt* wissen? Ist das wirklich zwingend erforderlich, auch um den Preis einer großen Belastung, womöglich gar einer Traumatisierung?

Als Ärzte haben wir die Pflicht zur Ehrlichkeit. Jeder Patient hat das Recht darauf, die Wahrheit über seine Erkrankung zu erfahren. Doch er kann eben nicht dazu gezwungen werden, sie sich auch anzuhören. Er kann mit den Informationen, die wir ihm zur Verfügung stellen, machen, was er will. Für niemanden, der lebensbedrohlich erkrankt ist, gibt es die Verpflichtung, quasi offiziell und gegenüber allen Beteiligten zu erklären, dass er erfasst hat, wie die Dinge nun stehen.

Nur muss ich mich davor hüten, das (manchmal ja auch bloß vermeintliche) Verdrängen des Patienten als Alibi zu missbrauchen, weil ich selbst Probleme habe, über den Tod zu sprechen. Ich muss das Gespräch zwar immer wieder suchen und es dann in einer angemessenen, verständlichen, empathischen Art und Weise führen, einmal, zweimal, vielleicht auch dreimal. Sollte dann aber immer noch nichts beim Patienten angekommen sein, dann habe ich das erst einmal zu akzeptieren. Palliativmedizin ist ein Mantel, den man anbietet, sie ist kein nasses Handtuch, das man jemandem um die Ohren haut.

»Möchten Sie alles wissen?«

Zu meinem Beruf gehört es, Überbringer schlechter Nachrichten zu sein. Um ein fassungsloses »Wie konnten Sie mir (meinem Mann, meiner Mutter etc.) das nur sagen?« möglichst zu vermeiden, habe ich mir angewöhnt – teils als therapeutische Intervention, teils, um mich selbst zu schützen –, meine eigene Unsicherheit offenzulegen und die Patienten rechtzeitig zu fragen: »Wir werden einige Untersuchungen durchführen. Es wird also Befunde geben. Bitte helfen Sie mir: Wenn dabei irgendetwas Alarmierendes herauskommen sollte, wie wollen wir damit umgehen? Möchten Sie alles wissen? Gibt es Dinge, die ich besser für mich behalten sollte? Soll ich jedes Mal vorher noch einmal nachfragen? Oder kehren wir es um, und Sie haken ein, wenn Sie etwas wissen wollen? Was ich Ihnen aber auf alle Fälle versprechen kann, und darauf muss ich auch selbst bestehen: Ich werde Sie nie anlügen, wenn Sie mich etwas fragen.«

Die meisten Patienten sind dankbar für klare Formulierungen, die keinen Raum für Interpretationen lassen. Die Unsicherheit, ob man alles richtig aufgefasst hat, kann eine ohnehin schon schwierige Situation noch zusätzlich belasten. Vollkommen unerträglich wird sie, wenn für den Patienten die Worte des Arztes nicht mit dessen übriger Haltung in Übereinstimmung zu bringen sind. Wenn etwa die Mimik Betroffenheit verrät, das Gesagte aber Hoffnung vermitteln soll. Dem ist Eindeutigkeit, und sei sie auch noch so niederschmetternd, jederzeit vorzuziehen.

Ich teile jemandem etwas Schlimmes mit, und der Empfänger reagiert äußerst emotional. Das sieht wie eine Kausalkette aus, ist aber natürlich keine. Aber auch das muss man erst lernen. Sonst nimmt man die Reaktion des Patienten persönlich und fragt sich: Was bin ich nur für ein Unmensch, dass ich jemanden derart zum Weinen bringe und in Verzweiflung stürze?

Es kann helfen, dann gedanklich einen Schritt zur Seite zu tun und sich noch einmal über seine Motive klar zu werden. Ja, ich riskiere eine große Erschütterung des Patienten, aber ich tue das, weil mir seine Autonomie und seine Würde wichtig sind. Denn es wäre hochgradig arrogant und zudem ethisch fragwürdig, für ihn zu entscheiden, mit welchem Wissen er umgehen kann und mit welchem nicht. Wissen zumal, das ihn überhaupt erst in den Stand versetzt, wichtige Entscheidungen zu treffen. Das kann ich dem Patienten auch genau so mitteilen: »Ich weiß, es tut weh, was ich Ihnen gerade gesagt habe. Aber Sie und ich, wir stehen auf derselben Seite. Ich bin nicht der Erfüllungsgehilfe der Krankheit, der das zu Ende bringt, was die bisher noch nicht geschafft hat. Ich will Ihnen helfen, nicht schaden.«

Was wäre wenn?

Selbst mit Menschen, die es kaum aushalten, über ihre Endlichkeit nachzudenken, kann man häufig doch noch ins Gespräch kommen. Das Verwenden des Konjunktivs kann dabei wahre

Wunder wirken. Der Konjunktiv schafft Distanz. Er öffnet Gespräche auf eine Zukunft hin, die nicht *die* unausweichlich eintreffende Zukunft ist, sondern nur eine von mehreren möglichen: »Wir wissen beide nicht, was sein wird, und ich wünsche es Ihnen, dass Sie noch zehn gute Jahre vor sich haben. Aber mein Job ist es unter anderem auch, mit Ihnen darüber zu reden, was denn wäre, wenn es nicht so kommt. Ich würde mit Ihnen gerne über den Worst Case sprechen. Ich garantiere Ihnen, dass wir danach das Wort mit den drei Buchstaben nie wieder in den Mund nehmen müssen, wenn Sie das nicht wollen. Aber durch diesen Teil sollten wir jetzt einmal durch.«

Dann kann man beginnen, langsam und tastend: »Was wäre denn, würde der Tumor weiterwachsen? Wenn die Therapie, die es vielleicht noch gäbe, nicht mehr wirken würde? Mit wem müssten Sie dann darüber sprechen? Woran müssten Sie denken? Was gäbe es zu tun?«

Informationen, die im Konjunktiv gegeben werden, haben etwas Abstraktes. Sie berühren nicht unmittelbar und können deshalb leichter aufgenommen und behalten werden. Man erfährt alles über die medizinischen Möglichkeiten am Lebensende, aber zum Glück handelt es sich dabei ja nicht um das Ende des eigenen Lebens. Kein Grund also, die psychischen Schutzmechanismen zu aktivieren und die Schotten dicht zu machen. Das Bedrohliche, das einem die Luft abschnürt, weicht größerer Offenheit. Man entscheidet sich freiwillig dafür, einen Gedankenraum zu betreten, den man bisher immer gemieden hat: »Wenn es tatsächlich so wäre, dass mir nur noch eine kurze Zeit bliebe, müsste ich eigentlich das und das tun …« Manchmal reicht es dann, die ausschwingenden Gedanken des Patienten mit Schweigen zu beantworten oder mit einem bestimmten Blick, der ihn realisieren lässt: Nein, das müsstest du nicht nur. Leider musst du es.

Einige Menschen begreifen erst auf den letzten Metern, dass sie nicht mehr lange leben werden. Bei anderen bleibt die Verdrängung bis zuletzt intakt. Obwohl sie schwächer und schwächer werden und die Einschränkungen immer mehr zunehmen, halten sie eisern an ihrer Art des Umgangs mit dem Unaufhaltsamen fest: »Wie schlecht muss mein Zustand denn noch werden, bis es mir endlich wieder besser geht?« Oft hat man den Eindruck, dass diese Patienten genau dann sterben, wenn selbst sie der Tatsache des eigenen Todes nicht mehr länger hätten ausweichen können.

Briefe, in die Zukunft geschickt

Aber auch die selbst gewählte Verdrängung des Patienten ist nicht unantastbar. Für mich gibt es einen Fall, wenn es um das Begreifen des eigenen Todes geht, in dem das Wohl des Patienten nicht unangefochten an erster Stelle steht und ich auch nicht damit aufhören kann, gegen eine fest gemauerte Verdrängungswand anzurennen. Und zwar, wenn minderjährige Kinder im Spiel sind, deren Versorgungssituation nach dem absehbaren Tod der Mutter oder des Vaters ungeklärt ist. Dann kommt man mit der empathischen Begleitung des Erkrankten allein nicht weiter, sondern muss, ob man will oder nicht, direktiver vorgehen. Denn *jetzt* gibt es noch die Chance, alles in eine gute Ordnung zu bringen. *Jetzt* kann die alleinerziehende Mutter noch mit dem Jugendamt klären, wen sie sich als künftigen Sorgeberechtigten wünscht, und das mag in einem konkreten Fall eher nicht der Vater sein, über den sie sich vielleicht schon mehrmals negativ geäußert hat. Bedauerlicherweise wird er es aber, wenn sie sich nicht endlich erklärt und ihre Gründe ausführlich benennt. Doch sie sagt nur: »Warum sollte ich darüber reden? Ich bin doch nächstes Jahr wieder gesund!«

In genau so einer Situation befand sich die dreißigjährige Patientin, die ich vor einiger Zeit betreut habe. Sie war von den Kollegen schon über die Unheilbarkeit ihres bösartigen Hirntumors »informiert worden«, wie es im Arztbericht immer so schön heißt. Aber wirklich verstanden hatte sie die Information noch nicht. Dabei drängte die Zeit, nicht zuletzt wegen ihrer beiden kleinen Töchter im Alter von sechs und acht Jahren. Die Strahlentherapeutin bat mich, am nächsten Gespräch teilzunehmen. Auch hier näherten wir uns im Konjunktiv dem Verstehen an.

Als es schließlich einsetzte, traf die Patientin die Konsequenz daraus mit einer Wucht, die man als Nicht-Betroffener nur erahnen kann: »Ich werde mich nicht so lange um meine Kinder kümmern können, bis sie auf eigenen Beinen stehen.« Direkt danach kamen die Schuldgefühle: »Ich lasse meine Mädchen allein, ich lasse sie im Stich.«

In solchen Momenten gibt es keinen Trost. Man kann die Verzweiflung und den Schmerz des anderen nur wahrnehmen und anerkennen. Und dann schauen, welche Handlungsmöglichkeiten noch bleiben. Organisatorische, wie das Klären der Vormundschaft für die Kinder. Aber auch spirituelle. Ein Ansatz, die eigene Sterblichkeit zu transzendieren, besteht im Versuch, sich unsterblich zu machen. Etwas soll von einem bleiben. Man will dem Vergehen der Zeit ein Schnippchen schlagen. So manche Symphonie wurde wohl aus diesem Grund komponiert, so manches Bauwerk genau deshalb errichtet. Nichts löscht unser Ich so definitiv aus wie das Vergessenwerden. Wir sind erst dann wirklich tot, wenn sich niemand mehr an uns erinnert. Der alte Satz. Man mag ihn für eine Binsenweisheit halten. Wahr bleibt er trotzdem.

Ich fragte die Patientin: »Wenn wir vom Schlimmsten ausgehen, und in einigen Monaten wären Sie nicht mehr da – gäbe es etwas, was Sie Ihren Töchtern gern hinterlassen würden? Etwas, das ihnen im Verlauf ihres Heranwachsens helfen würde, also in Jahren, da sie noch viel mehr spüren werden als heute, dass ihre Mutter tot ist? Etwas, womit Sie die beiden trotz allem durch die Jahre begleiten könnten?«

In den nächsten Tagen sahen wir die junge Frau in jeder freien Sekunde Briefe schreiben. Es waren in die Zukunft gerichtete Geburtstagsbriefe, einer für jedes Jahr, das sie nicht mehr mit ihren Töchtern würde zusammen verbringen können. Sie schrieb alles auf, was sie wusste und was sie zu geben hatte. Diese Briefe würden bleiben. Daran konnte nicht einmal der Tod etwas ändern.

Heute lebe ich, also bin ich am Leben

»Wie lange habe ich denn noch, Herr Doktor?« Es gehört zur Schwierigkeit des Arztberufs, dass wir auf die wohl wichtigste Frage unserer Patienten und ihrer Angehörigen keine Antwort wissen. Einige Ärzte behelfen sich mit der nahe liegenden Erwiderung: »Das kann Ihnen niemand sagen.« In der Sache haben sie ja durchaus recht, nur hilft dieser Satz meiner Erfahrung nach dem Patienten recht wenig und dient oft nur dem Zweck, keine heftigen Emotionen aufkommen zu lassen. Besser wäre es, sich Zeit zu nehmen, um das ärztliche Nichtwissen etwas näher zu erläutern. Ich verweise dabei meist auf die Krux mit den Zahlen: »Das Blöde ist, dass wir zwar Statistiken haben, aber die sind eben für den Einzelfall nur bedingt aussagekräftig. Wenn ich tausend Müllers mit Ihrer Erkrankung betrachte, kann ich Ihnen genau sagen, wie viele von denen nach einem Jahr noch leben. Aber wie es Ihnen, diesem einen Paul Müller mit seiner ganz individuellen Krankheitsgeschichte ergehen wird, das verrät mir die Statistik nicht.«

Man darf sich als Mediziner nicht zu konkreten Vorhersagen hinreißen lassen. Die Tatsache, dass ich bei neunzig von hundert Patienten vielleicht intuitiv richtig erkannt habe, wie der weitere Verlauf aussehen würde, heißt nichts anderes, als dass mir bei den zehn anderen diese Intuition komplett gefehlt hat. Bei ihnen hätte eine falsche Prognose womöglich sogar die verhängnisvolle Dynamik einer sich selbst erfüllenden Prophezeiung in Gang gesetzt. Man muss vorsichtig sein, und man muss Dinge für möglich halten, die weit außerhalb des eigenen Denk- und Vorstellungshorizontes liegen. Es gibt einfach zu vieles, was wir nicht wissen.

Viel sinnvoller ist es, das direkte Gespräch zu suchen und zurückzufragen: »Was haben Sie denn selbst für ein Gefühl?« An der Antwort lässt sich recht schnell erkennen, wo der Patient gerade steht. Etwa die Frau, die sich bei einem Gespräch im sommerheißen Juli erst nach langem Zögern zu einer Antwort entschließen konnte: »Wenn Sie mich so direkt fragen – Weihnachten wird es wohl eher nicht.« Sie starb am Abend des 22. Dezember. Niemals hätte ich mir selbst eine derartig genaue Prognose zugetraut.

Dann wiederum sagt jemand: »Ein paar Jahre habe ich wohl sicher noch«, doch ich weiß, dass dafür nicht einmal mehrere Wunder ausreichen würden. »Ich wünsche es Ihnen von Herzen«, antworte ich, dann sage ich nichts mehr. Ein fragender Blick trifft mich, in dem schon das Begreifen flackert, und ich weiß, dass es nach diesem Moment des Schweigens und Innehaltens kein Zurück mehr zur so lange verzweifelt aufrechterhaltenen Hoffnung geben wird.

Nachfragen, aufmerksam sein, auf Zwischentöne achten, erfassen, worum es dem Erkrankten geht: »Also, wenn ich Sie richtig verstanden habe, Herr Doktor, klingt das ja so, als würde ich den September nicht mehr erleben …«

»Warum ist Ihnen gerade der September so wichtig?«

»Meine Enkelin wird Mitte des Monats eingeschult.«

Solche Aussagen helfen enorm. Denn bei Zeitpunkten, die in nicht allzu ferner Zukunft liegen, kann ich dem Patienten fast schon versprechen (unter allen selbstverständlichen Vorbehalten), dass er diesen für ihn so wichtigen Tag noch erleben wird – eventuell sogar auch dann, wenn er sich gegen eine weitere Behandlung seiner Erkrankung entscheidet. Damit kann ich ihm eine Angst nehmen, die ihm ein ständiger Begleiter gewesen wäre, hätten wir uns nicht unterhalten.

Jeder geht anders mit einer lebensbedrohlichen Erkrankung und der Aussicht auf eine ungewisse Zukunft um. Manche Patienten fahren zweigleisig, stellen Jahrespläne auf und pressen die Erkrankung in eine regelrechte Agenda: Dann kommt die Chemotherapie, dann mache ich diese kurze Reise, dann steht jene Familienfeier an, dann kommt die nächste Chemotherapie, und wenn die vorüber ist, fahren wir für zwei Wochen nach Frankreich, ehe ich wieder anfange zu arbeiten. Doch irgendwann wird klar: Es wird keine weitere Chemotherapie geben. Und auf einmal antwortet der, der das ganze Jahr akribisch durchgetaktet hatte, für den der eigene Tod überhaupt kein Thema gewesen war, auf die Frage »Was haben Sie denn selbst für ein Gefühl?« mit: »Zwei Monate«. Und stirbt zwei Monate und drei Tage später.

Das Wissen, todkrank zu sein, schließt das Schmieden von Plänen nicht aus, mögen sie auch noch so unrealistisch anmuten. Allein schon das Aneignen der Zukunft in Gedanken kann dabei helfen, die Gegenwart besser zu ertragen. Auch Angehörige sollten sich dessen immer bewusst sein. Ein erkrankter Mensch kann zwei einander eigentlich ausschließende Haltungen parallel einnehmen. Die eine weiß: Morgen werde ich sterben, also bin ich heute schon sterbend. Während die andere feststellt: Noch ist es nicht morgen, und heute lebe ich, also bin ich am Leben.

Manchmal lässt sich eine solche synchrone Präsenz zweier Haltungen erspüren. Wenn auf verbaler Ebene Zuversicht geäußert wird: »Jetzt mache ich noch die Therapie, und dann wird alles wieder gut.« Doch gleichzeitig ein Blick oder eine Geste signalisiert: »Ich weiß doch, dass ich nicht mehr gesund werde. Aber ich kann nicht den ganzen Tag darüber nachdenken. Bitte versteh das, und mach's mir nicht kaputt.«

Möglichkeiten aufzeigen

Das erste Gespräch auf einer Palliativstation stößt einen Prozess des Kommenden an, der ab dem folgenden Gespräch mit konkreten Inhalten gefüllt wird. Auch dabei fühlen sich die Patienten und Angehörigen oft unter Druck. Der Schock der Diagnose wirkt noch nach, gleichzeitig kommen einem viele Fragen in den Sinn. Leider nur gerade dann nicht, wenn der Doktor am Bett steht. Deshalb rate ich immer dazu, sich alle Fragen aufzuschreiben, die man gern geklärt haben möchte. Jede Antwort des betreuenden Teams hilft dem Patienten, Krankheitsentwicklungen und medizinische Maßnahmen besser einordnen zu können.

Einmal kam ich ins Zimmer und sah sofort den großen Block auf dem Nachttisch. Die aufgeschlagene Seite war mit Notizen übersät. Der Patient bemerkte meinen Blick und musste lachen: »Keine Sorge, nur die ersten paar Zeilen sind für Sie bestimmt, mit dem ganzen Rest muss sich meine Familie herumschlagen.«

Gute palliativmedizinische Arbeit besteht nicht darin, den Patienten psychisch zu vernichten. Um es einmal zu karikieren: »Folgende Dinge stehen möglicherweise draußen vor der Tür und warten auf Sie: starkes Erbrechen, schlimme Luftnot-Attacken und, ach ja, peinigende Schmerzen, die hätte ich fast vergessen, bitte verzeihen Sie.«

Gute palliativmedizinische Arbeit versucht immer, Möglichkeiten aufzuzeigen. Sie stellt lieber selbst Fragen, als am Patienten vorbeizureden: »Was haben Sie denn schon im Rahmen Ihrer Erkrankung erlebt? Gibt es irgendetwas, wenn Sie an die Erkrankung und ihren möglichen Verlauf denken, das Ihnen besonders Angst macht?«

Denn kein Patient fängt mit seinem Wissen bei null an. Vielleicht gab es Familienmitglieder, Bekannte oder Zimmernachbarn mit einer ähnlichen Krankheitsgeschichte. Auch die eine oder andere Recherche im Internet wird stattgefunden haben.

So kommt eine Vielzahl an Erinnerungen, Eindrücken und Befürchtungen zusammen, die allesamt auf die eigene Situation übertragen werden. Der Patient hat also bestimmte Bilder im Kopf. Möglicherweise solche von dramatischen Verläufen, ständigen starken Schmerzen und anderen, nicht in den Griff zu bekommenden Symptomen. Vielleicht hat er aber über seine Sorgen, die ihn seit geraumer Zeit zermürben, noch nie mit jemandem geredet. Vielleicht hat ihn auch einfach keiner danach gefragt.

Nicht alle Ängste kann ich als Arzt vollständig zerstreuen. Aber ich kann ihrer Bedrohlichkeit mit Fakten und Erfahrungswissen begegnen: »Ja, es ist theoretisch möglich, dass es zu Schmerzen und anderen Symptomen kommt, aber bei dieser Form der Erkrankung lassen sie sich für gewöhnlich gut behandeln. Eventuell brauchen wir dafür Medikamente, die Sie ein wenig schläfriger machen, vielleicht ist auch eine größere Intervention erforderlich, etwa das Legen einer Ablaufsonde. Insgesamt aber bekommen wir die Symptome in den meisten Fällen auf ein erträgliches Niveau geregelt. Und sollten alle, alle Stricke reißen, bleibt uns immer noch die Möglichkeit, Sie für eine begrenzte oder letztlich unbegrenzte Zeit in tiefen Schlaf zu versetzen, sodass Sie auf keinen Fall unter Schmerzen oder anderen Symptomen leiden müssen. Ich weiß, das klingt nicht unbedingt schön und dürfte auch nicht das sein, was sich jeder erhofft, aber es garantiert Ihnen wenigstens Autonomie und dass Sie nicht einfach alles aushalten und erdulden müssen.« Die Wahl zwischen zwei Übeln ist immer noch besser, als gar keine Wahl zu haben.

Dann beginnt auch für diesen Patienten der Alltag auf der Palliativstation. Was dabei immer gleich bleiben wird, ist meine Verabschiedung von ihm, wenn ich aus dem Zimmer gehe: »Alles Gute.« In meiner beruflichen Anfangszeit habe ich einige Male noch »Bis morgen« gesagt, doch eines Tages habe ich damit aufgehört. Es gab einen Patienten, der mir auf mein »Bis morgen« mit bitterer Ironie entgegnete: »Ihren Optimismus will ich haben!« Er hatte recht. Seither sage ich: »Ich wünsche Ihnen alles Gute«, und es sieht auch nicht so aus, als würde mir irgendwann noch einmal eine passendere und vor allem ehrlichere Verabschiedung einfallen.

Zwar kann ich die Motive verstehen, die uns Ärzte dazu veranlassen, uns optimistischer zu geben, als es eigentlich geboten ist. Aber letztlich bleibt das »Bis morgen« ein hilfloser Versuch, das, was unausgesprochen ständig mit im Raum steht, zu ignorieren und ins unangemessen Zukunftsfrohe zu wenden.

Die Rolle der Angehörigen

Die Palliativmedizin-Definition der WHO schließt zu Recht die Familien der lebensbedrohlich erkrankten Patienten ausdrücklich mit ein. Ihre Probleme sollen mitgelindert, ihre Lebensqualität mitverbessert werden. Zu diesen Problemen gehört auch die Kommunikation. Oft leiden sowohl Patient als auch Angehörige darunter, dass ihnen nach und nach die Fähigkeit abhandenkommt, miteinander zu sprechen. Vor allem fehlen die Worte, wenn es um den Grund für die um sich greifende Sprachlosigkeit geht: die Erkrankung.

Wenn der Glaube, sich gegenseitig schonen zu müssen, auf den Vorsatz trifft, sich dem jeweils anderen nur ja nicht verletzlich zu zeigen, kommt es zu Situationen, die längst als Klischee gelten, aber sich genau so immer noch abspielen. Die Patientin im Zimmer sagt: »Ich weiß ja, wie es um mich steht. Schließlich werde ich nicht ohne Grund jeden Tag schwächer. Aber bitte, Herr Doktor, sagen Sie das um Himmels willen nicht meiner Familie! Die kann mit diesem Thema nicht umgehen und wäre komplett überfordert.« Während draußen auf dem Gang schon die Angehörigen warten, um den behandelnden Arzt abzufangen: »Wir sehen ja, wie sie abbaut und dass es nicht gut aussieht. Aber sie ist so guter Dinge und so optimistisch. Bitte, Herr Doktor, sagen Sie ihr ja nicht, wie es sich wirklich verhält! Das würde sie nicht ertragen.«

Dann ist es meine Aufgabe, buchstäblich die Tür zu öffnen und zu versuchen, diese Familie wieder miteinander ins Gespräch zu bringen. Vorausgesetzt, der Patient möchte das. Er ist mein Ansprechpartner, er entscheidet. Bekomme ich sein Okay für ein gemeinsames Gespräch mit allen Beteiligten, nutze ich die Gelegenheit, noch einmal die Gesamtsituation und teilweise auch Inhalte früherer Unterredungen zu rekapitulieren. Das bringt jeden auf denselben Wissensstand und nimmt die Scheu, über die Krankheit zu reden.

Besonders mit Paaren, die schon eine lange gemeinsame Geschichte verbindet, gestaltet sich die Kommunikation im Krankenzimmer mitunter schwierig. Man wendet sich an die Patientin und stellt ihr eine Frage, doch jedes Mal antwortet ihr Partner für sie. (Das funktioniert übrigens auch im umgekehrten Fall und ebenso in gleichgeschlechtlichen Konstellationen.) So manches, was vielleicht nur beschützend gemeint ist, kippt schnell ins Bevormundende.

Als Arzt habe ich dann zwei Möglichkeiten. Entweder werde ich deutlich und weise den übergriffigen Partner in seine Schranken. Oder ich löse die Situation auf eine Weise, die dem Ansatz der Palliativmedizin besser entspricht: »Ich nehme wahr, dass Sie sehr belastet sind und nur das Beste für Ihre Frau wollen. Das finde ich sehr schön. Aber ich würde gerne, damit wir nichts Wichtiges übersehen, erst einmal alles von ihr hören. Danach werde ich Sie gerne fragen, ob wir noch etwas vergessen haben.« So fühlt sich auch der Angehörige wahrgenommen und sogar verstanden in seinem Bestreben, das Gespräch zu dominieren. Zudem verliert er die Sorge, dass ein Punkt, der ihm am Herzen liegt, unter den Tisch fallen könnte.

Wege aus der Sprachlosigkeit

Der Soziologe Norbert Elias hat einmal von der »eigentümlichen Verlegenheit der Lebenden in der Gegenwart eines Sterbenden« gesprochen: »Sie wissen oft nicht recht, was zu sagen. Der Sprachschatz für den Gebrauch in dieser Situation ist verhältnismäßig arm. Peinlichkeitsgefühle halten die Worte zurück. Für die Sterbenden selbst kann das recht bitter sein. Noch lebend, sind sie bereits verlassen.«

Unzählige Male habe ich das in Krankenzimmern beobachten können. Aus Angst, über die Erkrankung oder gar den Tod zu sprechen, erfolgt eine zunehmende Einengung der Gesprächsthemen. Man bewegt sich auf vermintem Gelände und entscheidet sich trotz aller Vorsicht doch immer wieder für den falschen Schritt: »Nun ist der Sommer ja auch schon fast vorbei« – ach herrje: Herbst, Blätter, die fallen, Tod, Tod, Tod! »Es wird kühler, in den Läden verkaufen sie schon wieder Lebkuchen« – Mist, Weihnachten! Drei Monate sind es bis dahin noch, wer weiß, ob …

Dem Kranken bleibt dieser verbale Vermeidungstanz nicht verborgen. Wahrscheinlich gibt er sich selbst die Schuld für die Unnatürlichkeit des Gesprächs und das peinliche Berührtsein seiner Angehörigen. Was die weitere Kommunikation nur noch erschwert.

Man kann eine Menge falsch machen beim Reden mit einem kranken Menschen, ohne dass einem das immer so bewusst ist. Auf der Liste der möglichst zu vermeidenden Sätze steht »Du musst kämpfen« ganz weit oben. Oder auch seine Varianten: »Wenn du nur richtig willst, dann …«; »es kommt auch viel auf die Haltung an, also glaub daran …«. Nicht nur setzen solche Imperative den Erkrankten unter Druck. Zumindest unterschwellig schwingt in ihnen auch der leise Vorwurf des Versagens mit.

Wenig hilfreich ist es auch, die Empfindungen des Gegenübers kleinzureden: »Sei nicht so betrübt, noch lebst du ja.« Oder die eigene Traurigkeit als Vorwurf gegen den anderen zu kehren: »Was soll ich nur ohne dich machen? Lass mich bloß nicht allein!« Besser ist es, die eigenen Gefühle offen anzusprechen und dadurch Nähe herzustellen: »Ich merke, dass mich die ganze Situation unglaublich traurig macht und fast verzweifeln lässt. Offensichtlich geht es ja uns beiden so.«

Das Eingestehen eigener Ängste und Verletzlichkeiten hilft, einen Weg aus der Sprachlosigkeit am Krankenbett zu finden: »Ich wollte dich so gern besuchen, und ich bin auch gerne hier. Aber ich bin unsicher, denn ich habe keine Ahnung, worüber du reden möchtest. Ich will dich weder mit Small Talk behelligen noch dir aus Versehen wehtun mit dem, was ich sage. Ein wenig habe ich auch Angst, dass ich anfange zu weinen. Kannst du mir vielleicht einen Tipp geben?«

Es gibt Krankenzimmer, in denen das Schweigen so laut ist, dass man es kaum ertragen kann. Keiner weiß, was er sagen soll. Die Verlegenheit ist mit Händen zu greifen, und jeder Moment, der vergeht, rückt das nächste Wort in noch weitere Ferne.

Und dann wiederum gibt es Zimmer, in denen das Schweigen ganz und gar passend erscheint, weil es nicht Hilflosigkeit zum Ausdruck bringt, sondern wortlose Übereinstimmung. Momente der Stille, der Abwesenheit von Sprache. Nichts muss gesagt oder beteuert werden. Das Entscheidende teilt sich auch so mit. Die Tochter liest in einem Buch. Die kranke Mutter liegt im Bett, mal scheint sie zu schlafen, mal hat sie die Augen weit offen. Die beiden schauen sich nicht an, aber die Mutter hat die Hand ausgestreckt, und die noch immer lesende Tochter hat sie ergriffen und hält sie fest. Eine Verbundenheit, die auf ganz vieles verzichten kann: auf Floskeln, Unsicherheit, Übersprungshandlungen. Sie ist einfach da und muss nicht erst mühsam hergestellt werden.

Familiensysteme, die über Jahrzehnte gewachsen sind und

ihre ganz eigenen Dynamiken entwickelt haben, ändern sich nur noch selten auf den letzten Metern. Aus längst verinnerlichten Rollenmustern auszubrechen, gelingt oft nicht einmal im Angesicht des Todes. Es gibt Ausnahmen, gewiss. Aber viel häufiger erweisen sich die ausgebildeten Interaktionsmuster als erstaunlich widerstandsfähig, selbst bei Veränderungen derart existenzieller Natur. Ein früherer Kollege sagte immer: Wer die anderen zeit seines Lebens nur als Mittel zum Zweck betrachtet hat, wird nicht automatisch zum Altruisten, nur weil der Abspann zu laufen beginnt und im Kino so langsam das Licht angeht. Und wer sich sowieso eher wenig darum geschert hat, wie sein Verhalten auf andere wirkt, wird auch für einen Todkranken keine Ausnahme machen.

In solchen Fällen können kleine Interventionen, die wachsam und respektvoll auf die jeweilige Situation eingehen, hilfreich sein. Dazu gehört auch der Umgang mit jenem Typ Besucher, der sofort nach Betreten des Krankenzimmers zu plappern beginnt. Er kommt vom Hundertsten ins Tausendste, verzichtet großzügig auf Punkt und Komma und begräbt den im Bett Liegenden förmlich unter seinem Wortschwall. Kein Verstummen in Sicht, nicht einmal, als dem Patienten zwischendurch mehrfach die Augen zufallen. Bekomme ich derartige Überfälle auf die Nerven eines meiner Patienten mit, greife ich schon mal ein und frage ihn, mehr oder weniger rhetorisch: »Korrigieren Sie mich, aber es kommt mir so vor, als seien Sie gerade ziemlich müde. Vielleicht möchten Sie ein wenig schlafen?«

Später, in der Stille, suche ich dann noch einmal das Gespräch: »Ich habe das Gefühl, dass einige ihrer Besucher eher zu den redseligen Menschen gehören. Manchmal erlebe ich es ja, dass die Patienten davor zurückschrecken, um ein wenig mehr Ruhe zu bitten. Der Besuch hat sich schließlich extra Zeit genommen! Falls das für Sie ein Thema ist, sagen Sie mir einfach Bescheid. Wir können da hochselektiv vorgehen und den Besuch steuern. Sie müssen den Leuten weder selbst Grenzen setzen noch sie rauswerfen. Das ist unser Job. Denn wir haben immer den Luxus, sagen zu können: ›Aus ärztlichen Gründen muss ich Sie bitten …‹ Das nimmt dem Ganzen die Peinlichkeit und erspart Ihnen Nachfragen wie: ›Warum willst du uns denn nicht sehen?‹«

Manche Patienten nehmen das Angebot erleichtert an. Andere aber, in deren Zimmer es beinahe jeden zweiten Tag wie im Taubenschlag zugeht, Geschnatter inklusive, sehen mich nur entgeistert an: »Wieso das denn? Das ist doch immer so schön und so lebendig, und ich bin mittendrin! Hoffentlich schaffen es alle weiterhin, mich so oft zu besuchen! Auch wenn ich hinterher immer völlig erledigt bin und den ganzen nächsten Tag durchschlafe, möchte ich darauf nicht verzichten.« Darin steckt auch eine Lektion für uns Ärzte und für das Pflegepersonal auf der Station. Es ist immer der Patient, der entscheidet, was ihm guttut. Nicht wir.

Kinder als Besucher auf der Palliativstation

Eine schwere Erkrankung betrifft nicht nur den Kranken selbst, sondern auch sein gesamtes Umfeld. Das soziale Netz umfasst zunehmend mehr und andere Personen als nur die Partner oder unmittelbaren Verwandten. Beispielsweise auch ferne Verwandte oder Freunde, die sich jahrelang kaum sehen ließen, sich nun aber mit einer unglaublichen Präsenz kümmern.

Zu so einer »Unit of care«, wie es in der Palliativforschung heißt, zu so einer »Einheit der Sorge« gehören auch die Kinder und die Enkel der Patienten. Selbst die Kleinsten unter ihnen sollte man nicht davon abhalten, mit ins Krankenhaus zu kommen, wenn sie, und das ist wichtig, *von selbst* den Wunsch danach äußern. Lehnt man den Wunsch ab, werden sich die Kinder fragen, warum das passiert, und man kann davon ausgehen, dass die Bilder, die ihnen dann ihre Fantasie vom kranken Großvater zeichnet, jede Realität an Drastik übertreffen. Umgekehrt sollte ein Nein auf die Frage »Möchtest du mitkommen zu Opa ins Krankenhaus?« immer akzeptiert werden. Wir können darauf vertrauen, dass auch Drei- oder Vierjährige schon ziemlich genau wissen, was ihnen zuträglich ist und was nicht.

Kinder leben weitaus mehr im Hier und Jetzt, als es Erwachsene tun. Was in drei Wochen sein wird, spielt für sie erst einmal keine Rolle. Im Hier und Jetzt ist Opa noch da, er liegt ja dort. Eigentlich sieht er so aus wie immer, man kann zu ihm aufs Bett klettern, man kann ihn anfassen, und er lacht und freut sich.

Im Krankenzimmer sollten sich die Kinder maximal frei fühlen können. Oft fällt der Satz »Mir ist langweilig, ich will was spielen« schon nach fünf Minuten, manchmal auch erst nach einer halben Stunde. Er markiert das Erreichen einer Belastungsgrenze. Man kann ihn verstehen als: »Mir wird das hier zu viel.« Dem sollte man dann auch möglichst zügig entsprechen und es besser vermeiden, aus lauter Hilflosigkeit in die Mottenkiste misslichster Pädagogik zu greifen: »Komm, was soll denn Opa von dir denken? Wer weiß, ob du ihn überhaupt noch mal siehst!«

»Rein zufällig« liefen die Kinder nach dem Verlassen des Patientenzimmers dann ein ums andere Mal unserer Kunsttherapeutin über den Weg. Sie schaffte es, die Kinder dazu zu ermutigen, ein Bild ihrer Gefühle zu malen. Dabei entstanden Blätter von dunkel-bedrohlicher Qualität ebenso wie solche voller Licht und Lichtwesen, die den Opa schon in ihre Mitte genommen hatten.

Kleine Kinder finden sicherlich leichter einen Weg, mit Sterben und Tod umzugehen, als Jugendliche in der Pubertät, deren Bild von sich selbst und von der Welt schwankt. Egal, ob man sich gerade an den Eltern reibt, weil man sich abgrenzen will, oder ob die Verbindung zu ihnen noch immer oder schon wieder eng ist – das langsame Sterben der Mutter oder des Vaters bedeutet den Verlust einer der Stützen, die das eigene Leben von Geburt an vor dem Fall bewahrt haben. Daraus können Belastungen entstehen, die es einen Vierzehn- oder Sechzehnjährigen ablehnen lassen, überhaupt ins Krankenhaus zu gehen, um den erkrankten Elternteil zu besuchen. Auch hier wäre Überreden, gar Zwang völlig fehl am Platz. Viel eher sollten Gesprächsmöglichkeiten auch abseits des familiären Umfelds angeboten werden, etwa bei einem speziell geschulten Psychologen.

»Ich muss mal ganz schnell in den OP«: Strategien des Ausweichens

Zur Einsamkeit der Schwerkranken und Sterbenden im Krankenhaus tragen manchmal auch wir Ärzte sowie das Pflegepersonal bei. Ungelenke, misslingende oder gleich ganz verweigerte Kommunikation grenzt den Patienten aus und führt dazu, dass er sich alleingelassen fühlt: »Als mir der Doktor gesagt hat, dass ich sterben werde, konnte er mir nicht einmal in die Augen sehen. Auch die Schwestern schauen seltener ins Zimmer, seitdem klar ist, dass ich nicht mehr geheilt werden kann.«

Patienten lernen schnell dazu. Sie merken, wen sie mit ihren Sorgen und Ängsten »behelligen« können und wer davon nichts hören will. Das kann sich schon bei der morgendlichen Routinefrage »Wie haben Sie denn geschlafen?« entscheiden. Antwortet jemand mit: »Nicht so gut. Wenn es dunkel wird, kommen immer die ganzen Gedanken«, sollte die normale Reaktion sein, sich kurz ans Bett desjenigen zu setzen und nachzufragen: »Ja, in der Nacht wird die Angst manchmal übermächtig. Was für Gedanken beschäftigen Sie denn genau?« Man kann sich aber auch wie gewohnt auf die körperlichen Symptome konzentrieren und über alles andere mit gespielter Munterkeit einfach und eiligst hinweggehen.

Dem Patienten wird dadurch zweierlei vermittelt. Erstens: Subtile Andeutungen werden hier geflissentlich überhört. Und zweitens: Auch wenn du deutlicher werden solltest, wir wollen nicht damit belastet werden, denn wir haben echt viel zu tun. Durch die Arbeitsverdichtung und den wirtschaftlichen Druck in den Krankenhäusern wird die Zeit, die für den einzelnen Patienten zur Verfügung steht, zum raren Gut. Bisweilen hält beides aber leider auch als vorgeschobene Entschuldigung her.

Sehr gerne hätte man sich ja dem emotionalen Stress ausgesetzt und wäre mit dem Patienten zusammen durch das Tal der Angst gegangen. Aber es gibt ja noch so viel zu dokumentieren, und vieles davon auch noch von Hand! (Lieber Gott, mach, dass nicht gar so bald auf EDV umgestellt wird!) Ärzte sind da etwas besser dran. Mit »Ich muss mal ganz schnell in den OP« steht ihnen die ultimative Entschuldigung immer zur Verfügung. Sie hilft aus jeder noch so unangenehmen Situation heraus und bringt einem sogar noch große Anerkennung und Respekt ein.

Ich denke schon, dass die Medizin durchaus *auch* Leute anzieht, die sich, etwa aus biografischen Gründen, eher schwertun mit dem Thema Sterben und Tod. Vielleicht gibt ihnen die Aussicht, sich aktiv für das Heilen und gegen das Sterben einzusetzen, die Hoffnung, ihre eigenen Ängste besser in Schach halten zu können.

Am anderen Ende der Skala stehen die eher narzisstischen Persönlichkeiten. Sie werden von der mit dem Arztberuf nun einmal untrennbar verbundenen Verheißung, Macht ausüben zu können, angelockt. Als Arzt ist man in der Lage, Dinge zu tun, die jeden anderen wegen Nötigung und Körperverletzung auf direktem Weg in den Knast bringen würden. Menschen, die daraus eine persönliche Befriedigung ziehen, zählen nicht unbedingt immer zu den reflektiertesten Persönlichkeiten. Man merkt es spätestens dann, wenn sie mit dem Sterben und dem Tod eines Patienten konfrontiert werden.

Vor einigen Jahren starb ein junger Mann am frühen Morgen bei uns in der Onkologie. Eine Kollegin von mir hatte ihn die ganze Nacht während ihres Dienstes betreut, auch seine Freundin saß an seinem Bett. Fast ein Jahr lang war der Patient immer wieder auf die Station gekommen, zur Kontrolle seiner Symptome, zur Linderung seiner Schmerzen. Immer hatte ihn seine Freundin begleitet, all die schweren Monate hindurch. Zu meiner Kollegin hatten beide schnell Vertrauen gefasst, sie wurde ihre bevorzugte Ansprechpartnerin. Nähe, erzeugt durch Empathie und die Bereitschaft, erreichbar zu sein.

Zwei Stunden nach seinem Tod verließ die Freundin des jungen Mannes das Zimmer. Man hatte ihr die Zeit zum Abschied gegeben, die sie brauchte. Auf dem Gang sah sie meine Kollegin und drückte ihr etwas in die Hand. Es war die kleine Tigerente aus Holz, die ihren Platz stets auf dem Nachttisch des Patienten gehabt hatte: »Als er gestern noch reden konnte, sagte er: ›Wenn ich heute Nacht sterben sollte – die Ente bekommt die Frau Doktor.‹« Meine Kollegin begann zu weinen, mitten auf dem Gang. In diesem Moment bog der Oberarzt um die Ecke, erfasste die Situation und meinte nur: »Frau Kollegin, in der Onkologie sterben Menschen. Falls Sie damit Probleme haben, sollten Sie sich vielleicht Gedanken über ein anderes Fach machen.«

Als sie mir davon erzählte, merkte ich, dass sie die Szene noch immer beschäftigte. Ich wusste, was sie dachte: »Wenn der Oberarzt das sagt, dann ist da bestimmt was dran, dann muss wohl etwas mit mir nicht stimmen.« Mir blieb nur, ihr diesen Unsinn, so gut ich konnte, auszureden: »Deine Reaktion auf den Tod des Patienten war die einer Ärztin. Das Sterben muss uns nahegehen, sonst läuft etwas ganz furchtbar falsch. Bitte lass dir von jemandem mit einer äußerst fragwürdigen Auffassung von Mitgefühl und Zuwendung bloß nicht einreden, wie Ärzte zu fühlen haben. Auch wenn er zehnmal unser Vorgesetzter ist.«

Dem Irrtum, als Arzt hart gegen sich selbst und gegen andere sein zu müssen, bin ich häufig begegnet. Ein abschreckendes Beispiel bot auch der Chefarzt einer anderen Station, der mir gegenüber einmal freimütig einräumte, den Tod als seinen persönlichen Gegner zu betrachten. Seine Arbeit diene allein dem Zweck, diesem Gegner eins auszuwischen.

Von den Chancen, die heute Patienten haben, selbst gravierendste Erkrankungen – ein Lungenversagen, eine schwere Sepsis – zu überleben, konnte man noch vor zwei, drei Jahrzehnten nur träumen. Die medizinischen Fortschritte verdanken wir auch Menschen wie diesem Chefarzt, Menschen also, die sich mit einem unglaublichen Elan und unter weitgehendem Verzicht auf ein Privatleben ihrem Beruf verschrieben haben. Gut möglich, dass dann ein Denken wie »Ich gegen den Tod« dabei hilft, das Engagement über die Jahre hochzuhalten. Nicht immer freilich ausschließlich zum Wohl des einzelnen Patienten.

Ein anderer Chefarzt, eine andere Abteilung. Diesmal einer, der sich lieber die Zunge abgebissen hätte, als die Palliativmedizin um Hilfe zu bitten. Aber auch solche Leute machen einmal Urlaub. Die Stationsärztin rief mich gleich am ersten Tag an: »Mein Chef ist für zwei Wochen ans Meer gefahren. Ich habe hier vier Patienten, bei denen ich palliativmedizinischen Bedarf sehe. Bekommen wir eine komplette Versorgung in der kurzen Zeit hin? Alle vier sollten möglichst entlassen sein, bevor hier wieder der Alltag einkehrt und eine weitere Therapie aus dem Hut gezaubert wird, die sie doch nicht rettet.«

Aber auch Kollegen, bei denen der Patient immer an erster Stelle kommt und die nicht dafür bekannt sind, unangenehmen Situationen aus dem Weg zu gehen, haben teilweise ihre liebe Not, ein Gespräch über das Sterben auszuhalten. Einmal fragte ich den Patienten gerade: »Machen Sie sich eigentlich viele Gedanken über den Tod? Haben Sie Angst?« Noch ehe er antworten konnte (»Ich versuche, es nicht ständig an mich ranzulassen. Aber ja, ich habe schon Angst«), hörte ich, wie der Strahlentherapeut, der schräg hinter mir saß, die Luft geräuschvoll durch die Zähne einzog. Offensichtlich hatte einer von uns dreien deutlich mehr Probleme mit diesem Thema als die beiden anderen im Zimmer. Der Patient und ich waren es nicht, so viel steht fest.

Die Scheu, als Arzt über den Tod zu reden

Die Macht des Arztes beruht nicht zuletzt auf der Erwartung des Patienten, geheilt zu werden. Das Eingeständnis, gegen eine Erkrankung nichts mehr ausrichten zu können, enttäuscht die Erwartung des Patienten und stellt die Macht des Arztes infrage. Der Tod verstößt sozusagen gegen die Spielregeln. Daher wird oft so getan, als existiere er gar nicht. Der Patient hat Angst, die schlechte Nachricht zu hören, und der Arzt hat Angst, sie zu überbringen. Womit wir wieder bei der unseligen Formulierung aus dem Arztbrief sind: »Der Patient wurde über seine Erkrankung und seine Diagnose informiert.« Da steht nämlich gerade nicht: »Erkrankung und Diagnose wurden besprochen und vom Patienten auch verstanden.« So bleibt es bei einer Floskel, die vor allem der formalrechtlichen Absicherung des Arztes dient: Ihr könnt mir nichts, denn ich habe es ihm gesagt! Okay, ich habe extrem genuschelt, und der Patient hat geschlafen, aber gesagt hab ich's!

Noch weitere Gründe für die Sprachlosigkeit der Ärzte gegenüber ihren Patienten lassen sich denken. Die Abwehr eigener tief sitzender Ängste, selbst einmal schwer zu erkranken; das Kompensieren von Hilflosigkeit, weil man doch tief im Innern weiß, dass Mutter Natur im Zweifelsfall immer am längeren Hebel sitzt; ein Hang zur Konfliktvermeidung – ich will nicht derjenige sein, der den Patienten womöglich zum Weinen bringt. Und, ganz banal, auch die Furcht, mehr Zeit in den Patienten investieren zu müssen, spielt eine Rolle:

»Wieso soll ich denn meine Cholesterin-Senker auf einmal nicht mehr nehmen, Herr Doktor?«

»Weil Sie sie nicht mehr brauchen.«

»Aber warum denn nicht?«

»Sie werden leider sterben, bevor sich auch nur ein einziges Plaque neu bilden kann.«

Einen solchen Dialog zu beginnen und es dann auch auszuhalten, dass der Patient verzweifelt reagiert, weitere Fragen stellt etc., das nimmt weitaus mehr Zeit in Anspruch, als sich mal eben ahnungslos zu stellen: »Ah, die Cholesterin-Senker, ja. Da können wir die Dosis so lassen, kein Problem.«

»Ich habe beim besten Willen keine Zeit für so ein schwieriges Gespräch« klingt vor dem eigenen Ich natürlich weitaus angenehmer als »Ich trau mich nicht«. Irgendwann glaubt man sich diese Begründung dann wohl selbst. Auch wenn man mit zwanzig anderen Kollegen, die ebenfalls alle zu beschäftigt für »so etwas« sind, jeden Mittag bei der Besprechung brav dem Chefarzt zuhört, wenn der für eine halbe Stunde das Wort nicht mehr hergibt. Eine tägliche Vernichtung von Arbeitszeit, in der sich zum Beispiel auch Patientengespräche führen ließen.

Das Bedürfnis, unangenehmen Situationen aus dem Weg zu gehen, treibt manchmal seltsame Blüten. Ich bin Zeuge von Gesprächen gewesen, aus denen selbst ein mit einer großen Portion Realismus ausgestatteter und seinen Tod akzeptierender Patient die Zuversicht mitgenommen hätte, bald wieder geheilt zu sein. Obwohl ich dem betreffenden Kollegen im Vorfeld alle palliativmedizinischen Brücken zum Patienten gebaut hatte, schaffte er es nicht, auch nur eine Frage zum Sterbeprozess konkret zu beantworten. Stattdessen flüchtete er sich erst in Verklausulierungen und dann in einen immer groteskere Züge annehmenden, vollkommen unangebrachten Optimismus.

Nach der Entlassung aus dem Krankenhaus werden einige Patienten regelmäßig zur Nachsorge in die Ambulanz bestellt, etwa alle drei Monate. Doch dann sitzt der Patient irgendwann wieder vor einem, in der Hand den Arztbrief vom letzten Besuch in der Ambulanz. Ganz am Ende des Briefes steht: »Nächster Termin in fünf Monaten«. Und ich sehe mir den Patienten an und denke mir, dass er wahrscheinlich nicht einmal mehr drei Monate leben wird. Aber dem Kollegen in der Ambulanz war das wohl trotzdem noch zu riskant. Er wollte überhaupt kein Risiko eingehen. Offensichtlich war es ihm dabei auch vollkommen gleichgültig gewesen, dem Patienten dadurch falsche Hoffnungen zu machen. Bestimmt wollte er ihn nur nicht »enttäuschen«.

Wobei: Als Palliativmediziner und damit als Prototyp des Nicht-Heilers habe ich eigentlich nicht das Gefühl, die Patienten zu enttäuschen. Andererseits muss ich aber auch aufpassen, meine Sicht der Dinge nicht zu verabsolutieren. Jeder hat seine eigenen Kompetenzen. Möglicherweise wäre die Humanmedizin ein besserer Ort, läge allen Kommunikation so am Herzen wie mir. Andererseits wäre sie definitiv ein schlimmerer Ort, würden alle so operieren wie ich.

An einem früheren Arbeitsplatz bekam ich es des Öfteren mit dem Chef der Neurochirurgie zu tun. Ein begnadeter Operateur, in Sachen Kommunikation aber nicht gerade ein Talent. Einer meiner Patienten, ein junger Mann mit einem Hirntumor, weigerte sich deshalb, als es ihm schlechter ging, auch nur noch einen Fuß in unser Krankenhaus zu setzen. Auch die Familie sprach sich dagegen aus. Zu verheerend waren die bisherigen Begegnungen mit dem Neurochirurgen verlaufen.

Ich versuchte, den Patienten umzustimmen: »Ich verstehe, was Sie meinen. Aber der Kollege ist einer der Besten seines Fachs. Wenn ich die Art von Tumor hätte wie Sie, wäre ich heilfroh, von diesem Arzt operiert zu werden. Aber, und da will ich auch ganz ehrlich sein, ich wäre auch heilfroh, wenn er weder davor noch danach jemals mit mir über meine Erkrankung sprechen würde.« Zu meiner Erleichterung willigte der Patient daraufhin ein, sich weiter bei uns behandeln zu lassen.

Ich war von der Psychoonkologin gerufen worden. Uns allen war klar, dass im schlimmsten Fall, also bei ausbleibender Wirkung von Operation und Bestrahlung, dem Patienten bald schon Ausfallerscheinungen bis hin zu Atemlähmungen drohen würden. Ich saß an seinem Bett und hatte gerade begonnen, seinen Wissensstand zu ermitteln und ihn nach seinen Erwartungen und Wünschen zu fragen, als die Tür aufging. Auftritt Chef der Neurochirurgie. »Ah, Herr Kollege«, sagte ich, »die Psychoonkologin hatte mich gebeten, mal vorbeizukommen. Wir unterhalten uns gerade, wie sich diese Erkrankung eventuell entwickeln könnte. Das ist im Moment zum Glück ja noch alles rein hypothetisch, aber es dient einfach dazu, Herrn XY so viele Informationen wie möglich an die Hand zu geben.«

Der Kollege antwortete zerstreut: »Gut, gut, ja. Finde ich klasse.« Dann wandte er sich dem Patienten zu: »Also, wir haben das jetzt besprochen. Wir werden Ihren Tumor unten am Hirnstamm bestrahlen, aber wir müssen das hyperfraktioniert machen. Das heißt nicht einmal am Tag, sondern morgens mit der halben Dosis und abends mit der halben Dosis. Denn wenn wir Ihnen die gesamte Tagesdosis auf einmal auf die Medulla braten, dann können Sie auch gleich zu Herrn Gockel gehen. Die Strahlentherapeuten melden sich bei Ihnen. Morgen geht es los.« Und weg war er. Der Patient schaute mich an, dann fragte er nach einem Moment des Schweigens: »Hatten Sie gerade auch diese Erscheinung?«

Handfeste Interessenkonflikte

Es dürfte ein Projekt für Jahrzehnte sein, einen anderen ärztlichen Umgang mit dem Sterben in die Köpfe und in die Herzen zu bekommen. Wie in wohl jedem Beruf lässt mit der Zeit die Bereitschaft nach, sich Alternativen zu dem, was man selbst schon seit Jahren praktiziert, auch nur anzuschauen. Man benötigt eine Menge Reflexionsvermögen und innere Stabilität, um die Erkenntnis auszuhalten, möglicherweise einen Großteil seines Berufslebens den Patienten alleingelassen zu haben. Die Kränkung, die darin liegt, ist nicht zu unterschätzen.

Meine Hoffnung gilt jenen jungen, engagierten Kollegen, bei denen mir regelmäßig das Herz aufgeht, weil sie die für die Palliativmedizin so wichtige Haltung von vornherein schon mitbringen. *Hire for attitude, train for skill* – »Stell jemanden wegen seiner Haltung ein, und bring ihm dann die nötige Technik bei«, hat Gian Domenico Borasio immer gesagt, wenn es in München um die Personalauswahl für die Palliativmedizin ging. Stimmt die Haltung, kommt das Können nach und nach von ganz alleine. In zehn Jahren werden diese jungen Ärzte in mittleren Leitungspositionen angekommen sein, in zwanzig Jahren als Chefärzte arbeiten. Hier stimmt der Satz von der Zeit, die für die gute Sache arbeitet, einmal wirklich.

Aber bis dahin wird es noch oft die vertrauten Frage-und-Antwort-Spiele geben, beispielsweise zwischen Onkologe und Patient:

»Der Tumor wächst unter der letzten Chemotherapie weiter. Es hat keinen Sinn, sie fortzuführen.«

»Aber das kann doch nicht sein! Es muss doch noch weitere Behandlungsmöglichkeiten geben!«

Dann kann ich als Arzt entweder über meine Angst vor solch heftigen, unangenehmen und emotionsbeladenen Gesprächssituationen hinweggehen und sagen: »Nichts, was wirklich sinnvoll ist. Ich würde Sie eher damit umbringen, als Ihnen damit etwas Gutes zu tun.« Oder ich kann es mir leicht machen: »Ja, es gibt da noch eine Therapie. Wollen wir nächste Woche anfangen?« Denn dann sagt der Patient strahlend: »Danke, Herr Doktor, ich wusste doch, dass ich mich auf Sie verlassen kann!« Und ich bin nach höchstens fünf Minuten raus aus dem Gespräch.

Leider gesellen sich zur ungenügenden Kommunikation häufig auch noch handfeste Interessenkonflikte hinzu. Der Onkologe verdient an der Durchführung einer Chemotherapie selbst dann, wenn sie für den Patienten kaum noch von Nutzen ist. Auch der Krankenhausträger oder die Praxis im Hintergrund profitiert davon. Vom Hersteller ganz zu schweigen, der ein lebhaftes Interesse daran hat, dass möglichst viele Therapien verkauft werden. Es braucht Mut, sich in einem solchen System gegen eine weitere Behandlung zu entscheiden.

Kapitel 5

Schmerztherapie und Symptomkontrolle

Was man gegen Schmerzen tun kann

Schmerzen verursachen nicht nur körperliches Leiden. Sie greifen tief in unser Menschsein ein, weil sie uns Autonomie rauben und die Herrschaft über unser Empfinden und Denken beanspruchen. Schmerzen können dafür verantwortlich sein, dass wir uns irgendwann im eigenen Ich, im eigenen Körper nicht mehr zu Hause fühlen. Von *total pain* sprach Cicely Saunders. Sie bezeichnete damit die Summe verschiedener Arten von Schmerz. Physische, psychische, soziale und spirituelle Schmerzen interagieren miteinander und verstärken sich wechselseitig. Körperliche Schmerzen beeinflussen mein psychisches Empfinden, dadurch ändert sich auch mein Sozialverhalten, ich ziehe mich mehr und mehr zurück und beginne mir existenzielle Fragen zu stellen wie: Warum ich? Wie soll es weitergehen? Umgekehrt können psychische Probleme, Isolation und spirituelle Zweifel dazu beitragen, körperliche Schmerzen noch zu verschlimmern.

Zu einer guten Schmerztherapie – und ich spreche im Folgenden vor allem von der Behandlung körperlicher Schmerzen – gehört zunächst einmal, dass ich die Beschwerden eines Patienten überhaupt wahrnehme. Im Krankenhausalltag ist das nicht immer selbstverständlich. Die Visiten sind kurz, der Zeitdruck ist groß, auch für den Patienten. Oft gibt es so viel zu besprechen, was ihn beschäftigt, dass der Patient lieber darauf verzichtet, auch noch über Schmerzen zu klagen. Besonders wenn er nicht permanent unter ihnen leidet. Sobald er aber aufsteht, um aufs Klo zu gehen, melden sie sich wieder mit Macht. Nur spricht der Doktor dann längst schon in einem anderen Zimmer mit einem anderen Patienten.

Nach dem Wahrnehmen der Schmerzen sollte eine angemessene Behandlung erfolgen, und zwar möglichst schnell. Schmerzen neigen zur Chronifizierung. Neu auftretende Schmerzen nur halbherzig oder gar nicht zu behandeln, erhöht das Risiko, dass sie nicht mehr nur akut auftreten, sondern chronisch werden und ein Eigenleben entwickeln. Doch schnell zu reagieren reicht allein nicht aus. Ebenso wichtig ist die Kontrolle danach, ob auch tatsächlich eine Linderung der Schmerzen eingetreten ist. Falls nicht, ist es notwendig, noch einmal neu zu überlegen und sich für ein anderes Vorgehen zu entscheiden.

Die Grundlagen der Schmerztherapie passen auf wenige DIN-A4-Blätter. Seit Jahrzehnten schon gibt es ein entsprechendes Stufenmodell der WHO. Man beginnt, Stufe 1, mit einem Nicht-Opiat, wie es jeder aus dem Hausgebrauch kennt: Ibuprofen, Paracetamol etc. Führt das nicht zum Erfolg, geht man eine Stufe höher. Bei den Medikamenten von Stufe 2 handelt es sich um Schmerzmittel, für die zwar ein Rezept vorliegen muss, die aber nicht unter das Betäubungsmittelgesetz fallen: Tilidin, Tramal und andere. Sie kommen besonders in autokratischen Ländern zum Einsatz, in denen aufgrund restriktiver Gesetzgebung starke Schmerzmittel kaum erhältlich sind.

Schließlich Stufe 3: starke Opiate wie Morphin, das synthetische beziehungsweise halbsynthetische Hydromorphon und Oxycodon sowie Fentanyl, das oft bei Schmerzpflastern zur Anwendung kommt. Im Übrigen können die Mittel der Stufe 3 problemlos mit denen der Stufe 1 kombiniert werden (nicht jedoch mit denen der Stufe 2!). Das ist auch schon alles. Ein Schema, das nicht sehr viel komplexer anmutet als das kleine Einmaleins. Mit ihm bekommt man mindestens achtzig Prozent der Tumorschmerzen, aber auch andere, chronische Schmerzen wenn nicht vollständig in den Griff, so doch zumindest auf ein erträgliches Maß reduziert.

»Erträglich« heißt: Der Patient sollte nachts schmerzfreien, erholsamen Schlaf finden und am Tag seinen Aktivitäten nachgehen können, ohne dabei durch Schmerzen eingeschränkt zu werden. Was auf der Schmerzskala von 0 (keine Schmerzen) bis 10 (maximaler Schmerz) vielleicht eine 3 bedeutet. So teile ich das auch immer meinen Patienten mit: Eine 0 kann zwar vorkommen, ist aber nicht realistisch. Daher bereite ich sie lieber auf eine 3 oder eine 4 vor, als ihnen zu viel zu versprechen und damit Enttäuschungen vorzuprogrammieren. Wurde dann wider Erwarten doch ein besseres Ergebnis erzielt, habe ich sowieso nur in den seltensten Fällen Klagen gehört: »Herr Doktor, mit Verlaub, da haben Sie ja wohl Blödsinn erzählt! Die Schmerzen sind ja komplett weg! Und ich hatte Ihnen vertraut!«

Fast alle Opiate gibt es als Retardtabletten, die ihren Wirkstoff verlangsamt freisetzen. Als kleinste Größe einer Retardtablette Morphin werden 10-Milligramm-Tabletten hergestellt. Es gibt also offensichtlich Menschen, für die das völlig ausreicht. Das muss nicht nur die zierliche alte Dame sein, sondern kann durchaus auch der Zweimetermann sein mit ordentlich Speck auf den Rippen. Man kann nie vorher wissen, wie empfindlich jemand auf eine Dosis reagiert und wie viel er wirklich benötigt. Der eine braucht vielleicht dreimal, zehnmal, zwanzigmal so viel wie der andere, obwohl beide gleich alt sind, gleich viel auf die Waage bringen und unter derselben Erkrankung leiden. Die einzige Möglichkeit, es herauszufinden, besteht im langsamen Steigern der Dosis. Das kann man auch ohne Angst tun, denn geht man die Sache langsam an, existiert keine Obergrenze für Morphin und andere Opiate.

Es gibt 10-Milligramm-Retardtabletten Morphin, es gibt aber auch Tabletten mit 200 Milligramm. Wirksam sind sie bis zu zwölf Stunden. Man kann also davon ausgehen, dass auf diesem Planeten Menschen 400 Milligramm Morphin am Tag benötigen. Menschen in einer solchen Zahl, dass es sich für den Hersteller lohnt, die Tabletten zu produzieren. Umso erstaunlicher deshalb die Reaktionen einiger Kollegen, wenn ich für einen Patienten mindestens 100 Milligramm Morphin für angemessen halte:

»Was, hundert Milligramm? So viel?«

»Ja, ein Viertel der vom Hersteller für möglich erachteten Tagesdosis.«

»Hm. Wenn du das so sagst, klingt das ja gar nicht mehr so schlimm …«

Die höchste in der Literatur von mir gefundene, bei einem wachen, gehfähigen Patienten verabreichte Morphinmenge beträgt 10 Gramm, also 10 000 Milligramm. Pro Tag. So ein Fall ist mir selbst noch nie begegnet. Aber 5000 Milligramm, das gab es durchaus schon. Dass solche hohen Dosierungen vorkommen können, sollte man immer im Hinterkopf behalten.

Die Angst vor Opiaten

Ein langwirksames Schmerzmittel muss zwei- bis dreimal am Tag eingenommen werden, wenn es kontinuierlich wirken soll. Bis die Wirkung aber jeweils einsetzt, dauert es durchschnittlich zwei oder auch drei Stunden. Zur Überbrückung oder als Bedarfsmedikation kann dann zusätzlich ein kurzwirksames Schmerzmittel gegeben werden, das schon nach einer halben Stunde spürbar Wirkung zeigt. Nur wird das oft eben nicht gemacht. Bei Fortbildungen rekapituliere ich derartiges Basiswissen daher gerne einmal zu viel als einmal zu wenig:

»Wenn jemand um 15 Uhr klingelt, weil er starke Schmerzen hat, und Sie geben ihm ein Retardpräparat – wann ungefähr wird dieser Patient diese akuten Schmerzen loswerden?«

»So um 18 Uhr.«

»Richtig. Wir haben jetzt gerade 11 Uhr. Stellen Sie sich bitte vor, ich trete Ihnen kräftig gegen das Schienbein und sage: Um 14 Uhr wird der Schmerz wieder nachlassen. Würden Sie mir gegenüber ein tiefes Gefühl der Dankbarkeit empfinden?«

Den umgekehrten Fehlgriff gibt es auch. Dann werden *kurzwirksame* Medikamente, deren Wirkung höchstens vier Stunden anhält, als *Dauergabe* verabreicht. Pro Tag zweimal, »weil man das mit Opiaten ja so macht«. Ergebnis: Der Patient hat »nur noch« sechzehn statt vierundzwanzig Stunden am Tag Schmerzen …

Um die Menge einer Bedarfsmedikation zu berechnen, die man zusätzlich zu einem Opiat geben kann, erinnert man sich am besten an die sogenannte »Sechstel-Regel«. Ein Sechstel dessen, was ein Patient über den ganzen Tag bekommt, darf guten Gewissens zusätzlich verabreicht werden, ohne in den kritischen Bereich zu kommen. Dazu kann es nötig sein, die verschiedenen Opiate mengenmäßig miteinander zu vergleichen. Ein Fentanyl-Schmerzpflaster von 25 Mikrogramm entspricht ungefähr einer 60-Milligramm-Tablette Morphin am Tag. Ein Patient mit solch einem Pflaster benötigt also in einer akuten Schmerzkrise 10 Milligramm Morphin als Bedarfsmedikation. Entsprechendes gilt für ein 50-Milligramm-Pflaster, da sind es dann 20 Milligramm Morphin. Und so weiter. Bei den Fortbildungen will ich es immer genau wissen:

»Was ist die höchste Pflastergröße, mit der Sie es bei Ihrer Arbeit zu tun bekommen haben?«

»250 Mikrogramm.«

»Rein rechnerisch ergäbe das 100 Milligramm Morphin bei Bedarf. Was ist die höchste Dosis Morphin, die Sie schon einmal gespritzt haben?«

Als Antwort kam meistens »zehn Milligramm«, ganz vereinzelt auch mal »zwanzig Milligramm«. Wohlgemerkt von Fach- und Oberärzten mit durchweg mehr als zehn Jahren Berufserfahrung. Mir blieb dann nur, rhetorisch zu fragen: »Erkennen Sie ein Problem?« Und alle nickten betreten.

Wenn ich eine Woche später auf den Stationen vorbeischaute, konnte ich mich dennoch fast blind darauf verlassen, dass sich nichts geändert hatte. Dass bei einem Patienten, der 400 oder 500 Milligramm Morphin pro Tag bekam, der zuständige Arzt angesichts akuter Schmerzen sagte: »Ja, da gehen wir am besten ganz vorsichtig ran und spritzen mal zwei Milligramm.«

Manchmal hilft dann nur, den Kollegen persönlich an die Hand zu nehmen: »Komm, wir ziehen jetzt mal fünfzig Milligramm auf diese Spritze auf. Ja, das sind fünf Ampullen. Ja, ich weiß, das macht Angst. Und jetzt gehen wir mit dieser Spritze zum Patienten, und ich spritze ihm diese fünfzig Milligramm. Was sehen wir? Was passiert? Nicht nur, dass der Patient überhaupt noch reden kann, nein, er sagt auch noch: ›Danke, Herr Doktor, jetzt wird's endlich besser.‹«

Am nächsten Tag komme ich wieder, wir ziehen erneut fünf Ampullen auf, doch diesmal nimmt der Kollege die Spritze, und meine Hand liegt auf seiner, um ihn zu beruhigen: Wenn etwas schiefgeht, dann waren wir es beide. Wiederhole ich das oft genug, kann ich davon ausgehen, dass er bald auch allein den Mut findet, die angemessene Menge Morphin zu spritzen. Mit Theorie alleine hätte er seine Angst wohl nicht verloren.

Woher kommt diese Opiat-Angst, die die eigentlich viel verständlichere Angst, einem Patienten mit schlimmen Schmerzen nicht adäquat helfen zu können, bei Weitem übertrifft? Vor allem bei einem Berufszweig, der sich etwas auf sein naturwissenschaftlich-rationales Weltbild zugutehält, ist sie im Grunde kaum zu erklären. Man kann nur Mutmaßungen anstellen.

Möglicherweise hängt es mit dem Spritzen zusammen. Der Effekt einer Spritze lässt sich fast unmittelbar beobachten. Kürzer kann der Abstand zwischen einer medizinischen Maßnahme und ihrer Wirkung kaum sein. Eine Tablette wirkt hingegen erst nach einer halben Stunde, ein Pflaster gar erst nach zwölf Stunden – genug Zeit, um sich innerlich nicht mehr als Urheber einer möglicherweise nachteiligen Wirkung fühlen zu müssen. Das klappt bei einer Spritze nun mal nicht.

Auch die Mythen, die sich um das Morphin ranken, spielen sicher eine Rolle. Mir fällt eine Szene aus dem Kriegsfilm *Der Soldat James Ryan* ein: Landung der Amerikaner in der Normandie, furchtbare Szenen am Strand, Blut, Tote, Verstümmelte, und mittendrin der Feldarzt, der zusammen mit seinem Sanitäter von einem Schwerstverwundeten zum nächsten rennt, dabei unablässig »Morphin! Morphin! Morphin!« rufend. Merke: Morphin gibt man ausschließlich Sterbenden, denn bei ihnen kommt es ohnehin nicht mehr so genau darauf an, wie sie auf das Mittel reagieren. Hauptsache, sie müssen nicht leiden.

Dieses Bild hat sich bis heute im kollektiven Bewusstsein gehalten. So wie auch ein anderes, das der hässlichen Opiat-Überdosis. Man kennt es aus dem so populären Buch wie Film von Christiane F., *Wir Kinder vom Bahnhof Zoo*. Der Goldene Schuss Heroin auf dem Bahnhofsklo. Daran stimmt, dass ein Opiat bei einer Überdosis definitiv ein tödliches Medikament ist. Nur gilt das für Blutdruckmittel, für Insulin, ja für Ibuprofen ganz genauso. Teilweise sogar mit einer deutlich knapperen therapeutischen Breite zwischen hilfreicher und tödlicher Dosis.

Zudem kann man Morphin zur Not antagonisieren, man kann also ein Gegenmittel spritzen. Das versuche ich immer jenen Kollegen zu vermitteln, die befürchten, zu viel Morphin zu verabreichen und dadurch den Patienten ins Grab zu bringen. Ein denkbarer Ansatz wäre natürlich, die Dosis nur so langsam zu erhöhen, dass man erst gar nicht in die Gefahr einer Überdosierung gerät. Ein anderer, sich dann eben in Gottes Namen eine Spritze, eine Nadel und eine Ampulle mit dem

Gegenmittel in die Kitteltasche zu stecken. Im unwahrscheinlichen Fall einer versehentlichen Überdosis bleiben einem nämlich immer noch fünf bis zehn Minuten Frist, bevor es für den Patienten wirklich bedenklich wird. Wer es als Arzt in dieser Zeit nicht schafft, eine Ampulle aufzuziehen und zu spritzen, hat mit Sicherheit ohnehin größere Probleme als nur die Angst vor dem Morphin.

Was wahr ist: Es kann gelegentlich zu Unverträglichkeiten kommen. Manche Menschen reagieren auf einzelne Opiate mit Übelkeit oder starkem Juckreiz. Dann bietet es sich an, auf ein anderes Opiat aus derselben Klasse umzusteigen. Auch das geht.

Was man dagegen eher vernachlässigen kann, ist der Aspekt der Abhängigkeit. Wenn ich das mit einer vernünftigen Indikation gegebene Opiat nicht abrupt absetze, sondern die Dosis langsam reduziere, kann ich theoretisch auch Schmerzpatienten vom Opiat entwöhnen. Leider kommt dieses Ausschleichen des Medikaments bei Tumorpatienten aber nur selten vor. Ihre Schmerzen nehmen gegen Ende des Lebens eher zu als ab.

Insgesamt lässt sich sagen, dass es sich bei einem Opiat wie Morphin um ein für gewöhnlich gut verträgliches, nebenwirkungsarmes Mittel handelt. Palliativpatienten können es im Grunde bis ans Ende ihres Lebens nehmen, auch wenn das noch in etwas weiterer Ferne liegt. Man darf sogar Auto fahren, selbst bei einer Veränderung der Dosis, die einem durchaus ein paar Tage lang zusetzen kann. Es gibt Studien, wonach ein stabil auf ein Opiat eingestellter Schmerzpatient deutlich sicherer Auto fährt als einer, der keine Opiate bekommt, dafür aber von unkontrollierten Schmerzattacken heimgesucht wird.

Ob die Frage nach der Abhängigkeit überhaupt von Relevanz ist, beantwortet sich bei manchen Patienten eigentlich von selbst. Eigentlich. Einmal kam ich zu einer älteren Dame von über achtzig, deren ganzes Verhalten keinen Zweifel daran ließ, dass sie unter sehr starken Schmerzen litt. »Warum, verdammt noch mal, gebt ihr denn der Patientin kein Opiat?«, fragte ich die Kollegen.

»Wir wollen nicht, dass sie eine Abhängigkeit entwickelt.«

»Das ist nicht euer Ernst, oder? Schon aufgrund ihres Alters ist die Wahrscheinlichkeit, dass die Dame das Mittel noch viele Jahre brauchen wird, recht gering. Die Tumorerkrankung, die diese Schmerzen verursacht, senkt die Wahrscheinlichkeit noch einmal erheblich. Außerdem sieht es nicht danach aus, als würde es im deutschen pharmazeutischen Gewerbe demnächst zu Lieferengpässen bei Opiaten kommen und die Dame deshalb in Schwierigkeiten geraten. Daher würde ich jetzt einfach mal sagen, dass ihr der Patientin endlich etwas Wirksames gegen ihre Schmerzen gebt. Und wir vernachlässigen alle zusammen das Restrisiko, dass sie auf ihre alten Tage noch der Beschaffungsprostitution anheimfällt.«

Bei den Patienten überwiegt dagegen die Angst, durch das Morphin gar nicht mehr richtig wach zu werden und ganze Tage nur noch zu verschlafen. Ihnen erkläre ich die beiden Möglichkeiten, die es gibt, wenn jemand auf ein Opiat-Schmerzmittel eingestellt wird. Entweder geht man das Risiko einer etwas zu hohen Dosis ein. Das hat eventuell zur Folge, dass der Patient tatsächlich ein paar Tage müder ist als gewohnt. Danach senkt man die Dosis sukzessive wieder. Oder man tastet sich von unten langsam an die richtige Dosis heran und nimmt dafür in Kauf, dass die Schmerzen noch ein wenig länger ausgehalten werden müssen. Die Entscheidung überlasse ich dem Patienten. Der eine freut sich über zwei Tage Schlaf, wenn nur die Schmerzen aufhören; der andere empfindet starke Müdigkeit als Kontrollverlust und beißt deshalb lieber so lange auf die Zähne, bis die optimale Wirkung des Opiats einsetzt.

Zu Hause kann der Patient die Dosis und damit die Schmerzbelastung auch steuern, je nachdem, was gerade ansteht. Dann nimmt er bei Besuch vielleicht eine geringere Dosis, damit er wach und konzentriert bleiben kann. Und eine etwas höhere beim Fernsehen, wo für viele Sendungen auch nur ein halbes Auge ausreicht.

Rettung in letzter Sekunde

Zu den schlimmsten Schmerzen gehören die neuropathischen. Von den Betroffenen werden diese Nervenschmerzen mit Stromschlägen verglichen. Die Attacken dauern immer nur wenige Minuten. Doch dann erfolgen sie mit der Heftigkeit einer 10 auf der Schmerzskala von 0 bis 10. Direkt danach beginnt schon wieder das bange Warten auf die nächste Attacke. Bei Tumorpatienten werden diese Schmerzen beispielsweise durch Metastasen an der Wirbelsäule verursacht.

Bei einer Patientin mit einem Mammakarzinom – sie war Mitte vierzig und Mutter von zwei Teenager-Töchtern – waren es Knochenmetastasen, die in das Nervengeflecht im Bereich der Schulter hineingewachsen waren. Sie lösten vernichtende, in den Arm einschießende Schmerzen aus. Häufig sind leider genau diese Schmerzen am schwierigsten zu behandeln, weil sie nicht gut auf die Standard-Opiate ansprechen. Die Patientin schrie und weinte.

Irgendwann muss sie für sich eine Wahl getroffen haben: lieber sterben als diesen Zustand noch länger aushalten zu müssen. Sie nahm eines der stumpfen Krankenhausmesser und versuchte erfolglos, sich die Handarterie aufzuschneiden. Das Stationspersonal reagierte sofort und rief den Psychiater. Noch während der sich die Akte durchlas, unternahm die Patientin einen zweiten Suizidversuch. Um den Schmerzen zu entkommen, wollte sie sich mit der Telefonschnur am Infusionsständer erhängen. Daraufhin wurde ihre sofortige Verlegung in die Psychiatrie angeordnet. Aber auch auf der geschlossenen Station ließen die Schmerzen natürlich nicht nach.

Ich hatte Hintergrunddienst an diesem Tag. Die Dienstärztin der Klinik, zu der auch die Psychiatrie gehörte, rief an: »Wir haben aus Ihrem Krankenhaus eine Patientin übernommen, die schreit vor Schmerzen. Opiat habe ich ihr gegeben, das bringt gar nichts. Haben Sie noch irgendeine Idee?«

Angesichts dieser Notfallsituation riet ich dazu, Ketamin, ein anderes bei Nervenschmerzen wirksames Medikament, zu spritzen, und gab der Kollegin auch gleich eine Dosis-Empfehlung. Zehn Minuten später rief sie wieder an:

»Ich habe noch mal Rücksprache mit meinem Oberarzt gehalten, der sagt: Das ist nur was für Polytraumen (schwere oder gar lebensbedrohliche Mehrfachverletzungen) und Notfälle.«

»Gut. Polytrauma ist es nicht, das wird es nur, wenn die Patientin auch noch aus dem Fenster springt, aber das kann sie ja bei Ihnen nicht. Also müssen Sie sich jetzt entscheiden, ob Sie meine Empfehlung oder das Verbot Ihres Oberarztes umsetzen wollen. Mehr kann ich von hier aus nicht für Sie tun.«

Weitere zehn Minuten vergingen bis zum nächsten Anruf. Diesmal flüsterte die Ärztin fast: »Ich habe mir die Ampullen besorgt, wie viel soll ich spritzen?« Noch einmal gab ich ihr, unwillkürlich auch im Flüsterton, meine Empfehlung durch. Eine Stunde später endlich die erlösende Nachricht: »Es geht ihr besser.«

Am nächsten Morgen holte ich die Patientin auf die Palliativstation und richtete die Schmerztherapie ganz auf ihre neuropathischen Schmerzen aus. Knapp vierzehn Tage später konnten wir die Frau nach Hause entlassen. Sie hatte noch Schmerzen, aber solche, denen sie auf der Skala eine 1 oder 2, ganz selten auch mal eine 3 oder 4 zuordnete. Betreut von einer ambulanten Palliativversorgung konnte sie noch vier Wochen mit ihren Töchtern zu Hause verbringen, ehe sie, ebenfalls zu Hause, verstarb. Der Albtraum eines Lebensendes in der Psychiatrie (samt einstündiger Besuchszeit am Tag für die beiden Mädchen) ist ihr gerade noch erspart geblieben.

Behandlung von Atemnot

Die WHO zählt zu den Aufgaben der Palliativmedizin das Einschätzen und Behandeln von Schmerzen, aber auch von anderen Beschwerden körperlicher Art. Zu nennen wären hier neben Schlafstörungen, Juckreiz und Mundtrockenheit vor allem Atemnot und Übelkeit.

Atemnot macht Angst. Atemnot löst Panik aus. Jedoch natürlich nicht immer. Es kommt auf den Kontext an. Nach einem Sprint deutlich jenseits meiner Konditionsgrenze komme ich stark außer Atem, aber ich spüre keine Angst. Denn ich weiß drei Dinge: Ich werde überleben, es wird nicht schlimmer werden, und es wird bald wieder aufhören. Bei Wegfall auch nur einer der drei Gewissheiten sieht es schon ganz anders aus. Dann kann auch ein geübter Läufer, ein Profi gar, bei einer nächtlichen Luftnotattacke in Panik geraten. Wird die Atemnot schlimmer werden? Wird sie bald wieder aufhören? Wird er sie überhaupt überleben? Er weiß es nicht.

Bei Palliativ-Fortbildungen werden derartige Situationen in Übungen simuliert. Die Teilnehmer sollen die Atemnot buchstäblich am eigenen Leib spüren. Jeder bekommt eine Nasenklemme aufgesetzt, dann einen dicken Strohhalm in den Mund. Für eine Viertelstunde soll ausschließlich durch diesen Strohhalm geatmet werden. Über kurz oder lang wird der Punkt erreicht, an dem die Teilnehmer realisieren: Ich kriege nicht genug Luft.

Aber das ist noch der leichte Teil. Denn nun werden alle gebeten, aufzustehen und im Raum herumzugehen. Ein kleines bisschen Bewegung, ein kleines bisschen mehr Sauerstoffbedarf. Das kann ausreichen, ein gerade noch so funktionierendes System zum Kippen zu bringen. Regelmäßig werden an dieser Stelle die meisten Strohhalme ausgespuckt, um wieder normal atmen zu können.

Durch die einsetzende Panik geht bei einer Luftnotattacke

der Puls in die Höhe. Man beginnt unökonomischer zu atmen, was das Gefühl der Luftknappheit verstärkt. Das Herz verbraucht auf einmal doppelt so viel Sauerstoff, das Gehirn auch, es steht unter Stress. Die Muskeln spannen sich an, noch mehr Panik ist die Folge, bis der Sauerstoff nicht mehr ausreicht, um das Gehirn zu versorgen. Schließlich setzt die Bewusstlosigkeit der Panik ein Ende. Im Idealfall wird man entspannter wieder wach, doch nur um ein, zwei Stunden später erneut alles durchmachen zu müssen. Keine Folter könnte zermürbender sein.

Wir alle sind mit einer inneren Alarmglocke ausgestattet. Sinkt die Sauerstoffsättigung auch nur um ein Geringes, auf 95 Prozent, wird schon Alarm ausgelöst. Unser Körper kann aber auch nur mit 80 Prozent über die Runden kommen. Es ist wichtig, das den Patienten immer wieder klarzumachen. Ja, die Angst existiert ohne Zweifel, und sie ist auch ein Warnzeichen. Aber sie bedeutet nicht, dass ich jetzt und sofort sterbe. Also: beruhigen, erklären, Sicherheit vermitteln und Strukturen der Hilfe schaffen.

Medikamentös kann man Luftnot recht gut behandeln. Am besten geht das mit Morphin beziehungsweise mit angstlösenden, dem Valium verwandten Benzodiazepinen. Geradezu klassisch zu nennen ist die Kombination von Morphintropfen und dem Medikament Tavor. Aber auch hier hält die Opiat-Angst viele Ärzte davon ab, effektiv zu helfen: »Der Patient ist ja total kurzatmig, dem kann ich doch kein Morphin geben oder ein Benzodiazepin oder gar beides zusammen! Ich bringe ihn ja um damit!«

Ich entgegne dann: »Das ist aber blöd. Denn wie man aus vielen Studien weiß, sind das die beiden Medikamente, die bei Atemnot nachweislich helfen. Deine Angst oder seine, worauf sollen wir denn jetzt mehr Rücksicht nehmen?« Beim Spritzen von 2,5 oder 5 Milligramm Morphin kann ich die Gedanken des neben mir stehenden Kollegen beinahe hören: »Jetzt ist es so weit! Jetzt wird er eingebuchtet! Aber bitte, ich habe ihn gewarnt!« Während sich nur einen Moment später der Patient zu Wort meldet: »Ich bekomme wieder Luft. Danke!«

In Gesprächen mit Palliativpatienten, die von Atemnot betroffen sind, gibt es keine Alternative zur Wahrheit: »Aufgrund der Erkrankung wird Ihr Körper nicht mehr in dem Maße Sauerstoff aufnehmen können, wie er ihn benötigt. Dieser Sauerstoffmangel wird zunehmen, und ich kann Ihnen fast versprechen, dass Sie irgendwann auch daran sterben werden. Aber ebenso kann ich Ihnen sehr zuverlässig versprechen, dass Sie nicht ersticken werden. Was wir mit Medikamenten schaffen, ist, Ihre innere Alarmglocke leise zu stellen. Zwar ändert das nichts an der Tatsache, dass zu wenig Sauerstoff vorhanden ist. Aber Sie werden nicht mehr dieses Gefühl von Luftnot verspüren und daher auch keine Panikanfälle mehr bekommen. Sie werden müder werden und mehr und mehr schlafen, bis Sie schließlich eines Tages nicht mehr wach werden. Doch das wird geschehen ohne die Bedrohung durch einen Erstickungsanfall.«

Übelkeit und Delir

En anderes, extrem belastendes Symptom ist die Übelkeit. Jeder, den schon einmal eine schwere Magen-Darm-Erkrankung erwischt hat, kennt das: Vierundzwanzig Stunden massive Übelkeit reichen aus, um das Konzept der unendlichen Kostbarkeit des menschlichen Lebens zu relativieren. Der Gedanke eines schnellen Tods verliert plötzlich jeglichen Schrecken. Manche Palliativpatienten durchleiden solche Zustände nicht nur über Tage, sondern über Wochen.

Übelkeit am Lebensende kann viele Ursachen haben. Solche des Stoffwechsels in Form von aus der Spur geratenen Elektrolyten, aber auch ganz banal mechanische wie ein sich ankündigender Darmverschluss. Entsprechend vielfältig sind die vor allem medikamentösen Behandlungsmethoden. Im Falle des Darmverschlusses kann man mit Medikamenten zwar das Gefühl der Übelkeit bessern, aber nicht das Erbrechen verhindern. Manchmal führt dann kein Weg um das Legen entweder einer Magen- oder einer Ablaufsonde herum.

Nur schwer behandeln lässt sich oft das Delir. Der Begriff bezeichnet eine Störung des Bewusstseins. Sie äußert sich als Verwirrtheit und Unruhe, als verzerrte Wahrnehmung, als Nichtunterscheiden-Können zwischen Traum und Realität sowie oft auch als Aggression. Die Filter meiner Wahrnehmung funktionieren nicht mehr. Alles scheint gleich nah, gleich bedrängend. Die Welt stürzt auf mich ein, das Konkrete dringt hervor in tausend Einzelheiten. Eine Reizüberflutung, die Panik und Verzweiflung auslösen kann.

In Bezug auf das Delir bei Palliativpatienten zitiere ich immer Gian Domenico Borasio: In der Hälfte der Fälle finden wir die Ursache heraus, in der anderen tappen wir völlig im Dunkeln. Und wieder in der Hälfte der Fälle bekommen wir das Delir behandelt, in der anderen gelingt uns das bis zum Tod des Patienten nicht. Als Ursache kommen neben einer generellen psychischen Verletzlichkeit auch zahlreiche körperliche Komponenten in Betracht: Medikamenten-Nebenwirkungen, Stoffwechselstörungen oder auch allgemeine Erkrankungs-Manifestationen, speziell, wenn es sich um Hirnmetastasen handelt.

Manchmal hat man als Arzt den Eindruck, dass weniger der Patient als vielmehr die Angehörigen unter dem Delir leiden. Man sollte dann nicht der Versuchung erliegen, durch eine medikamentöse Intervention den Patienten mehr schlafen zu lassen, um so sich selbst und den Angehörigen eine unangenehme Situation zu ersparen.

Wer leidet hier? Der Patient? Die Angehörigen? Oder gar ich selbst? Das sollte man sich in der Palliativmedizin sowieso ständig fragen. Auch wenn es darum geht, bei einem Patienten zwischen einer für die letzten Wochen und Monate seines Lebens völlig angemessenen Traurigkeit und einer richtigen

Depression zu unterscheiden. Nur weil mir vielleicht die Niedergeschlagenheit des Patienten zusetzt, heißt das noch lange nicht, dass ich sie auch mit Medikamenten behandeln muss.

Antidepressiva sind keine Option, wenn jemand adäquat und eben nicht im Krankheitssinne verzweifelt ist. Sie sorgen höchstens noch für unerwünschte Nebenwirkungen. Garantiert nebenwirkungsfrei ist aber das Vermitteln von Aufmerksamkeit, Zuwendung und Sicherheit. Denn eins dürfte klar sein: Niemand hat die Chance, ein wenig von seiner Traurigkeit zu verlieren, wenn er sich unverstanden und einsam fühlt.

Kapitel 6

Sterben

Der unerträgliche Gedanke, nichts mehr tun zu können

Mit dem Internet nimmt die Informiertheit der Patienten zu. Schwer vorstellbar, dass jemand seine Diagnose *nicht* in die Suchmaschine eingibt und die nächsten Minuten, Stunden, Tage damit beschäftigt ist, mal mehr, mal weniger seriöse Informationen und Erfahrungsberichte zu lesen. Gleichzeitig verblüfft es mich immer wieder, wie hochselektiv man Informationen aufnehmen kann. Da werden Treffer, die sich eingehend mit Prognosen beschäftigen, dezent übersprungen. Und auch der Abschnitt im Wikipedia-Artikel, der die Mortalität behandelt (»Fünfjahresüberlebensrate: 20 Prozent«), wird nach dem Lesen sofort wieder vergessen. Dennoch kann dieses Vorwissen die Gespräche mit dem Patienten erleichtern. Ich kann Dinge bestätigen, Fehler korrigieren, andere Blickweisen aufzeigen und versuchen, offensichtlich Verdrängtes doch ins Bewusstsein zu holen.

Ein Plus des Internets sind sicherlich die Möglichkeiten, sich mit anderen Erkrankten zu vernetzen. In unzähligen Foren können Betroffene konkrete Tipps finden und sich über ihre krankheitsbedingten Belastungen austauschen – manchmal direkter, persönlicher und offener, als es ihnen im Gespräch mit Angehörigen und Freunden möglich wäre.

Leider kann das Internet aber auch unrealistische Hoffnungen wecken. Die nächste exotische Therapie, die nächste spektakuläre Wunderheilung ist immer nur einen Klick entfernt. Der unbegrenzte Zugriff auf Information schraubt die Ansprüche in die Höhe. Hieß es vor zwanzig Jahren noch: »Gibt es denn wirklich nichts mehr, was man noch probieren könnte?«, wird mittlerweile auf »diese japanische Phase-2-Studie« verwiesen oder auf die »spektakulären Erfolge mit Tier-Extrakten«.

Spricht mich der Patient selbst auf alternative Heilmethoden an und halte ich seine Frage aus fachlicher Sicht für nachvollziehbar, setze ich mich gerne zu ihm und erkläre ihm meine Sicht der Dinge. Warum jene bestimmte Therapie in seinem Fall keinen Sinn ergibt. Oder warum ich sie selbst nicht anwenden kann, ich ihm aber nicht davon abraten werde, sich nach jemandem umzusehen, der sich besser damit auskennt. Solche Gespräche können durchaus mehrmals stattfinden, kein Problem.

Die Unterhaltungen mit hartnäckigen Angehörigen setzen einem da schon mehr zu. Bei manchen Menschen gerät man früher oder später an ein Ende der Verständigung, selbst wenn man das im Grunde gar nicht will. Man könnte, ähnlich wie mit überzeugten Impfgegnern, bis in alle Ewigkeit diskutieren, ohne je auf einen grünen Zweig zu kommen. Angehörige haben das Potenzial, zu einem Problem zu werden. Für sich selbst, für die anderen, für den Arzt und vor allem für den Patienten. Denn keine der Folgen ihrer Vorschläge und Anweisungen müssen sie je selbst ertragen.

Sie können leicht auf ein weiteres CT drängen, obwohl das nach Meinung aller Ärzte von keinerlei Nutzen ist und dazu noch eine unnötige Belastung darstellt. Angehörige müssen dann ja auch nicht stundenlang, womöglich auf einem zugigen Flur, darauf warten, abgeholt, untersucht und wieder zurückgebracht zu werden. Der Patient erinnert sich dagegen noch mit Schrecken ans letzte Mal und sagt: »Nein, wenn es sowieso keine neuen Erkenntnisse bringt, dann lassen wir's lieber.«

Einem Patienten kann ich zur Not nahelegen, sich einen anderen Arzt zu suchen, wenn ich das Gefühl habe, er vertraut mir nicht. Bei Angehörigen, die mir vorwerfen, etwas übersehen oder nicht berücksichtigt zu haben – diese Therapie, jene Untersuchung, dieses Institut, jenen Experten –, kann ich das nicht, solange der Patient mir vertraut. Manche Patienten sind schon auf dem Weg zum Heidelberger Krebsforschungszentrum im Auto ihrer zu allem entschlossenen Angehörigen verstorben.

Hinter solchen Heilungs-Amokläufen steckt in den allermeisten Fällen die nackte Sorge um ein erkranktes Familienmitglied. Der Gedanke, nichts mehr tun zu können, kann unerträglich sein. Auch ist die Komplexität einiger Familiensysteme nicht zu unterschätzen. Manchmal brechen lange schon zurückliegende Konflikte wieder auf. Alte Rivalitäten um die Gunst des erkrankten Elternteils werden neu lebendig. Wer sich nach Therapiemöglichkeiten umsieht, tut schließlich noch etwas für die Mutter, während die bösen Geschwister sich schon mit ihrem Sterben abgefunden haben.

In Berlin war ich einmal in die Behandlung eines Patienten auf der Intensivstation eingebunden. Trotz aller Bemühungen verschlechterte sich sein Zustand immer mehr. Sowohl die Ärzte wie auch die Pflegenden gelangten zu der Überzeugung, dass sie mit ihrer Arbeit nur noch das Leid verlängerten, ja sogar neues Leid erzeugten, ohne dass eine Aussicht auf Besserung bestand. Der Sohn des Patienten sah das ganz anders. Als Bevollmächtigter bestand er kategorisch darauf, die Therapien fortzuführen. Alle Versuche, ihn mit Argumenten zu überzeugen, scheiterten.

Die Zeichen standen auf Konflikt. Wahrscheinlich musste das Betreuungsgericht angerufen und mit einer Lösung des

Dilemmas betraut werden. Doch gerade noch rechtzeitig gelang es einer der Seelsorgerinnen, zu dem Sohn durchzudringen. Sie erfuhr, dass er sein ganzes Leben fast nichts anderes zu hören bekommen hatte als: »Du kannst nichts, du genügst nicht, dir kann man nichts anvertrauen!« Nun, da er spürte, dass sein Vater starb, bot sich für ihn zum letzten Mal die Gelegenheit, das Gegenteil zu demonstrieren. Dass er durchaus in der Lage war, Verantwortung zu übernehmen und sich für seinen Vater einzusetzen.

Dieses Eingeständnis veränderte die ganze Situation. Anstatt weiterhin zu versuchen, sich durch das Bestehen auf sinnlosen Behandlungen als guter Sohn zu erweisen, konnte der Mann nun alles aus einem anderen Blickwinkel betrachten. Er konnte das von ihm begleitete Sterbenlassen das Vaters als Zeichen seiner Liebe und seiner Fürsorge wahrnehmen.

Alternative Behandlungsmethoden

Man schätzt, dass bis zu siebzig Prozent aller Krebspatienten im Lauf ihrer Erkrankung komplementär- beziehungsweise alternativmedizinische Therapien in Anspruch nehmen. Die Spanne reicht von Reiki und Mistelpräparaten über privat organisiertes Methadon bis hin zum Einführen obskurster Halbedelsteine in sämtliche verfügbaren Körperöffnungen. Solange damit kein Schaden angerichtet wird, von mir aus. Kritisch wird es nur, wenn dadurch die Wirkung der Normalbehandlung beeinträchtigt wird. Als Arzt sollte ich schon wissen, warum der eigentlich gut eingestellte Patient plötzlich wieder Schmerzen verspürt – beispielsweise weil Alternativpräparate die Abbaugeschwindigkeit der übrigen Medikamente verändert haben.

Ich bin also darauf angewiesen, dass die Menschen sich trauen, mir von alldem zu erzählen. Dazu muss ich auf der Station für eine entsprechend offene Gesprächskultur sorgen. Nur dann kann ich ihnen von manchen Dingen auch abraten. Kaum nötig ist das bei den meisten pflanzlichen Präparaten oder Vitamin-Supplementen. Zumal die auch auf einer anderen Ebene für Entlastung sorgen können. Nicht jeder Patient hält es aus, zum Nichtstun verdammt zu sein. Dann kann die komplementäre Behandlung auch die wichtige Funktion einer Ablenkungstherapie einnehmen: »Ich weiß, dass ich praktisch keine Chance habe, durch dieses Präparat wieder auf die Beine zu kommen. Aber ich werde wahnsinnig, wenn ich nur noch Däumchen drehe und darauf warte, dass der Tod mich holt.«

Patienten und Angehörigen, die mich dezidiert nach meiner Meinung zur Wirksamkeit einer bestimmten alternativen Heilmethode fragen, kann ich letztlich immer nur dasselbe sagen: »Wir wissen es nicht. Sicher gibt es das eine oder andere, was einen positiven, unterstützenden Effekt haben kann. Aber heilen? Eher nicht. Denn sonst würden wir es hier auch einsetzen. Ganz so viel Spaß macht der Satz ›Wir haben keine kausalen Therapien‹ nämlich auch nicht, als dass wir dafür auf eine Chance, dem Patienten helfen zu können, verzichten würden. Skepsis gegen die Schulmedizin in allen Ehren, aber warum sollten wir etwas gegen Heilung haben?«

Und dann schiebe ich noch eine Warnung hinterher: »Da draußen laufen genug Leute herum, die wissen, dass Todesangst einen dazu bringen kann, viel Geld für eine letzte Hoffnung auszugeben. Dass darunter auch Ärzte sind, macht die Sache nicht besser. Ein Doktortitel und ein Praxisschild garantieren leider noch keinen guten Charakter. Aber ganz ehrlich: Würde die Behandlung, für die Ihnen jemand 15 000 Euro abknöpft, auch nur ansatzweise wirken, hätte sich das längst schon herumgesprochen. Denn Geld verdienen wollen ja wohl alle. Also seien Sie vorsichtig.«

Körperliche Veränderungen

Den Trauerkarten, die wir nach dem Tod eines Patienten erhalten, sind oft Fotografien des Verstorbenen beigelegt. Urlaubsbilder, sommersatt und voller Farben. Gelöste Mienen, glückliche Gesichter, ein Lächeln im Abendlicht. Fotos wie aus einer anderen, fernen Zeit, die jedoch oft nur wenige Monate zurückliegt. Manchmal habe ich Mühe, den mir vertrauten Patienten mit dem Menschen auf dem Foto in Einklang zu bringen. Manchmal fällt es mir sogar schwer, ihn überhaupt wiederzuerkennen. Dann frage ich mich, ob die Patienten auf unserer Station wirklich immer verstehen können, was die Krankheit in kürzester Zeit mit ihnen gemacht hat.

Viele Tumorerkrankungen gehen mit großen körperlichen Veränderungen einher. Ein junger Patient, Anfang dreißig, kam mit einem aggressiven Bindegewebstumor zu uns. Seine ganze untere Körperhälfte hatte, man kann es nicht anders sagen, monströse Formen angenommen. In guten Stunden reagierte der junge Mann darauf mit einer ganz eigenen Art von Sarkasmus. Als ich einmal zu ihm ins Zimmer kam, half ihm eine der Schwestern gerade bei der Körperpflege. Die Bettdecke war zurückgeschlagen, und ich sah die dicken Beine und auch den ebenfalls extrem angeschwollenen Genitalbereich. Der junge Mann grinste und sagte: »Passen Sie genau auf, was Sie tun, Doktor Gockel, sollten Sie mal auf die Idee kommen, sich dickere Eier zu wünschen!«

Am Tag seines Todes hatte jene Schwester Dienst, mit der er immer am besten klargekommen war. Sie kam mit verweinten Augen zu ihm. In der Nacht war ihre Katze gestorben. Und so geschah es, dass der junge Mann, kurz bevor er selbst starb, sich noch einmal mit seiner ganzen Liebenswürdigkeit und Warmherzigkeit um einen anderen Menschen kümmerte und ihn tröstete.

Tumorbedingte Wunden können in jeder Form und Farbe auftreten. Oft verheilen sie nicht mehr und bleiben offen. Gelangen dann Bakterien ins Innere, tritt ein starker, verwesungsähnlicher Geruch auf. Bei einem Patienten mussten wir jeden Tag einen Verbandswechsel durchführen. Ein Hospiz konnte ihn nicht aufnehmen, denn der Verband musste unter Kurznarkose gewechselt werden. Sonst hätte der Patient die dabei auftretenden Schmerzen gar nicht ausgehalten. In einer tiefen Wunde lagen alle Beinnerven in der Leiste blank. Also Kurznarkose, Wunde spülen, Antibiotikum rein. Auf diese Weise bekamen wir auch den Geruch im Zimmer so weit reduziert, dass es die Familie am Bett ihres Angehörigen aushielt.

Inmitten seiner abgrundtiefen Verzweiflung konnten wir dem Mann wenigstens einmal am Tag einen kurzen Urlaub in Südkalifornien spendieren. Dafür sorgte das Narkosemittel Propofol. Nachdem ich es ihm zum ersten Mal vor dem Verbandswechsel gespritzt hatte, fragte ich: »Merken Sie schon irgendwas?« Die Antwort kam prompt: »Nein, noch nicht … Oh, aber jetzt! Oh mein Gott, ist das geil!« Kurz darauf schlummerte er selig. Fortan war er jederzeit für eine Kurznarkose zu haben.

Eine 19-jährige Patientin mit einem Glioblastom, einem Hirntumor, war am Ende ihrer Erkrankung selbst zu uns auf die Palliativstation gekommen. Sie hatte den typischen Therapieverlauf hinter sich: Operation und Bestrahlung, schließlich die Gabe von relativ hoch dosiertem Cortison, damit das Ödem um den Tumor herum möglichst klein blieb und nicht zu viel Druck auf die gesunden Nervenzellen ausgeübt wurde. Wie viele Menschen reagierte die Frau auf die Behandlung mit Wassereinlagerungen im Körper und deutlicher Gewichtszunahme. Durch die Bestrahlungen hatte sie zudem alle Haare verloren.

Ihr Vater kam jeden Tag. Stundenlang saß er bei ihr und hielt ihre Hand. Häufig weinten sie zusammen. Dass beide einer

Zirkusfamilie entstammten, wusste ich. Aber wirklich begriffen habe ich es erst, als ich eines Tages das Foto auf dem Nachttisch sah. Vater und Tochter, Arm in Arm und in vollem Kostüm. Links der Clown, rechts die lachende Trapezkünstlerin mit hüftlangen Haaren, durchtrainiert, schlank und sehnig. Das Foto führte vor Augen, wie nicht nur eine Erkrankung, sondern auch die Medizin in ihrem Bestreben zu heilen einen Menschen fast bis zur Unkenntlichkeit entstellen kann.

Ich kann nicht beurteilen, wie in diesem speziellen Fall die Gespräche zwischen den behandelnden Ärzten und der jungen Frau gelaufen sind. Die Heilungschancen bei einem Glioblastom tendieren fast immer gegen null. Der Tumor breitet sich schon zu einem sehr frühen Zeitpunkt und noch dazu rasch ins umliegende Gewebe aus. Wenn ich auf einem Bild ein Glioblastom von zwei Zentimetern sehe, kann ich davon ausgehen, dass die Ausläufer bereits weit größeren Raum einnehmen. Um alles zu entfernen, bräuchte ich im Grunde eine Guillotine.

Die Therapien versprechen also keine Heilung, sondern nur ein Kaufen von Lebenszeit. Das sollte man dem Patienten auch mitteilen: »Unternehmen wir nichts, werden Sie zu neunzig Prozent innerhalb eines Jahres sterben. Mit einer Operation liegt die Chance, dass Sie noch ein Jahr zusätzlich gewinnen, bei achtzig Prozent. Aber dieses weitere Jahr wird mit Sicherheit kein angenehmes für Sie werden, und das nicht nur, weil Sie sich wahrscheinlich auch körperlich stark verändern.«

Ist es okay, den Dingen ihren Lauf zu lassen?

Leider mangelt es den Aufklärungsgesprächen häufig an Ehrlichkeit. Nicht, dass explizit gelogen und von Heilung gesprochen würde, wenn der Patient fragt: »Und nach der Operation und der Bestrahlung bin ich doch wieder gesund, oder?« Aber nicht vehement zu widersprechen, kann schon genügen, falsche Hoffnungen zu wecken und die Behandlungsmaschinerie in Gang zu setzen.

Vor einigen Jahren wollte ich von einem älteren Patienten wissen, warum er eigentlich die Chemotherapie noch auf sich nehme. Medizinisch war sie zwar durchaus noch vertretbar, doch die Nebenwirkungen nahmen immer mehr zu. Er sagte: »Wenn ich die Therapie nicht mehr mache, habe ich Angst, dass sich dann mein Onkologe nicht mehr für mich zuständig fühlt. Und er ist der Einzige, den ich in Sachen Schmerztherapie als Ansprechpartner habe. Mein Hausarzt ist mit der Situation komplett überfordert, zu dem kann ich nicht gehen. Ich will es mir mit dem Onkologen nicht verscherzen. Dafür nehme ich auch die Chemotherapie in Kauf.«

Der Patient sah sich offensichtlich unter moralischen Druck gesetzt. Das gibt es gar nicht so selten, aus jeweils ganz unterschiedlichen Gründen. Weil nur eine verabreichte Chemotherapie auch eine lukrative Chemotherapie ist beispielsweise. Oder weil der Arzt ein Problem hat mit dem Sterben eines seiner Patienten. Oder weil der berühmte Satz immer noch zutrifft, wonach es Ziel der Onkologie sei, den Patienten so lange am Leben zu erhalten, bis er an etwas aus einem anderen Fachbereich stirbt.

Als Palliativmediziner muss ich die langfristigen Verläufe und Endstadien einer Krankheit kennen. Welche Behandlung wurde aus rein kurativen Gründen begonnen und ging schlussendlich trotzdem schief? Handelt es sich dabei um Einzelfälle, oder kommt das häufiger vor? Der Patient soll seine Entscheidungen nicht unter falschen Voraussetzungen treffen müssen.

In meinen eigenen onkologischen Aufklärungen habe ich den Patienten immer versucht zu erklären, dass jede Therapie letztlich ein Risiko darstellt. Wir hoffen immer auf einen guten Ausgang, aber versprechen können wir ihn nicht. Wirkung und Verträglichkeit einer Therapie bilden ein Spiel der Möglichkeiten. Die Erkrankung kann verschwinden oder die Behandlung vollkommen ignorieren. Die Therapie wird gut vertragen, und nur wenige Nebenwirkungen treten auf. Oder es drohen Monate der Qual. Die Königskombination wäre: Die Therapie zeigt Wirkung und verursacht nur wenig Probleme.

Weniger optimal: gute Wirkung und schlechte Verträglichkeit. Hier können die Patienten in ihren Entscheidungen schon voneinander abweichen. Der eine nimmt bereitwillig die Belastung auf sich, der andere sagt: Das ist es mir nicht wert. Und schließlich die schlimmste Variante: Die Therapie zeigt keine Wirkung, entpuppt sich als sehr schlecht verträglich und hat dem Patienten die sowieso schon knappe Restlebenszeit auch noch zur Hölle gemacht.

Darüber muss man offen reden. Allein auf das Konzept *wishful thinking* zu setzen, ist nicht nur unfair, sondern auch grob fahrlässig. Man riskiert dadurch, dass sich der Patient und die Angehörigen hinterher bitter getäuscht und hintergangen fühlen. Die wichtigen Fragen müssen *vorher* gestellt werden: Was machen wir, sollte es zu Komplikationen kommen? Ist es dann okay, den Dingen ihren Lauf zu lassen? Oder wollen wir schauen, wie viel trotzdem noch geht?

»Die Erfolgsaussicht der Therapie liegt bei einem Prozent«: Man kann es lebensbedrohlich erkrankten Menschen nicht verdenken, wenn sie diese Minimalchance nutzen wollen. Als Arzt sehe ich auch die andere Seite. Vielleicht profitiert ein Prozent tatsächlich von der Therapie. Aber neunundneunzig Prozent haben nicht nur keinen Nutzen davon, sondern werden zum Teil von Nebenwirkungen der schlimmsten Sorte heimgesucht. Was sage ich in so einem Fall? Wo sollte ein Gespräch auf Augenhöhe enden und wo Paternalismus beginnen? Sicher, ein erwachsener Mensch darf sich aus freien Stücken auch schlimme Dinge antun. Nur spürt er die Folgen seines Entschlusses erst, wenn sie bereits Gegenwart und vielleicht nicht mehr rückgängig zu machen sind.

Ich habe nur sehr wenige Patienten erlebt, die von sich aus

gesagt haben: »Okay, dann ist das so, ich lasse es von vornherein bleiben.« Viel häufiger hörte ich den Satz: »Ich halte die Nebenwirkungen nicht mehr aus, ich kann nicht mehr. Lassen wir es gut sein. Das Leben ist schön, doch nicht um diesen Preis.«

Sätze wie diese werden erst nach viel Leid und Gewissensqual ausgesprochen. Ich frage mich dann immer: Ist das wirklich das Beste, was wir Mediziner hinbekommen? Die Leute so fertigzumachen, dass sie nicht mehr anders können, als ihr Sterben herbeizusehnen? Wir dürfen nicht warten, bis ein Patient das Maximum an Verzweiflung erreicht hat und von sich aus auf den Tod zu sprechen kommt. Es liegt an uns, auf ihn zuzugehen. Schon viel, viel früher.

Manchmal gibt es kein »Gut«, sondern nur ein »Weniger schlecht«

Die Frau war in ihren Siebzigern. Man hatte mich konsiliarisch zu ihr gerufen. Ihr Befund: ein kleinzelliges, schnell gewachsenes, sehr aggressives Bronchialkarzinom. Diese Art Karzinom spricht sehr gut auf eine Chemotherapie an. Sie verschwindet häufig sogar, für ein halbes Jahr, für ein ganzes. Doch dann kommt sie zurück, und alles hat sich gedreht. Keine Therapie hilft mehr.

Jeder Onkologe weiß um diesen Verlauf. Der Patient kann ihn nicht kennen. Medizinisch vollkommen korrekt wird ihm zum sofortigen Beginn der Chemotherapie geraten. Der Tumor wächst schließlich schnell, und selbst übers Wochenende kann sich die Lage verschlimmern. Nach dem ersten Zyklus sieht es schon besser aus, nach dem zweiten ist der Tumor nur noch halb so groß und nach vier oder fünf Zyklen nicht mehr nachweisbar. Alle freuen sich, die Nachsorge wird vereinbart. Sechs Monate später trifft eine der beiden beteiligten Parteien die Nachricht von der Wiederkehr des Tumors wie ein Schlag. Niemand hat es für nötig befunden, dem Patienten vorab zu erklären, dass nicht Heilung das Ziel sein würde, sondern Fristverlängerung. Ein Kaufen von Zeit. Er oder sie hätte die Zeit für anderes, Wichtigeres nutzen können als dafür, sich im Glauben, wieder gesund zu sein, noch jeden Tag zur Arbeit zu schleppen. Wäre er denn informiert worden. Hätte sie denn nachgefragt.

Bei der erwähnten Patientin war es ähnlich abgelaufen. Nach einer Weile der Ruhe hatten sich neue Metastasen gebildet, im Gehirn, in der Leber. Auf den CT-Bildern konnte ich eine Lebermetastase erkennen, die schon in Richtung Dickdarm wuchs. Bevor wir das Zimmer betraten, fragte ich die Kollegin, die mich gerufen hatte:

»Muss ich noch etwas wissen?«

»Nein. Mir ging es vor allem um die spätere Weiterversorgung der Patientin. Das eilt aber nicht. Sie wird jetzt sowieso erst mal wegen der Hirnmetastasen zwei Wochen lang bestrahlt.«

»Ach so. Und warum findet das Bestrahlen genau statt?«

»Na ja, sonst trübt die Frau ja ein und stirbt an den Hirnmetastasen. Die Strahlentherapeuten haben schon zugestimmt.«

»Wenn ihr den Kopf bestrahlt und es funktioniert, dann wird sie zwar diese kognitiven Einschränkungen verlieren und auch nicht mehr eintrüben. Aber dann wird sie in den nächsten zwei, drei Monaten wegen der in den Dickdarm hineingewachsenen Metastase an einem Darmverschluss sterben. Du hast ja selbst gesagt, dass ihr keine anderen Behandlungsmöglichkeiten mehr habt. Wollen wir die Patientin nicht mal selbst fragen?«

Szenenwechsel. Im Patientenzimmer.

»Wovor haben Sie denn am meisten Angst?«

»Vor dem Leiden.«

»Sprechen Sie da aus Erfahrung?«

»Ja. Mein Mann ist vor drei Jahren an einer Krebserkrankung gestorben. Das hat sich über Wochen hingezogen, bis er endlich auf die Palliativstation gekommen ist und man ihm etwas gegen die Schmerzen gegeben hat.«

»Dann frage ich mal ganz konkret: Wäre es Ihnen lieber, auf Lebenszeit zu verzichten, wenn das bedeuten würde, dass kein Leid mehr auftritt? Oder wäre Zeit Ihnen so wichtig, dass Sie dafür auch das Risiko von Belastungen und Symptomen auf sich nehmen würden? Wenn wir Ihren Kopf bestrahlen, werden Sie mit großer Wahrscheinlichkeit in einigen Monaten an einem Darmverschluss sterben. Verzichten wir darauf, werden Sie höchstwahrscheinlich im Lauf der nächsten beiden Wochen immer mehr schlafen und schließlich nicht mehr aufwachen.«

Die Patientin entschied sich gegen die Bestrahlung. Ich übernahm sie auf die Palliativstation, wo sie fast genau zwei Wochen später ohne Leiden einschlief – bevor ihr der Bauch Probleme bereiten konnte.

Vielleicht lässt sich das Konzept der Palliativmedizin mit der Umkehrung des englischen Spruchs *Don't stand there, just do something!* – »Steh nicht rum, mach was« am besten beschreiben: *Don't just do something, stand there!* Statt immer nur das nächste Problem zu sehen und dann wieder das nächste und entsprechend zu handeln, richtet die Palliativmedizin den Blick eher auf das Gesamte. Sie hält es aus, dass es manchmal kein »Gut«, sondern nur ein »Weniger schlecht« gibt. Und versucht dann herauszufinden, welches »Weniger schlecht« das beste für den Patienten ist.

Gewissheiten, die ins Wanken geraten

Das primäre Ziel der Medizin muss immer das Wohlbefinden und der Erhalt der Würde des Patienten sein. Sie sollte die reine Lebensverlängerung nicht als Selbstzweck betrachten. Leichter gesagt als getan. Einige Strukturen des Gesundheitssystems stehen dem entgegen. Geld gibt es fast ausschließlich für

Behandlungen. Ein mit hohem zeitlichen Aufwand betriebener Entscheidungsprozess, an dessen Ende der gemeinsam mit dem Patienten getroffene Entschluss steht, auf jede ursächliche Behandlung zu verzichten, stellt aus betriebswirtschaftlicher Sicht einen Unfall dar. Der Autoverkäufer, der seine Kunden in einem langen Gespräch davon überzeugt, aus Umweltgründen auf die Bahn umzusteigen, erhält vielleicht einen Ökologiepreis. Seinen Job dürfte er dafür bald los sein.

Früher habe ich es mir leicht gemacht. Schnell fällte ich mein Urteil über die Kollegen im ambulanten Bereich, die einen Patienten zu einem lukrativen Eingriff »überredeten«. Ich nannte ihr Vorgehen »nicht korrekt« und »unethisch«. Große Worte. Dann ging mir auf, dass ich mich gar nicht so stark von ihnen unterscheide. Auch ich versuche, Patienten von etwas zu überzeugen, wenn auch häufig vom Gegenteil, also eher der Beendigung einer nicht mehr hilfreichen Therapie. Doch ich benutze dazu dieselben Kommunikationstechniken wie sie.

Ich weiß, dass ich durch meine Sprache sehr viele Patienten in fast jede von mir gewünschte Richtung dirigieren kann. Als Arzt verfüge ich über Macht, als rhetorisch versierter Arzt über noch mehr Macht. Ob ich Informationen gebe oder sie vorenthalte; wie ich sie verpacke; wie ich Risiken und Nutzen gegeneinanderstelle; wie neutral ich bleibe oder wie viel emotionalen Einfluss ich nehme über Blicke, Körperhaltung, Wortwahl und Sprachmelodie – all das bleibt meiner Entscheidung überlassen. Der Patient kann nicht erkennen, ob ich seine Interessen oder andere Absichten verfolge. Darum muss ich mich und meine Motive stets selbst hinterfragen: Was mache ich hier gerade? Und für wen?

In meinem Berufsalltag sehe ich hauptsächlich die Leute, die damit hadern, dass eine bestimmte Therapie nicht den erhofften Erfolg gebracht hat: »Hätte ich doch bloß nicht die verbleibende Zeit mit furchtbaren Nebenwirkungen und nutzlosen Krankenhausaufenthalten vergeudet!« Diejenigen, bei denen die Therapie wunderbar angeschlagen hat, die vielleicht auch durch eine schlimme Zeit gegangen sind, aber nun schon seit drei Jahren wieder ihren Alltag leben können, die sehe ich nicht. Das darf ich nie vergessen. Die schlimmen Verläufe, mit denen ich es zu tun bekomme, stehen nicht unbedingt repräsentativ für eine bestimmte Erkrankung und auch nicht für die Art ihrer Behandlung.

Sowieso muss ich aufpassen, nicht in einen berufsbedingten Nihilismus zu verfallen. Sodass ich im Einzelfall gar nicht mehr darüber nachdenke, welche therapeutischen Möglichkeiten es für einen Patienten eventuell noch gibt. Ich darf niemandem durch zu frühes Abraten eine Chance rauben. Ich darf nicht betriebsblind werden und darf weder verteufeln noch manipulieren. Man braucht immer beide: den Chirurgen mit seinem Fachwissen und Können für die akute Situation *und* den Palliativmediziner, der ein Auge darauf hat, was passiert, wenn sich die Träume eines Patienten nicht erfüllen.

Manche Krankengeschichten haben das Potenzial, Gewissheiten ins Wanken zu bringen, die man jahrelang nie ernsthaft infrage gestellt hat. In Berlin fiel mir das ständige Zwinkern einer Kollegin auf. Auch träufelte sie sich des Öfteren künstliche Tränenflüssigkeit ins Auge. Als wir uns ein bisschen besser kannten, erzählte sie mir von der Knochenmarktransplantation, die sie aufgrund einer akuten myeolischen Leukämie ein paar Jahre zuvor erhalten hatte. Mittlerweile galt sie nach Meinung aller Ärzte als geheilt. »Das ist in der Tat der Idealverlauf einer solchen Transplantation«, meinte ich und glaubte, was ich sagte. Dass als Nachwirkung die Augen der Kollegin ständig trocken waren, erschien mir als akzeptabler Preis. Sie stimmte mir auch zu, dann aber wurde sie nachdenklich: »Ganz ehrlich, wenn die Krankheit zurückkehren würde, würde ich mir keine zweite Knochenmarktransplantation mehr antun. Sondern lieber sterben.«

Sie hatte mir eine Lektion erteilt. Nur weil wir Ärzte einen

Behandlungsverlauf als positiv bewerten, heißt das noch lange nicht, dass der Patient unsere Auffassung teilt. Meine Arbeit als Palliativmediziner betrifft das nur peripher. Aber was vermag so eine Erkenntnis bei jemandem auszulösen, der einen großen Teil seiner Lebenszeit damit verbringt, Menschen zu heilen? Der sich plötzlich eingestehen muss, dass auch das, was er immer als Erfolgsgeschichte betrachtet hat, nur etwas ist, was die Betreffenden kein zweites Mal erleben wollen?

Fast eine Weihnachtsgeschichte

Wenn ich vorhin geschrieben habe, dass die schlimmen Verläufe nicht repräsentativ für eine bestimmte Erkrankung stehen, so gilt das umgekehrt für die positiven genauso. Aber auch sie haben die Kraft, ärztliche Wahrnehmung zu prägen oder sogar auf Jahre hinaus zu verzerren. Dabei bilden sie ebenfalls nur einen Teil der Realität ab, wenn auch zugegebenermaßen einen spektakulären. Einen, den man gerne erzählt. Als Grundlage für künftige Entscheidungen taugen sie freilich trotzdem nicht.

Während meiner Münchner Zeit in der Onkologie kam eine junge Leukämie-Patientin von gerade einmal Mitte zwanzig zu uns auf die Station. Ihr hatte das Schicksal die denkbar schlechtesten Karten ausgeteilt: eine akut-lymphatische Leukämie, dazu noch eine der ganz unschönen Sorte. Kaum Aussicht auf Heilung. Die erste Chemotherapie erhielt sie Anfang Dezember, mit dem bekannten Effekt eines vorübergehend heruntergeprügelten Knochenmarks und einem dadurch sehr geschwächten Immunsystem.

Je nach Therapie dauert es in der Regel zwei bis drei Wochen, bis sich das Knochenmark erholt und seine Arbeit wieder aufnimmt. In dieser Phase sind die Patienten extrem anfällig für Infekte aller Art, die schnell lebensbedrohlich werden können.

Auch die junge Frau blieb davon nicht verschont. Wir konnten ihren Infekt zwar mit Antibiotika halbwegs in Schach halten, aber die Arbeit des Knochenmarks konnten wir damit nicht ersetzen.

Das Warten auf die täglichen Laborbefunde glich einem einzigen Luftanhalten. Beim gesunden Menschen tummeln sich zwischen 4000 und 10 000 Leukozyten im Blut, weiße Blutkörperchen pro Mikroliter. Bei unserer Patientin stand auf den Berichten aber tagelang nur: 100, vielleicht 150. Wieder 100. Dann die Wende. Die Zahlen gingen nach oben. 300, 400, 700, 1500, 2000! Wir haben es geschafft! Machen wir nur zur Sicherheit noch ein Differenzialblutbild. 1200 Leukämie-Zellen. Mist.

Wir meldeten die Patientin sofort zur Knochenmarktransplantation an. Ihr Bruder kam als Spender infrage, er wollte auch helfen. Auf der entsprechenden Station war jedoch kein Platz frei. Alle noch bei anderen Patienten anhängigen Behandlungen sollten pünktlich vor Jahresende abgeschlossen sein. Wir mussten die sogenannte Konditionierungs-Chemotherapie auf der Normalstation durchführen.

Diese Therapie macht kurzen Prozess. Sie brennt das Knochenmark komplett nieder, auf dass es sich nie wieder erhebe. Seine Stelle soll schließlich bald vom neuen Knochenmark eingenommen werden. Wir mussten uns beeilen, sonst würde die Patientin den Februar nicht mehr erleben. Die Chancen auf ein Happy End standen schlecht. Eigentlich waren sie sogar verschwindend gering. Doch die junge Frau wollte es versuchen. Sie wusste, worauf sie sich einließ. An Heiligabend führten wir die Konditionierung durch, am 28. Dezember fand die Transplantation statt.

Noch Wochen danach schaute ich regelmäßig auf der Intensivstation vorbei. Die Komplikationen, darunter eine Blutvergiftung, hörten nicht auf. Irgendwann verlor ich die Patientin aus den Augen. Doch immer war da das Gefühl, dass es schiefgegangen war. Sie würde das Krankenhaus nicht mehr lebend verlassen. Nicht nach all den Aufenthalten auf der Intensivstation.

Ein Jahr später. Wieder Dezember, wieder fast schon Weihnachten. Ich bin gerade auf dem Weg zum Supermarkt, als mich jemand auf dem Mountainbike überholt. Ich erschrecke mich, rufe laut »Hey!«. Da bremst die Frau auf dem Rad, legt ein gekonntes Wendemanöver hin, zieht den Schal von ihrem Gesicht und lacht mich an: »Hallo, Herr Gockel!«

Sie hatte es tatsächlich geschafft. Nach einem Dreivierteljahr hatte sie dem Krankenhaus den Rücken kehren können und war als geheilt entlassen worden, sofern man das zu diesem frühen Zeitpunkt schon sagen konnte. Aber ich habe mich extra erkundigt und erhielt fünf Jahre nach unserem Beinahe-Zusammenstoß auf der winterlichen Straße die beruhigende Auskunft: Es geht ihr gut.

Der Streit um die Liegezeiten

Zweiundsechzig Tage. Zwei volle Monate und einen Tag hat einmal ein Patient bei uns auf der Palliativstation verbracht, ehe wir ihn zur Weiterversorgung wieder entlassen konnten. Einsamer Rekord. Die unendliche Geschichte immer neuer, unvorhergesehener Probleme. Im ersten Anlauf haute die Schmerztherapie nicht hin, im zweiten reagierte der Patient auf ein Medikament allergisch. Nach dem dritten Versuch waren die Schmerzen gut eingestellt, doch dann kam es plötzlich zu einem inkompletten Darmverschluss.

Wir behandelten konservativ, das klappte auch. Die Entlassung konnte geplant werden. Doch erst winkte der ambulante Pflegedienst ab, dann das Hospiz: Tut uns leid, kein Platz frei im Moment, in einer Woche sieht's wahrscheinlich wieder besser aus. Schon ist der erste Monat auf der Palliativstation vorbei. Schließlich kommt der große Tag, alles ist vorbereitet für den

Umzug ins Hospiz. Nur noch eine Nacht. Doch in der fällt der Patient aus dem Bett und bricht sich das Bein.

Derartig lange Liegezeiten treiben jedem Klinik-Verantwortlichen den Angstschweiß auf die Stirn. Sie sind vom sogenannten DRG-System (DRG steht für »Diagnosis Related Groups«, zu Deutsch »diagnosebezogene Fallgruppen«) auch gar nicht eingeplant. Das Abrechnungsverfahren sieht für jede Erkrankung durchschnittliche Liegedauern vor. Werden die unter- oder überschritten, kann das zu finanziellen Abschlägen führen. Die Krankenkasse zahlt dann weniger.

Bei einer palliativmedizinischen Komplexbehandlung werden verschieden langen Liegedauern verschiedene Honorierungen zugeordnet. Mit jeder Woche, die neu beginnt, gibt es mehr Geld. Aber, und das ist eine wichtige Einschränkung, ab einundzwanzig Tagen sind die Zahlungen gedeckelt. Das leuchtet durchaus ein. Für das Krankenhaus soll es sich finanziell nicht lohnen, einen Palliativ-Patienten länger als drei Wochen zu behalten und auf diese Weise die Station in eine Art besser bezahltes Hospiz umzuwandeln. Die Steuerung der Liegedauern via Abrechnung erweist sich dennoch nicht immer als glückliches Instrument. Besonders wenn einem nicht nur die Zahlen am Herzen liegen, sondern auch das Wohl des einzelnen Patienten.

Es kommt vor, dass Menschen länger als die ominösen einundzwanzig Tage bleiben, obwohl wir uns möglichst frühzeitig um die Möglichkeiten der Weiterversorgung kümmern: Geht es zu Hause? Oder wäre ein Hospiz besser? Gerade die Aussicht auf einen Umzug ins Hospiz kann für Patienten wie Angehörige eine große Belastung bedeuten. Manchmal sogar eine so große, dass wir von einer Verlegung absehen, besonders wenn klar ist, dass der Patient nur noch wenige Tage leben wird. Das sind Fälle, in denen die Liegedauer auf der Palliativstation überschritten wird und die Krankenkasse anschließend Gelder streicht, weil sie keinen abrechnungsfähigen Grund für eine palliativmedizinische Versorgung mehr sieht. Anders zu handeln käme für mich dennoch nicht in Betracht.

Kollegen, die das etwas geschmeidiger handhaben, wissen das DRG-System und die gesetzlichen Rahmenbedingungen auf ihrer Seite. Ein Krankenhaus ist nur so lange verpflichtet und berechtigt zu helfen, wie auch eine Indikation für die Behandlung vorliegt. Sofort danach handelt es sich nicht mehr um ein Problem der Klinik, sondern um eines der Weiterversorgung. Halte ich mich buchstabengetreu an die Vorschriften, kann ich eben auch einen Patienten, von dem ich weiß, dass er die nächsten zweiundsiebzig Stunden kaum überleben dürfte, noch zur Kurzzeitpflege in ein Heim verlegen. Oder nach Hause schicken. Alles ist möglich.

Vor einigen Jahren erhielt ich einen Konsil-Auftrag aus der Onkologie. Es ging um einen hochbetagten Patienten. Kurz zuvor hatte er sich noch, unterstützt von seinem Sohn, ganz gut daheim versorgen können. Dann war er schwächer geworden, blasser auch und hatte immer wieder starkes Nasenbluten bekommen. Im Krankenhaus nahm man ihm Blut ab, andere Untersuchungen folgten. An ihrem Ende stand der Verdacht auf eine akute oder subakute Leukämie.

Der alte Herr nahm es gelassen auf: »Ich bin dreiundneunzig. Ich habe ein langes, ein schönes Leben gehabt. Seit geraumer Zeit sehe ich immer schlechter, und meine Rückenschmerzen machen mir von Tag zu Tag mehr zu schaffen. Ich habe mir schon überlegt, irgendwann, wenn es so weit sein sollte, in die Schweiz zu fahren. Denn ganz ehrlich, Herr Doktor, was soll in meinem Leben noch groß kommen? Schöner wird es nicht mehr.«

Ich sprach mit dem Patienten, ich sprach mit dem Sohn. Ich sprach über Behandlungsmöglichkeiten und über die zukünftige Versorgung. Nach einer Dreiviertelstunde legte sich der alte Herr fest: Hospiz. Schon seine Nichte war in einem Münchner Hospiz verstorben, und die Familie hatte die Zeit dort als friedlich und erfüllt empfunden. Da es bei einer Leukämie oft zu Blutungen, Minderdurchblutungen und anderen Symptomen kommen kann, war ich beruhigt, wusste ich ihn doch im Hospiz gut versorgt. Noch am selben Tag stellte ich ein Hospiz-Gutachten fertig und schickte es ab. Später am Nachmittag unterhielt ich mich mit dem Onkologen. Er kam direkt zur Sache:

»Ja, wenn das so ist und der Patient keine Behandlung mehr möchte, was will er dann noch hier? Dann kann er doch auch wieder nach Hause!«

»Aber er lebte bisher alleine.«

»Und warum nimmt der Sohn ihn nicht zu sich?«

»Der hat zwei Jahre lang seine Frau zu Hause versorgt. Sie hatte ein Lungenkarzinom und ist daheim verstorben.«

»Und?«

»Vielleicht sollte man einfach davon ausgehen, dass es eine kritische Menge an Leid und Belastung gibt, die Angehörige ertragen können?«

»Und was sollen wir jetzt machen? Bis wir einen Hospizplatz haben, dauert es ja ewig! Wie wäre es mit einem Pflegeheim?«

Das war der Moment, an dem mir endgültig der Kragen platzte.

»Hier ist ein kranker Mensch, der bereit ist, seinen Tod zu akzeptieren. Wir leiten alles so schnell wie möglich in die Wege, und dir ist das immer noch nicht schnell genug? Weißt du was? Der Mann hat starke Rückenschmerzen und ein beginnendes Nierenversagen. Wie wäre es denn, wenn wir ihm ein bisschen Ibuprofen gegen die Rückenschmerzen geben? Die sind dann weg, die Niere versagt, und alle haben das, was sie wollen.«

»Du kannst doch nicht auf eine Niereninsuffizienz Ibuprofen geben? Der kann daran sterben!«

»Wieso denn nicht? Bevor ich einen sterbenden Dreiundneunzigjährigen zurück in seine Wohnung oder in ein Pflegeheim schicke, von wo er bei der ersten Komplikation vom Notarzt wieder zu uns zurückgebracht wird, erscheint mir das immer noch als die humanere Lösung.«

Der Patient blieb auf der Station. Glücklicherweise fand sich schon in den nächsten Tagen ein Platz im Hospiz für ihn.

Wohin nach der Palliativstation?

Auf der Palliativstation versuchen wir, den Zustand eines Patienten so weit zu verbessern oder zu stabilisieren, dass er am Ort seiner Wahl so symptomfrei wie möglich weiterversorgt werden kann. Es ist ein schmaler Grat: Je umfangreicher und liebevoller wir jemanden versorgen, je mehr menschliche Wärme, Würde und Respekt wir ihm entgegenbringen und je besser er oder sie sich bei uns aufgehoben fühlt, umso mehr wächst bei ihm womöglich die Angst vor dem, was danach kommt. In einem »Ich will aber hierbleiben, hier fühle ich mich wohl!« verbirgt sich ein Kompliment für unsere Arbeit. Aber das Sozialgesetzbuch positioniert sich in Sachen Daueraufenthalt eben ganz klar. Hin und wieder bin ich genötigt, sanften Druck auf die Patienten auszuüben und Gespräche zu initiieren, die keiner Seite Spaß machen.

Manche befürchten, nach einer gewissen Zeit automatisch weggeschickt zu werden, egal, in welchem Zustand sie sich befinden. Diese Angst kann ich ihnen immer nehmen: »Normalerweise bleiben die Leute sieben bis zehn Tage bei uns. Ich garantiere Ihnen jedoch, dass wir Sie auf jeden Fall so lange hierbehalten, wie es einen Behandlungsbedarf gibt.«

Aber auch hier können kleine Veränderungen in der Wortwahl große Wirkung haben. »Solange Sie noch irgendwelche Beschwerden haben, bleiben Sie definitiv hier«, wurde eine bestimmte Patientin von einer meiner Kolleginnen beruhigt. Was nicht ganz dasselbe ist. Ich ahnte schon, wie die Patientin reagieren würde:

»Frau XY, jetzt haben wir ja Ihre Schmerzen recht gut behandelt bekommen. Der nächste Schritt ist nun, gemeinsam zu überlegen, wie wir das mit der Weiterversorgung ins Hospiz hinkriegen. Wie geht es Ihnen denn heute?«

»Oh, Herr Doktor, diese furchtbare Übelkeit!«

»Ach! Übelkeit? Die ist neu, oder? Gut. Dann stellen wir etwas bei den Medikamenten um und schauen, wie es morgen aussieht.«

Am nächsten Tag:

»Die Schwestern haben mir erzählt, dass die Übelkeit nachgelassen hat. Das freut mich.«

»Ja, aber der Husten!«

Auf dem Gang musste ich lachen. »Pass auf«, sagte ich zu meiner Kollegin, »wenn wir da morgen wieder reingehen – ein Krokodilbiss würde mich nicht groß überraschen! Oder doch Malaria mitten in Brandenburg?«

Andere Patienten lösen das Problem mit der gefürchteten Verlegung auf ihre Weise. Sie sterben in der Nacht, bevor es so weit ist. Ihr (vollkommen natürlicher!) Tod kommt dermaßen überraschend, dass es mir schwerfällt, nicht an einen kausalen Zusammenhang zu glauben. »Du raffinierter Kerl«, denke ich dann. »Du hast dir also gesagt: ›Ich bleibe hier, bis ich sterbe. Und wenn ich schon die Rahmenbedingungen nicht ändern kann, dann regle ich das eben anderweitig.‹«

Zu Hause sterben

Die meisten Menschen wünschen sich in ihren gesunden Tagen, dereinst zu Hause sterben zu können. Sich darauf zu fixieren, birgt indes das Risiko großer Enttäuschung, wenn es dann doch nicht dazu kommt. Hinterbliebene tragen sich oft noch Jahre später mit Selbstvorwürfen, weil sie ihrem Angehörigen seinen großen Wunsch nicht erfüllen konnten. Dabei haben sie alles richtig gemacht. Ich habe Sterbesituationen auf der Station erlebt, die sich mit Sicherheit keiner in den eigenen vier Wänden wünschen würde.

Dass die Menschen zu Hause sterben möchten, resultiert auch aus Klinik-Erfahrungen. Mehrbettzimmer und die typischen Stationsabläufe lassen ein Sterben in Frieden und Ruhe nicht sehr realistisch erscheinen. Privatsphäre, die Anwesenheit wichtiger Menschen, zu welcher Uhrzeit auch immer, ein angenehmes Umfeld sowie der eigene Rhythmus, in dem Abschied genommen werden soll – das verbirgt sich hinter der Hoffnung, daheim sterben zu können. Woanders scheint all das nur schwer möglich zu sein. Dabei können gerade in einem Hospiz die letzten Tage zu einem Geschenk werden. Die professionelle Betreuung rund um die Uhr gibt Sicherheit. Menschliche Nähe wird möglich, die Konzentration auf das Wesentliche gelingt.

Die Aussicht, einen Sterbenskranken zu Hause zu versorgen, kann Angehörigen große Angst machen: Was soll nur werden? Bin ich überhaupt stark genug, alles zu schaffen? Eigentlich traue ich mir es doch gar nicht zu, meinen Mann nach Hause zu holen. Aber ich darf ihn nicht enttäuschen. Auf keinen Fall soll er denken, dass mir alles zu viel ist und ich ihn in ein Hospiz abschieben will.

Auch hier braucht es seitens des Arztes ein genaues Wissen um den voraussichtlichen Krankheitsverlauf. Kann man der Familie die Versorgung zutrauen? Kann es zu Blutungen, Luftnotattacken oder Erstickungsanfällen kommen, die jedes System heimischer Betreuung zeitnah kollabieren lassen?

Manchmal wusste am Ende eines stationären Aufenthalts das ganze Team, dass es zu Hause nicht gutgehen würde. Doch weder Patient noch Angehörige waren dazu bereit, über Alternativen nachzudenken. Wir mussten sie ziehen lassen. Zwei oder drei Tage später wurde der Patient mit der Feuerwehr in die Rettungsstelle gefahren, weil sich der Optimismus der Familie, dass es irgendwie schon gehen würde, zerschlagen hatte.

Wir können die Patienten, die trotz unserer Bedenken unbedingt nach Hause möchten, nicht einfach in ein Hospiz verfrachten. Das Einzige, was wir tun können, ist vorauszuplanen; ein Netz der Hilfe zu spannen für den wahrscheinlichen Fall, dass es zu Hause nicht funktioniert. Wir entwerfen einen Plan B. Hilfreich ist es, wenn uns der ambulante Palliativ-Pflegedienst, der in die Betreuung vor Ort involviert ist, über die Situation in der Familie auf dem Laufenden hält.

Solche Pflegedienste arbeiten in der Regel auch sehr gut mit den Hospizen zusammen. Auf dem kurzen Dienstweg können dann regelmäßig Zustandsmeldungen durchgegeben werden: »Das betrifft jetzt noch nicht heute oder morgen. Aber gut möglich, dass die Situation hier in den nächsten ein, zwei Wochen kippt. Könnt ihr den Patienten bitte auf die Warteliste setzen und dann jedes Mal anrufen, wenn ihr ein Bett frei habt? Entweder wir nehmen es dann, oder wir rutschen auf der Liste um einen Platz nach hinten und warten noch ein bisschen länger.«

Gleichzeitig müssen vor der Entlassung die entscheidenden Gespräche mit dem Patienten, aber vor allem auch mit seinen Angehörigen geführt werden: »Es gibt Dinge, die kann man delegieren, dazu gehört die Pflege. Bei anderen geht das nicht. Damit meine ich familiäre Zuwendung, Nähe, Liebe. Als Ehepartner oder Lebensgefährte sind Sie nicht ersetzbar. Von daher müssen Sie gut auf sich aufpassen. Aber das klappt nicht, wenn Sie sich mit der Pflege übernehmen. Sie haben nicht die professionelle Distanz, wie ich sie habe. Wenn mir Ihr Mann sagt: Ich habe Schmerzen, dann hole ich ihm ein Medikament und versuche, ihm zu helfen. Wenn er es aber Ihnen sagt, berührt sie das ganz unmittelbar. Es macht Sie fertig. Dass Sie leiden, wenn es Ihrem Mann schlechtgeht, ist ein Zeichen von Liebe. Und kein Zeichen von Schwäche, fehlendem Engagement oder gar Versagen.«

Damit kann ich in den meisten Fällen alle ins selbe Boot

holen. Wer nicht einsteigt, entlarvt sich als der Narzisst im System: »Du hast es mir aber versprochen, dass ich nie in ein Hospiz gehen muss! Du bist meine Frau, und ich erwarte von dir, dass du mich zu Hause versorgst.« Der Behandlungsauftrag für unsere Patienten verpflichtet uns nicht dazu, jeden noch so fragwürdigen Charakterzug einfach zu akzeptieren. Bei moralischer Erpressung hilft nur regulierendes Eingreifen.

Am besten packe ich den Betreffenden an seinem eigenen Egoismus: »Das verstehe ich ja alles. Aber so, wie ich die Lage einschätze, wird es höchstens ein paar Tage dauern, bis Ihre Frau nicht mehr kann und kapitulieren muss, weil die Pflege über ihre Kraft geht. Und dann? Dann weiß der Herrgott, in welches Krankenhaus Sie gebracht, in welchem Hospiz Sie letztendlich landen werden, weil da zufällig ein Bett frei ist. Jetzt könnten wir alles noch in Ruhe planen. Später wird das nicht mehr möglich sein. Wollen Sie wirklich, dass es so weit kommt?«

Die Seele, die nie richtig zu leben lernt

»Es ist keine Frage, dass ich gerne noch dreißig Jahre leben würde«, sagte mir einmal eine Patientin. Sie war Mitte fünfzig. »Ich habe«, fuhr sie fort, »diesen Brustkrebs jetzt seit fünf Jahren. Als ich von meiner Erkrankung erfuhr, war das wie ein Erwachen nach langem, bleiernem Schlaf. Plötzlich fand ich die Kraft, mein ganzes Leben auf links zu drehen. Von da an umgab ich mich nur noch mit Menschen, die mir wirklich etwas bedeuten. Ich investierte Zeit nur noch in Dinge, die mich erfüllen. So könnte es weitergehen, noch dreißig Jahre, noch ewig. Doch dazu wird es nun nicht kommen. Ich werde bald sterben. Aber ich bin nicht verbittert deswegen. Denn viel schlimmer wäre es gewesen, hätte ich das Leben, das ich vor meiner Erkrankung geführt habe, weiterleben müssen.«

Das ist eines der Geschenke, die ich von den Patienten auf der Palliativstation regelmäßig erhalte. Aus ihren Erzählungen lässt sich erspüren, wie sie versucht haben, das Beste aus ihrem Leben zu machen. Woran sie festgehalten haben, worauf es ihnen angekommen ist, was wirklich gezählt hat. Leider natürlich auch: woran sie besser nicht ihr Herz gehängt hätten, wo sie aufs falsche Pferd gesetzt haben und was stattdessen wichtiger gewesen wäre. Ganz oben auf der Liste steht der Satz: »Hätte ich nur mehr Zeit mit meiner Familie verbracht!«

Man muss auf Sätze der Reue, auf das »Hätte« und das »Wäre« gar nicht viel erwidern. Sie auszuhalten und nicht schweigend zu übergehen oder mit einer Floskel abzutun, ist schon viel. Tragen muss der Patient den Schmerz allein. Aber ich kann ihm das Gefühl geben, gesehen zu werden, nicht allein zu sein in seinem Leid. Er muss seine Empfindungen nicht länger unterdrücken, Hadern und Traurigkeit nicht nur mit sich selbst ausmachen. Warum werden Fragen wie »Bereuen Sie etwas?« so selten gestellt? Manche Patienten, die ich erlebe, haben viel zu lange darauf gewartet, sie endlich einmal beantworten zu können.

Es gibt nicht *die* Realität. Wir sehen immer nur einen Ausschnitt. Nur weil der uns im Moment als das Ganze erscheint und unsere Aufmerksamkeit beansprucht, heißt das nicht, dass wir nicht trotzdem den Blick wenden und einen anderen Teil der Realität wahrnehmen können. Eine schlimme Diagnose kann Bremsen lösen. Die Angst, die ständiger Begleiter war, weicht klarerer Sicht. Vorsicht wird überflüssig.

Auf Beerdigungen wird häufig der Song »The Rose« von Bette Middler gespielt. Der Text richtet sich als Ratschlag an alle Hinterbliebenen, das Leben nicht zu versäumen: *And the soul afraid of dying, that never learns to live* – »Die Seele, die aus Angst vor dem Tod nie richtig zu leben lernt«.

Manche finden erst im Angesicht des Todes, befreit von den Fesseln der Furcht, in eine verzweifelte, verzweifelt schöne

Lebenslust hinein. Ein Patient formulierte diese plötzliche, wirklich existenzielle Freiheit einmal so: »Auf einmal spüre ich bis in die letzte Faser hinein, dass die Angst vor dem Tod, die mich immer gelähmt hat, verschwunden ist. Die Bedrohung, durch eine unbedachte, übermütige Handlung zu sterben, existiert einfach nicht mehr. Es gibt nur noch die Bedrohung, zu sterben, bevor ich alles, was noch geht und was ich noch zu tun in der Lage bin, ausprobiert habe.«

Wir sollten Sterbende als Lehrer begreifen

Vor einiger Zeit besuchte ich den Vortrag einer Ergotherapeutin. Er stand unter dem Motto: »Ermöglichung sinnstiftender, befriedigender Teilhabe«. Einigermaßen ignorant vermutete ich dahinter das Üben von Alltagskompetenzen. Aber das definiert den Beruf eines Ergotherapeuten ungefähr so präzise, wie sich das Arztsein auf das Verpassen von Spritzen reduzieren lässt. Der Groschen fiel endgültig, als die Therapeutin von einer Hospizbewohnerin erzählte. Nach und nach hatte sich deren Niedergeschlagenheit als Trauer über verlorene Möglichkeiten entpuppt. Ihr ganzes Leben lang hatte sie ihren Garten versorgt. Das ging nun nicht mehr. Dazu kam eine ganz praktische Sorge: Was sollte nur mit den vielen im Keller eingelagerten Äpfeln geschehen? Der Mann daheim konnte nichts mit ihnen anfangen. Sie würden vergammeln.

Die Ergotherapeutin beauftragte den Mann, die Äpfel ins Hospiz zu bringen. Dann halfen alle mit, Bewohner, Pflegepersonal, Therapeuten, Angehörige, nach dem Rezept der alten Frau und unter ihrer Anleitung Bratapfelkompott zu kochen. Hinterher war sie fix und fertig, doch sie strahlte übers ganze Gesicht.

Wir alle definieren uns über Eigenschaften und Fähigkeiten, mit deren Hilfe wir gut durch die Jahre gekommen sind. Sie schenkten uns ein Gefühl von Selbstwirksamkeit. Wir waren in der Lage, auch schwierige Situationen und Aufgaben aus eigener Kraft meistern zu können. Am Ende des Lebens kann es wichtig sein, diese ganz individuellen Qualitäten einem hadernden Patienten noch einmal ins Bewusstsein zu rufen. Um ihn davor zu bewahren, alles Vergangene nur noch unter dem Blickwinkel der Gegenwart zu betrachten.

Heute bereue ich Entscheidungen, die ich einst getroffen habe; heute bin ich traurig, dass ich so vieles nicht mehr erleben werde, obwohl doch eigentlich Zeit genug dafür vorhanden war. Aber damals, sage ich dann, damals haben Sie eben Ihre Prioritäten anders gesetzt. Und Ihre Entscheidungen mögen Ihnen heute vielleicht als die falschen erscheinen. Aber schauen Sie sich auch die positiven Seiten dieser Entscheidungen an. Sie haben auf vieles verzichtet, doch Sie haben zwei Kinder großgezogen, deren Liebe und Nähe Sie bei jedem ihrer Besuche hier aufs Neue spüren. Sie dürfen traurig sein über all die Möglichkeiten, die Sie nicht ergriffen haben und nun auch nicht mehr ergreifen können. Aber Sie dürfen sich genauso freuen über all das Gelungene, über den Weg, den Sie eingeschlagen haben und der Sie an Ziele geführt hat, die Sie sonst nie erreicht hätten.

Wir sollten einen Menschen, der bald sterben wird, als Lehrer begreifen. Was er zu erzählen hat, kann uns dabei helfen, achtsamer durch unser eigenes Leben zu gehen. Das gilt selbstverständlich auch für uns Ärzte. Wir werden es nicht schaffen, dass sich alle Patienten entspannt und gefasst und auf dem Höhepunkt einer perfekten Kübler-Ross'schen Verarbeitungsspirale aus dieser Welt verabschieden. Aber wenn es nur für einige etwas weniger holprig wird, weil wir ihnen die Chance gegeben haben, Fragen zu stellen, und wir ihnen zugehört haben, hat es sich bereits gelohnt. Wir sind nicht dafür verantwortlich, dass jeder gelöst und glücklich in den Sonnenuntergang reitet. Dafür, dass jemand mit uns reden will, doch sich nicht traut, weil er bei uns vor eine Wand der Ignoranz läuft, aber sehr wohl.

Religiosität und Spiritualität

Eine lebensbedrohliche Krankheit kann Schuldgefühle auslösen. Ganz konkrete: Hätte ich weniger geraucht, wäre mir der Lungenkrebs erspart geblieben. Oder im Sinne einer eher vagen Zuschreibung: Wie ich das Leben geführt habe, so voller Ängste, die ich immer nur für mich behalten habe, musste es ja irgendwann dazu kommen, dass ich krank werde.

In solchen Gedanken liegt ein Bedürfnis nach Kausalität und Sinnstiftung. Es birgt allerdings auch Gefahren. Die größte von ihnen ist das Sichverlieren in Selbstvorwürfen und Verzweiflung angesichts der Schuld, die man vermeintlich auf sich geladen hat.

Die Nüchternheit eines naturwissenschaftlich-stochastischen Weltbilds vermag da manchmal für Entlastung zu sorgen. Über sieben Milliarden Menschen, und ausgerechnet ich werde mit dieser so seltenen Krebsart geschlagen? Reiner Zufall. Eine Laune des Schicksals. Niemand ist dafür verantwortlich. Genauso gut hätte es meinen Nachbarn treffen können oder jemanden zwei Straßen weiter, den ich schon nicht mehr kenne. Ich trage jedenfalls keine Schuld daran.

Die Konzentration aufs Irdische muss nicht transzendentale Obdachlosigkeit bedeuten. Im Gegenteil. Sie kann zu der fast erleuchteten Gewissheit führen, dass wir alle nur kleine Sandkörner an einem unabsehbaren Strand sind. Der Wind verweht sie schneller, als wir jemals werden begreifen können. Darin liegt die spirituelle Beruhigung von sich auflösenden Grenzen und einer allumfassenden Verbundenheit. Ich bin Teil von etwas Größerem. Das kann dem Gedanken an meinen Tod seine Schärfe nehmen.

Warum war ich auf der Welt? Was wird von mir bleiben? Ist mit dem Tod alles zu Ende? Das sind spirituelle Fragen, die sich besonders am Lebensende viele Menschen stellen. Spirituelle Belastungen zu erkennen und zu lindern, auch das gehört zu den Aufgaben der Palliativmedizin. Bei der Spiritualität verhält es sich ein bisschen so wie bei der Luftnot oder bei Schmerzen. Wenn der Patient klagt, er bekomme keine Luft oder ihm tue etwas weh, dann leidet er darunter, ganz egal, ob unsere Untersuchungen das Gegenteil besagen. Ob er Angst vor dem Tod hat, vor der Leere oder dem Danach, kann nur er wissen. Unser Job ist es, ihm immer wieder anzubieten, darüber zu reden. Palliativmedizinische Gespräche kennen keine Themenbeschränkung.

Während meiner Zeit in München hat Gian Domenico Borasio einmal eine Mini-Studie zum Thema Spiritualität durchführen lassen. Bei jedem Aufnahmegespräch wurden den Patienten zwei Fragen gestellt: Würden Sie sich als einen spirituellen Menschen betrachten? Häufigste Antwort: Ja, irgendwie schon. Und die zweite Frage lautete: Mit wem in der Klinik würden Sie sich am ehesten darüber unterhalten?

Überraschenderweise entschieden sich fast zwei Drittel nicht für den Seelsorger, den Pfarrer oder den Psychologen, sondern für den Arzt. Über den genauen Grund kann man nur spekulieren. Weil für die Patienten alles in einer Hand bleiben sollte? Weil sie sich von jemandem, dem auch spirituelle Aspekte nicht fremd sind, eine bessere medizinische Versorgung erhofften? Oder hatten sie alle schon zweifelhafte Erfahrungen mit Missionierungsversuchen in vorletzter Minute hinter sich?

Zwischen den Patientenwünschen und der tatsächlichen Praxis in den Kliniken klafft leider noch eine große Lücke. Oft stelle ich meinen Patienten auch heute noch Borasios Fragen. Nicht selten ernte ich fassungslose Blicke. Nicht, weil das Thema Spiritualität den Patienten so abseitig erscheint. Vielmehr können sie es nicht glauben, von *einem Arzt* darauf angesprochen zu werden. Im Scherz sage ich dann immer: »Auch wenn meine Kollegen es vielleicht ein bisschen anders sehen: An wen sollten Sie sich denn sonst damit wenden, wenn nicht an den Halbgott in Weiß? Ich besitze qua Definition zwar nur fünfzig Prozent der relevanten Informationen, aber mit dieser Hälfte können wir ja schon mal anfangen. Den Rest erfahren Sie dann, nachdem ich Sie an den Kollegen auf der anderen Seite überwiesen habe.«

Hier in Berlin erlebe ich die Patienten als weitgehend areligiös. In München war das anders. Dort begegnete ich noch alten Menschen mit einer katholischen Sozialisation, die sie bis zuletzt heil durch alle Erschütterungen brachte. Ich erinnere mich an eine Dame mit einem fast kindlich zu nennenden Gottvertrauen, über das ich nur staunen konnte. Sie war sich sicher, in den Himmel zu kommen und dort ihren lange schon verstorbenen Mann wieder zu treffen. Ihre Krankheit betrachtete sie als Prüfung, ihr Leben und ihr Sterben als gottgewollt: »Wovor sollte ich also Angst haben, Herr Doktor?«

Man sah ihr den inneren Frieden an, als sie starb. Und ich dachte, individualistisch ausgerichteter Mensch, der ich nun einmal bin: Wärst du bereit, solch ein gottesfürchtiges, streng katholisches Leben zu führen, wenn du dafür die Garantie eines ähnlich friedlichen Todes hättest? Ich fand meine Antwort schnell. Nein, wohl nicht. Ich würde mich nicht der Furcht vor einem möglicherweise strafenden Gott aussetzen wollen. Dafür darf es am Ende zur Not auch ein wenig hässlicher werden. Dennoch war es beeindruckend zu sehen, welche Gelassenheit ein unverrückbares Glaubenssystem verleihen kann. Mit einem schwachen Viertel davon wäre ich schon zufrieden.

In Berlin ist es lange nicht mehr vorgekommen, dass jemand meine Frage, ob er sich als gläubig bezeichnen würde, mit einem schlichten Ja beantwortet hat. Ich stelle sie nicht aus heiterem Himmel, sondern nur wenn ich das Gefühl habe, dass ein

Patient sich eventuell mit spirituellen oder religiösen Gedanken trägt. Oft entspinnt sich dann folgender Dialog:

»Nein, ich gehe nicht in die Kirche.«

»Deshalb fragte ich ja auch, ob Sie sich als gläubig bezeichnen würden. Und nicht, ob Sie sich einer Konfession zugehörig fühlen. Ich vergleiche Glaube und Konfession immer mit Liebe und Ehe. Beides kann zusammen auftreten, muss es aber nicht.«

»Ich verstehe, was Sie meinen. Richtig benennen kann ich es nicht, aber ich habe schon das Gefühl, dass es da etwas gibt…«

Was man an gesellschaftlichem Wissen über die letzten Dinge immer eher beiläufig mitgenommen, aber nie wirklich hinterfragt hat, wird nun, da es ernst wird, doch noch einmal näher betrachtet. Gegen die Angst ist (fast) alles erlaubt. Meine Aufgabe besteht weder darin, Gewissheiten ins Wanken zu bringen, noch, jemanden auf einen bestimmten Weg zu führen. Ich kann Türen öffnen und Gespräche anbieten. Ich kann hören, was diesem bestimmten Patienten, der vor mir sitzt, gerade wichtig ist. Und das ist dann auch wichtig für mich.

Magische letzte Tage

Religion war und wird immer ein Bollwerk gegen den Skandal des Todes und die daran gekoppelten Ängste sein. Doch die Kirchenaustritte werden mehr, und die Zahl der Menschen mit einem festen Glauben an die Bibel und an die Gebote der christlichen Religionen nimmt ab. Nicht aber das allgemeine Empfinden – um es mit einer schönen Formulierung von Martin Walser zu sagen –, »nach oben offen« zu sein. Die Suche nach Spiritualität, nach einem höheren Sinn, der das eigene Leben übersteigt, hört nicht auf.

Manche finden das Gefühl der Geborgenheit und des Aufgehobenseins im Familien- und Freundeskreis. Für sie kann es extrem belastend sein, die geliebten Menschen zurücklassen zu müssen und ihnen Trauer zuzumuten. Aber das ist nun mal der Preis, den es kostet, zu lieben und geliebt zu werden.

Jeder hat Geheimnisse. Es gibt Seiten, die man selbst nahesten Menschen nicht von sich zeigen möchte. Das Peinliche, Schmutzige, Infantile bleibt unter Verschluss. In einer so existenziellen Situation wie dem Sterben eines Familienmitglieds verlieren diese Schutzmechanismen ihre Wirksamkeit. Miteinander und füreinander da zu sein, wortlos, selbstverständlich; den anderen die eigene Verletzlichkeit und Traurigkeit nicht zu verhehlen, das kann einen sozialen Verbund auf eine emotional tief befriedigende Weise stärken. Man sieht sich mit anderen Augen, unverstellt und ungeschützt.

Beim Betreten eines Krankenzimmers bemerke ich eine solche Offenheit sofort. Eine ältere Dame kam nach einer massiven Hirnblutung zu uns. Alle wussten, dass sie sterben würde. Der Mann und die beiden Töchter wachten am Bett der Bewusstlosen, fast achtundvierzig Stunden ohne Pause. Wann sitzt eine Familie schon einmal zwei Tage lang nonstop beisammen, weint und schweigt und redet? So etwas passiert nur in Augenblicken, die wie aus der Zeit gehoben sind. Bis dahin war immer die Mutter der Mittelpunkt des Familiensystems gewesen. Nun bekamen ihre Angehörigen die Gelegenheit, noch einmal eine ganz neue Verbindung zueinander aufzubauen. Es war, als wollte ihnen die Patientin durch die lange Sterbephase genau das ermöglichen.

Man kann es traurig finden, dass manchmal erst ein geliebter Mensch sterben muss, damit eine Familie wieder ins Gespräch findet. Andererseits: Wäre dieser Mensch überfahren worden, hätte es die ganz besondere Nähe, die in den letzten Wochen und Tagen eines Lebens spürbar wird, nie gegeben. Noch viele Jahre später kann die Erinnerung daran den Hinterbliebenen Halt geben. Sie müssen nicht irgendwann bei einer Familienaufstellung einem leeren Stuhl das anvertrauen, was sie besser gesagt hätten, als ihr Gegenüber noch am Leben war.

Mehrmals wurde ich Zeuge, wie sich ein Sohn oder eine Tochter zum ersten Mal überhaupt einem todkranken Elternteil öffnen konnte: »Danke, Papa. Für all das, was du für mich getan hast. Heute weiß ich, warum so einiges schiefgelaufen ist zwischen uns. Wir waren uns wohl ähnlicher, als wir es beide immer wahrhaben wollten.« Plötzlich fügen sich Dinge doch noch zu einem Abschluss, wird die über Jahre verweigerte Hand gereicht und auch ergriffen. Es geht weiter, auch wenn bald einer fehlen wird. Dem Sterbenden wird dadurch bewusst, dass etwas von ihm bleibt; dass er es in seinem Leben geschafft hat, ein wenig Licht dahin zu bringen, wo zuvor nur Dunkelheit gewesen war.

Der Zauber, der in solchen Augenblicken steckt, lässt mich sehr ambivalent reagieren, fragt mich jemand nach meiner Meinung zum assistierten Suizid. Nie würde es mir einfallen, den Wunsch nach Hilfe beim Suizid zu verurteilen. Dazu habe ich zu viel erlebt in all den Jahren. Gleichzeitig möchte ich die Magie der letzten Lebenszeit nicht in einem strukturierten Entsorgungsprozess verschwinden sehen. Sie stellt sich eben nicht auf Knopfdruck ein. Sie steht jenseits aller bewussten Entscheidungen. Sie geschieht einfach, man kann sie nicht erzwingen. Und dazu braucht es Zeit.

Natürlich kann die Neu-Justierung von familiären Beziehungen in der letzten Lebensphase auch schmerzhaft sein. Auf einmal sind die eingeübten Rollen nicht mehr gültig, sondern werden neu ausgehandelt. Dem Macher, der es gewohnt war, alle Fäden in der Hand zu halten, wird von der Familie klargemacht, dass er seine Souveränität verloren hat. Gatte und Kinder der Matriarchin müssen nun auf eigenen Beinen stehen und lassen sie das auch spüren.

Dysfunktionale Beziehungen heilen nicht durch Krankheit. Sie werden höchstens anders dysfunktional. Oder zerbrechen, weil sie seit Jahren nur noch aus Gewohnheit oder aus Angst vor Veränderung aufrechterhalten wurden. Aber jetzt ist die

Gewohnheit weg, und die Veränderung geschieht von ganz allein. Dann kommt für den Erkrankten neben der Belastung durch den nahenden Tod auch noch die Belastung einer Trennung hinzu. So wie bei jener Patientin mit Magenkarzinom, deren Mann sie jeden Tag besuchte. Allerdings hielt er es nie lange bei ihr aus. Er blieb nur wenige Minuten und suchte dann fast fluchtartig das Weite. Das Leiden seiner Frau zu ertragen, schien über seine Kraft zu gehen. Einmal, er war gerade wieder so schnell gegangen, wie er gekommen war, sprach ich sie darauf an:

»Heute sehen Sie mitgenommener aus als in den letzten Tagen. Was ist denn los?«

»Können Sie sich vorstellen, wie man sich fühlt, wenn man nach fünfzehn Jahren Ehe plötzlich feststellt, dass man sich immer etwas vorgemacht hat, um das Offensichtliche nicht sehen zu müssen, aber jetzt erkennen muss, dass man ein egoistisches Arschloch geheiratet hat?«

Kurz vor dem Tod eines anderen Patienten kam es zu einer folgenreichen Begegnung im Krankenzimmer. Alle seine drei Partnerinnen trafen aufeinander. Dummerweise hatte bis zu diesem Tag keine von der Existenz der beiden anderen gewusst. Vermutlich hatte der Mann gehofft, nicht mehr unter den Lebenden zu sein, wenn die Bombe platzte. So kann man sich täuschen. Das Bild von sich, das er jeder seiner Partnerinnen gegenüber mühsam aufgebaut und über Jahre hinweg aufrechterhalten hatte, stürzte in einem einzigen Moment der Wahrheit krachend in sich zusammen. Ein Trauma erster Güte.

Den umgekehrten Weg gingen bei uns gleich mehrere Paare, von denen ein Partner erkrankt war. Sie heirateten auf der Station. Immer hatten sie es vorgehabt, immer war etwas dazwischengekommen. Nun, da ihnen die Zeit davonrannte, lag es an uns, eine Standesbeamtin zu organisieren, um die beiden zu trauen. Wir haben es beinahe jedes Mal noch rechtzeitig geschafft.

Ein Grundsatz der Palliativmedizin lautet: Die Angehörigen werden mit behandelt. Auch sie tragen eine psychische Symptomlast, und zwar über den Tod des Familienmitglieds hinaus. »Jetzt war die Patientin nur zwei Tage bei uns. Wir konnten gar nichts für sie tun«, höre ich manchmal eine Schwester oder einen Pfleger sagen. Das stimmt natürlich nicht. Sicher, es wäre schön gewesen, hätte man die Patientin schon etwas eher unter die Fittiche nehmen können, um ihre Schmerzen zu behandeln. Aber das macht die letzten beiden Tage, in denen sie endlich zur Ruhe kommen konnte, nicht weniger wertvoll.

Fast noch wichtiger ist unsere Arbeit für das Seelenheil der Angehörigen. Der Partner und die Kinder werden mit dem, was sie an Fürsorge, Offenheit und Nähe auf der Palliativstation erfahren haben, anders durch die nächsten Jahre und Jahrzehnte gehen. Sie wurden nicht alleingelassen und konnten Vertrauen in soziale Unterstützung aufbauen. So war es ihnen möglich, wirklich Abschied von einem geliebten Menschen zu nehmen.

Kapitel 7

Sterbebegleitung

»Ach, du Scheiße, nicht noch eine Runde!«: Crashkurs in Sachen Kontrollverlust

Ich bin der festen Überzeugung, dass die Palliativmedizin in der Lage ist, Menschen ein friedliches Sterben zu ermöglichen; eines mit so wenig belastenden Symptomen für den Patienten und so wenig Traumatisierung für die Angehörigen wie nur irgend möglich. In den allermeisten Fällen bekommen wir das hin. Die Ausnahmen sind äußerst selten, selbst bei den Schwersterkrankten, mit denen wir es auf der Palliativstation Tag für Tag zu tun haben. Aber es soll nicht verschwiegen werden, dass es hochdramatische Sterbeprozesse gibt. Ein sich tragisch verschlechternder Zustand des Patienten, etwas wird so schnell so akut, dass man nicht mehr adäquat darauf reagieren kann.

Beispielsweise wenn eine Metastase am Hals aufgrund eines HNO-Tumors immer weiter wächst und die großen Venen und die Halsschlagader in Mitleidenschaft zieht. Irgendwann ist die letzte Stabilität dahin, und die Halsschlagader bricht auf. Blut schießt hervor, innerhalb von Minuten mehrere Liter. Das Blut kann aber auch nach innen fließen. Dann füllt es die gesamte Lunge, und der Patient ertrinkt. Oder ein durch einen Gehirntumor ausgelöster epileptischer Anfall von ein paar Minuten, der mit dem Tod des Patienten endet. Oder ein Darmverschluss, der sich nicht angekündigt hat und der zum beinahe unstillbaren Erbrechen des Darminhalts zwingt.

Horrorverläufe. Wir sollten alles dafür tun, sie den Patienten und ihren Angehörigen zu ersparen. Hier muss die Haltung der Palliativmedizin noch sehr viel mehr allgemeinmedizinische Selbstverständlichkeit werden. »Wenn ihr einen Patienten habt«, möchte ich einigen meiner Kollegen zurufen, »von dem ihr wisst, dass es bei ihm recht bald zu mehreren Komplikationen kommen wird, die allesamt, ob vielleicht noch behandelbar oder nicht, zum Tod führen werden, dann soll eure Frage nicht lauten: Was können wir behandeln und was nicht? Sondern ihr sollt euch fragen: Welche Komplikation wird für den Patienten die am wenigsten belastende sein? Welche verspricht den sanftesten Tod?«

Welchen Sinn kann es haben, bei einem Patienten mit einem HNO-Tumor im Endstadium eine noch zusätzlich auftretende Lungenentzündung, unter der er nicht leidet, mit einem Antibiotikum zu behandeln? Soll er wieder in den Vollbesitz seiner geistigen Kräfte gelangen, damit er sein eigenes inneres Verbluten erleben kann?

Eine junge Kollegin erzählte mir von einem Patienten auf der Intensivstation. Alle waren sich einig gewesen: Bei einer weiteren Verschlechterung des Zustands würde keine größere Kreislaufunterstützung oder künstliche Beatmung mehr stattfinden. Er würde sterben dürfen. Eines Tages kam es zu einer Herzrhythmusstörung. Am Bett des Patienten stand schon ein Arzt mit dem Defibrillator. Die junge Kollegin versuchte einzuschreiten:

»Wir hatten doch festgelegt, dass er sterben darf!«

»Ja, aber doch nicht an *so was*!«

Dann machte er sich an die Arbeit. Als wäre es unter seiner Arztwürde gewesen, etwas so leicht Durchführbares einfach zu unterlassen. Aber genau das hätte er tun sollen. Denn es wäre ein Geschenk für den Patienten gewesen, so sterben zu können. Und für seine Angehörigen auch.

Angehörige sollten geschützt werden. Notfalls auch, indem ich einen Verlauf noch dramatischer voraussage, als er ohnehin schon zu erwarten ist. Man kann einen Patienten mit einem hohen Verblutungsrisiko nicht einfach in eine Wohnung mit kleinen Kindern entlassen, auch wenn es sich die Angehörigen noch so sehr wünschen. Sie würden die Schreckensbilder wahrscheinlich nie mehr vergessen. Ihr Weiterleben in der Wohnung wäre für immer mit der Erinnerung an die hässlichen Begleiterscheinungen des Todes verbunden. In einem professionellen Umfeld habe ich dagegen ganz andere Möglichkeiten, solch traumatische Erfahrungen zu verhindern, einfach indem ich entsprechende pflegerische Vorkehrungen treffe.

Der Tod, das ist nichts anderes als ein zwar kurzer, doch dafür höchst intensiver Crashkurs in Sachen Kontrollverlust. Spätestens am Lebensende merkt man, dass der Besitz eines Segelboots nicht bedeutet, über das Meer bestimmen zu können. Manchen setzt das hilflose Warten auf den Tod genauso stark zu wie das Aushalten körperlicher Symptome. Ich erinnere mich an einen Patienten, der nach eigener Aussage jeden Abend darauf hoffte, am nächsten Tag nicht mehr wach werden zu müssen. Eines Morgens trat ich zu ihm ans Bett und sprach ihn an. Er schlug die Augen auf und sagte:

»Ach, du Scheiße, nicht noch eine Runde!«

Ich musste lachen: »Ich freue mich auch, Sie zu sehen.«

Er grinste nun selbst: »Doktor, Sie wissen, wie es gemeint war, oder?«

»Ja, ich weiß. Sie hätten beim Wachwerden gerne jemanden mit mehr Bart gesehen.«

Meiner sicher nicht repräsentativen Erfahrung nach haben Männer größere Probleme als Frauen damit, die Kontrolle über ihr Leben abzutreten. Sie sind es gewohnt, zu bestimmen, zu regeln, zu machen. Insbesondere Vertreter technischer, strikt lösungsorientierter Berufe hängen gerne bis zuletzt dem Glauben an, das Blatt ließe sich noch wenden, würden die Ärzte nur alle verfügbaren Möglichkeiten ausschöpfen.

Aber die Frauen holen auf. Vielleicht bildete jene Patientin, die ich nach einem Tag auf der Palliativstation schon wieder entlassen musste, nur die Vorhut einer neuen Generation selbstbewusster Frauen, die maximale Autonomie anstrebt. Die Dame war Anfang sechzig. Sie war vom Hausarzt wegen ihrer Schmerzen zu uns geschickt worden und hatte ganz klare Vorstellungen: »Die Schmerzen sind gar nicht das Problem. Die kann ich ab. Mir geht es um Selbstbestimmung. Deshalb bin ich zu Ihnen gekommen. Morgen würde ich nämlich gerne von Ihnen *die Spritze* erhalten. Bitte aber erst gegen Abend, denn am Nachmittag besucht mich meine Familie, wir wollen noch einmal zusammen essen. Danach bin ich bereit zu sterben.«

Wir gingen nicht im Gefühl größter Glückseligkeit auseinander. Zum Abschied sagte ich ihr noch: »Es tut mir sehr leid, dass es da offensichtlich von Ihrer Seite aus ein Missverständnis gegeben hat, wobei Sie es mir schon wieder leicht machen, kein schlechtes Gewissen zu haben. Schließlich haben Sie sich unter einem Vorwand bei uns eingeschlichen. Aber wir sind hier nun mal kein *Die to go*.«

Wann tut der Tod am meisten weh?

Ab und zu kann es nicht schaden, das eigene Gefühl mit harten Fakten abzugleichen, um nicht betriebsblind zu werden. Zu diesem Zweck schaute ich mir vor Kurzem die Zahlen zur Sterblichkeit an, die das Statistische Bundesamt regelmäßig herausgibt. Wie die Arbeit auf einer Palliativstation doch die Wahrnehmung verzerren kann! Gehe ich nämlich nur von meinem Berufsalltag aus, muss es mir so vorkommen, als gäbe es in ganz Deutschland nur eine Handvoll Hochbetagter. Kunststück – der Großteil der Bevölkerung stirbt ja schließlich spätestens in der Mitte des Lebens an Krebs, und die Hälfte davon bei mir auf der Station. Dabei sieht die Realität völlig anders aus. Von den ungefähr 900 000 Menschen, die jedes Jahr in Deutschland sterben, sind die allermeisten älter als 75, viele sogar älter als 85. In der Altersgruppe zwischen 20 und 40 wird dagegen nur eine vierstellige Zahl an Todesfällen im Jahr registriert.

Man muss also aufpassen, dass man die Geschichten, die man erzählt, nicht nach und nach für die Wirklichkeit hält. Es bleiben subjektiv eingefärbte Realitätsausschnitte, basierend auf nichts anderem als der eigenen Erfahrung. Dies vorausgeschickt wage ich zu behaupten, dass Menschen unterschiedlichen Alters unterschiedlich gut mit dem Sterben zurechtkommen. Am leichtesten fällt es wohl den wirklich Alten. Bei ihnen kann sich eine generelle Lebenssattheit und Lebensmüdigkeit bemerkbar machen. Die einmal vorhandene Kraft ist geschwunden. Der verbleibende Rest reicht nicht mehr, um sich noch einmal der Herausforderung einer Krankheit zu stellen. Das Leben wird zunehmend beschwerlicher, die Aussicht auf Schlaf bekommt etwas Verlockendes. Der Verlust von Fähigkeiten und Möglichkeiten kam schleichend, man hatte Zeit, sich daran zu gewöhnen.

Einige Hochbetagte auf unserer Station hätten mir da sicherlich vehement widersprochen. Ich habe Über-Neunzigjährige gesehen, die aus allen Wolken fielen, als sie hörten, dass es demnächst vorbei sein könnte: »Was soll denn das heißen, ich werde das nächste Jahr nicht mehr erleben? Sie meinen doch damit sicher nicht, dass ich sterben muss, oder?«

Ich beiße mir dann auf die Zunge, damit ich nicht in Versuchung gerate, die naheliegende Gegenfrage zu stellen: »Nur für mein Verständnis – wann hatten Sie denn vorgehabt, sich mit diesem Thema einmal etwas näher zu befassen?« Ich hätte ihn auch nach der Zahl der Schulfreunde fragen können, mit denen er sich noch darüber austauschen konnte. Das wäre sicher eine Runde, die gewisse Ähnlichkeiten mit derjenigen in *Dinner For One* aufweisen würde …

Jüngere Patienten um die zwanzig, die dem Tode nah sind, äußern im Gespräch immer wieder die Empfindung, vom Schicksal ungerecht behandelt zu werden. Mit Mitte zwanzig liegt doch eigentlich das ganze Leben noch vor einem. Die Zukunft steht weit offen, und nur der Himmel ist die Grenze. Dennoch scheinen sie weniger stark zu hadern als Menschen in der mittleren Lebensphase, weniger zornig zu sein. Vielleicht weil es nicht so weh tut, wenn das Schicksal es verhindert, die eigenen Träume zu verwirklichen, und man nicht selbst dafür ein gutes Maß Verantwortung trägt.

Zwischen vierzig und fünfzig hat man schon Abstriche gemacht, ist Kompromisse eingegangen, hat Opfer gebracht, im Beruf, für die Familie, bei den Finanzen. All das scheint, wenn der Tod anklopft, umsonst gewesen zu sein. Man hat gesät, aber wird um die Ernte betrogen. Das kann nicht nur ohnmächtige Wut auslösen, sondern auch ein tiefes Gefühl, die eigene Lebenszeit vergeudet zu haben.

Ein Bereich, mit dem ich bisher nur wenig in Kontakt gekommen bin während meiner beruflichen Tätigkeit, ist die Kinderpalliativmedizin. In München hat mir eine Kollegin von Kindern auf der Station erzählt, die eine kaum erklärliche Weisheit und Gelassenheit in sich zu tragen schienen. Da war der Sechsjährige, der mit seinen Autos spielte, während die Ärztin sich mit den Eltern über seine Stoffwechselerkrankung unterhielt. Die Eltern wussten schon einige Zeit, dass der Junge mit großer Wahrscheinlichkeit seinen siebten Geburtstag nicht mehr erleben würde. Die Unterhaltung dauerte an, der Kleine jagte seinen Autos durch das ganze Zimmer hinterher. Plötzlich hielt er inne und fragte:

»Warum habe ich eigentlich keine Geschwister?«

Die Mutter schluckte.
»Aber wir haben doch dich!«
»Ja, aber doch nicht mehr so lange.«
Der Junge durchschaute die ganzen im Raum stehenden Dynamiken und Ängste besser als die Erwachsenen. Während seine Eltern noch kämpften und über Therapien nachdachten, war er schon längst zwei Schritte weiter und fragte sich, wie Mama und Papa wohl am besten mit seinem Tod zurechtkommen würden.

Letzte Worte, vorletzte Worte

Seit jeher haben sich die Menschen dem ganz anderen und letztlich nie wirklich Erklärbaren des Todes mithilfe von Narrativen genähert, die dort einen Sinn stiften sollen, wo alle Sinnzuschreibung versagt. Man kennt die tradierten Mythen, die sich um den Tod ranken. »Es gehen immer drei« ist einer davon. Palliativmedizinische Numerologie. Hat man den Mythos im Hinterkopf, achtet man verstärkt auf seine Erfüllung und wird auch ständig Belege für seine Gültigkeit finden. Aber was bedeutet denn dieses »immer drei« genau? Drei Tote innerhalb eines Tages? Innerhalb einer Woche? Zwei an einem Tag und einer drei Tage später? Und wann beginnt man zu zählen? Wer gilt als der Erste in der Reihe?

Obwohl ich *weiß*, dass es sich um puren Aberglauben handelt, kann ich doch nicht anders, als beim dritten Todesfall in kurzer Folge triumphierend zu denken: Ha! Es stimmt also doch! Stirbt dann ein weiterer Patient, muss man ihn entweder dezent von der Liste streichen oder ihn als Beginn einer neuen Dreierreihe werten: Wahnsinn, es werden sicher drei mal drei! Und urplötzlich benimmt man sich wie Graf Zahl aus der Sesamstraße.

Wie sieht es mit den Jahreszeiten aus? Mir kam es immer

so vor, dass während der heißen Sommermonate mehr Menschen sterben. Bei schwül-warmem Wetter, das schon einem Gesunden zusetzt, erscheint jemand, der seine Restressourcen zur Aufrechterhaltung des Kreislaufs einsetzen muss, gefährdeter als in kühleren Monaten. Doch auch da belehrten mich die Zahlen des Statistischen Bundesamts eines Besseren. Denn tatsächlich sterben mehr Menschen im Winter. Darunter vor allem Bewohner von Alten- und Pflegeheimen, die sich einen bronchialen Infekt zugezogen haben. Sterbende auf einer Palliativstation sind also in keinerlei Hinsicht repräsentativ für die Allgemeinbevölkerung. Dafür behandeln wir zu viele Tumorpatienten; zu viele Tumorpatienten mit fortgeschrittener Erkrankung; zu viele Tumorpatienten mit fortgeschrittener Erkrankung und schweren Symptomen.

Und die berühmten letzten Worte? Gibt es moderne Pendants zu »Mehr Licht« und »Es ist gut«? Kaum. Dass jemand auf der Palliativstation in der letzten halben Stunde vor seinem Tod noch bei Bewusstsein ist, kommt nur ganz selten vor. Bereits die Menge der Leute, die am Morgen oder am Mittag ihres Todestags noch ansprechbar sind, ist sehr überschaubar und beträgt etwa zehn Prozent. In der Regel verlieren die Patienten 24 bis 48 Stunden vor dem Tod die Fähigkeit zur aktiven Kontaktaufnahme. Was nicht heißt, dass keine Reaktion mehr erfolgt. Der Puls wird schneller, wenn die Familie kommt, die Augenlider bewegen sich. Auch eine Hand kann vielleicht noch gedrückt und gehalten werden. Aber Gespräche sind dann nicht mehr möglich.

Bei den berühmten letzten Worten handelt es sich daher eher um vorletzte. Um Ankündigungen, die oft schon Tage vor dem Sterben ausgesprochen werden: Ich gehe jetzt heim. Ich mache mich auf den Weg. Heute Nacht habe ich von einer Reise geträumt. Bald sehe ich meinen verstorbenen Mann wieder.

Es sind immer nur Prognosen

Viele Menschen scheinen das Herannahen des Todes zu spüren. »Ich glaube, es geht bald los«, sagen sie. Und wenn ich dann frage: »Woran machen Sie das fest?«, antworten sie: »Ich kann das an nichts festmachen. Es ist so ein Gefühl«. Drei oder vier Tage später sind sie tot.

Einige wenige Patienten sind deutlich später gestorben, als ich es gedacht hatte. Mit einem von ihnen führte ich innerhalb von drei Jahren drei Gespräche. In jedem erklärte ich ihm, dass der Hirntumor weiter gewachsen sei und es nun wirklich schnell gehen würde. Er solle besser nur noch mit ein paar Wochen rechnen. Nach dem ersten Gespräch bedankte er sich für meine Ehrlichkeit. Ein Jahr später kam er wieder, weil wir die Schmerztherapie ändern wollten, da schien er meinen Worten schon weniger zu glauben und insgeheim zu denken: Jaja, red du nur, nächstes Jahr komme ich sowieso wieder. Was er dann auch prompt tat. Insgesamt überlebte er seine Prognose um ein Vielfaches. Nicht nur ihm, auch anderen Patienten kann man es nicht verdenken, wenn sie spätestens ab der dritten Verlängerung davon ausgehen, dass ein Wunder zu jeder guten Krankengeschichte zwingend dazugehört: »Aber Sie werden sterben!« – »Hahaha, der schon wieder!«

Einem Patienten in München, er hatte ein Bronchialkarzinom, musste ich sagen: »Wir haben jetzt alle sinnvollen Therapien durchgeführt, es hat nichts geholfen. Die mediane Überlebenszeit für Menschen mit Ihrer Erkrankung und in diesem Stadium beträgt ungefähr sechs Monate. Es tut mir leid.« Damals glaubte ich an diese Zahl. »Mediane Überlebenszeit sechs Monate« heißt aber nur: Die eine Hälfte der Patienten ist nach einem halben Jahr tot, die andere nicht. Zu welcher Hälfte jemand gehört, kann man nicht wissen.

Mein Münchner Patient fackelte nicht lange. Er kündigte seinen Job und verkaufte Haus, Hof und alles, was sonst noch Geld brachte. Dann trat er eine Weltreise an. Angelegt war sie auf vier, fünf Monate. Nach dem achten Monat stellte er fest: Mir geht es so gut, und Geld ist auch noch ein bisschen da, warum fahre ich nicht einfach weiter? Nach dem elften Monat musste er zurückkehren, denn er war blank. Arbeit hatte er keine mehr, das Haus war auch weg. Das letzte halbe Jahr seines Lebens verbrachte er in einer winzigen, vom Sozialamt finanzierten Wohnung in München-Nord – anstatt an einem Strand in Südamerika mit einem Cocktail samt Schirmchen in der Hand, wie er es sich eigentlich erträumt hatte.

Wir können die Stunde unseres natürlichen Todes bestimmen

Eine wirklich belastbare Voraussage, wann jemand sterben wird, vermag ich im Grunde erst zu treffen, wenn es auch fast jeder andere könnte, ungefähr 48 bis 24 Stunden vor dem Tod des Patienten. Dann sind die Zeichen in der Regel nicht mehr zu übersehen. Zu ihnen gehören: die marmorierte Haut; die Augen, die sich nicht mehr schließen; die fehlenden Reflexe; der flache Puls; die Rasselatmung, weil Schleim nicht mehr abgehustet werden kann; das Spitzwerden der Nase und das Einfallen der Wangen; die blasse Gesichtshaut um Nase und Lippen, was zum charakteristischen »Todesdreieck« im Gesicht führt; die nicht mehr vorhandene Kontaktfähigkeit und Erweckbarkeit des Patienten.

Auffällig häufig beobachten wir auch eine Art »terminale Bettflucht«. Dabei handelt es sich um eine große Unruhe, die manche Menschen in der allerletzten Lebensphase erfasst. Ich habe Patienten gesehen, die mit einem unglaublichen körperlichen Aufwand versucht haben, noch einmal ihr Bett zu verlassen. Es wirkte, als wollten sie dem herannahenden Tod, dessen Atem sie vielleicht schon im Nacken spürten, regelrecht davonlaufen. Sie waren offensichtlich noch nicht mit sich und der Situation im Reinen, waren noch nicht bereit zu sterben.

Ich glaube nicht, dass wir Menschen die Woche oder den Tag unseres natürlichen Todes bestimmen können. Die Stunde aber durchaus. Sterbende warten häufig den Besuch eines wichtigen Menschen noch ab. Oder lassen los, wenige Augenblicke, nachdem ihnen ein Angehöriger gesagt hat: »Ich kriege das hin. Du darfst gehen. Es wird nicht schön ohne dich, aber es ist auch nicht schön zu sehen, wie du hier kämpfst und es eigentlich nicht mehr müsstest.«

Das geschieht. Oft genug, um jeweils einen kausalen Zusammenhang konstruieren zu können? Erinnere ich mich leichter (und lieber) an Momente, die mein Bedürfnis nach Sinn erfüllen, und lasse die anderen im Nebel des Vergessens verschwinden? Gut möglich. Die Geschichte des Patienten, der zwei Stunden *vor* dem sehnsüchtig erwarteten letzten Besuch des Bruders stirbt, hat eben kein Schlusskapitel gefunden, das uns einleuchtet und berührt und das wir gerne weitererzählen. Und dennoch …

Geschätzt sind in weniger als der Hälfte der Fälle die Angehörigen beim Sterben eines Familienmitglieds dabei. Es nicht geschafft zu haben, rechtzeitig am Bett des Sterbenden zu sein, kann noch Jahre später Schuldgefühle auslösen. Um das zu verhindern, versuche ich, die Familie bereits im Vorfeld zu entlasten: »Es ist sehr wahrscheinlich, dass Ihr Angehöriger demnächst versterben wird. Sie können dabei nichts falsch machen. Will der Patient, dass Sie bei ihm sind, wird er auf Sie warten. Aber wir sehen auch immer wieder, dass Menschen genau dann gehen, wenn die Familie gerade nicht im Zimmer ist. Das kann ein letzter Liebesbeweis sein, eine Rücksichtnahme, weil Ihr Angehöriger Ihnen sein Sterben nicht zumuten möchte. Verhält es sich so, werden Sie keine Chance haben, in den letzten Augenblicken dabei zu sein, außer Sie verzichten für längere Zeit auf jede Form der Körperausscheidung.«

In München habe ich miterlebt, wie sich ein Patient über Tage quälte. Irgendwann konnten wir es uns rational fast nicht mehr erklären, warum er noch immer am Leben war. Die Familie wechselte sich mit der Betreuung ab, stets war jemand anwesend im Krankenzimmer. Eine erfahrene Schwester sah sich das eine Weile an, dann bat sie die Angehörigen, doch mal einen Kaffee trinken zu gehen. Sie wolle gern das Bett des Patienten frisch machen. Die Familie verließ das Zimmer, und die Schwester flüsterte dem vermeintlich Bewusstlosen ins Ohr: »Ich habe jetzt alle für fünf Minuten weggeschickt. Sollte es wirklich so sein, dass Sie lieber alleine gehen und es Ihrer Familie ersparen möchten – jetzt wäre die Gelegenheit.« Es dauerte exakt dreieinhalb Minuten.

»Bleiben Sie so lange da«, sage ich immer zu den Familien, »wie es sich für Sie gut anfühlt. Wenn Sie jedoch nur noch auf heißen Kohlen sitzen oder völlig fertig sind, weil sie drei Tage nicht geschlafen haben, tun Sie sich selbst keinen Gefallen und Ihrem Angehörigen auch nicht, denn dadurch erzeugen Sie Stress. Gehen Sie dann nach Hause, aber nicht, ohne Ihrem Angehörigen zu sagen, dass und wann Sie wiederkommen. Das ist wichtig. So geben Sie ihm die Freiheit, selbst bestimmen zu können, wann er sterben möchte. Daheim dürfen Sie sich hinlegen und schlafen. Sie dürfen auch entspannt schlafen. Wenn etwas passiert, rufen wir Sie an. Eines können Sie mir glauben: Sollte Ihr Angehöriger tatsächlich in der Nacht sterben, vielleicht auch ohne dass es vom Personal sofort bemerkt wird, dann ist das kein Zufall.«

So lassen sich quälende Selbstvorwürfe entkräften: Wäre ich doch nur dageblieben! Wäre ich doch fünf Minuten eher zurückgekehrt! Nein. Alles war gut so, wie es war. Am leichtesten fällt mir die Beruhigung der Angehörigen, die neben dem Sterbenden auf dem Klappbett übernachtet und erst nach dem Erwachen in der Morgendämmerung gemerkt haben, dass es zu Ende gegangen ist. Sie, die sonst bei jedem Hüsteln aufgeschreckt sind und immer sofort reagiert haben. »Was kann es für eine schönere Garantie geben«, frage ich dann, »dass das Sterben ganz friedlich verlaufen ist, wenn sogar Sie es nicht bemerkt haben?«

Die Menschen sterben nicht nur auf der Palliativstation, wo es leise ist und die Mitarbeiter es gewohnt sind, mit dem Tod umzugehen. Sie sterben auch auf der Intensivstation. Das muss nicht immer nur schrecklich sein. Manchmal würde eine Last-Minute-Verlegung auf die Palliativstation mehr schaden als nützen. Der Transport einmal durchs ganze Haus wäre eine Strapaze für den Patienten. Und es gibt schon ein paar Möglichkeiten, auch auf einer Intensivstation ein bisschen Ruhe zu schaffen, durch einen Raum am Ende des Ganges etwa, in dem es nicht die ganze Zeit piepst. Dazu braucht es aber natürlich Ärzte und Pfleger, die nicht nur am intensivmedizinischen Machen interessiert sind, sondern auch am palliativmedizinischen Lassen.

Auf der Normalstation gibt es meistens nur wenige Einzelzimmer. Oder sie sind reserviert für infektiöse oder infektionsgefährdete Patienten. Deshalb war es lange Zeit Usus, für einen Sterbenden ein Zweibettzimmer freizuhalten, in dem dann auch die Angehörigen übernachten können. Doch die Zeiten ändern sich. Ein Patient allein in einem Zweibettzimmer, das widerspricht allen Vorgaben hinsichtlich einer optimalen Belegung. Noch vor ein paar Jahren habe ich es nie erlebt, dass ein zweiter Patient bei einem dezidiert als sterbend erklärten Menschen im Zimmer lag. Das geschieht nun häufiger. Der Druck, wirtschaftlich zu arbeiten, nimmt zu.

Die Gesichter der Toten

Ein bekanntes Sprichwort sagt, dass man so stirbt, wie man gelebt hat. Gesichter gerade Verstorbener legen noch von beidem Zeugnis ab, vom Leben wie vom Sterben. Manchmal tun sie das so eindrucksvoll, dass mich Kollegen gerufen haben: »Bitte, komm mal kurz und schau dir das Gesicht von Frau XY an, das ist unglaublich!« Das war es wirklich. Die Verstorbene schien zu lächeln. Ihr Gesicht strahlte einen Frieden und eine Entspannung aus, die von überallher zu kommen schienen, nur nicht von dem, was wir auf der Station leisten konnten. Ob nun die Hirnfunktionsstörungen im Augenblick des Todes dafür verantwortlich waren oder eine andere Instanz dieses Lächeln auf ihr Gesicht gezaubert hatte, spielte keine Rolle. Mut machte es auf alle Fälle. Vielleicht wartet ja doch ein Trost auf uns hinter dem Horizont.

Diese Frau hatte nicht zu jenen gehört, die mit ihrem Schicksal hadern. Sie war gefasst gewesen. Das Leben mit ihrer Erkrankung hatte sie mehr und mehr erschöpft, sie konnte und wollte nicht mehr. Sie hatte ihren Frieden mit dem Sterben gemacht, und das schien uns nach dem Tod auch ihr Gesicht auszudrücken.

Obwohl sich mit dem Tod die Muskeln ja eigentlich sofort entspannen, braucht es bei manchen Gesichtern deutlich länger als bei anderen, bis auch sie ihre Anspannung verlieren. Es ist, als wollten sie den Moment des Kampfes mit dem Unausweichlichen noch ein bisschen länger festhalten. Sie scheinen zu sagen: Ich will noch nicht. Oder: Sterben tut weh.

Mystische Erfahrungen

Auch als Arzt muss ich mir eingestehen, dass es Dinge gibt, die sich nicht allein mit den Mitteln der Wissenschaft erklären lassen. Gemeint sind damit mystische Erfahrungen. Erlebt habe ich sie zwei-, vielleicht dreimal. Plötzlich begriff ich etwas von der Welt, was mir bis dahin verschlossen geblieben war. Ein tiefes, nicht in Worte zu fassendes Verstehen der Komplexität des Lebens.

Bei einer Patientin fand eine sogenannte Übergangsbegleitung statt. Ein uralter Brauch, ein Ritual, das einem Sterbenden den Wechsel von der einen in die andere Welt leichter machen soll. Durchgeführt wurde es von einer Frau, die sich selbst als Schamanin bezeichnete. In Nordamerika hatte sie diverse Abschieds- und Begleitrituale gelernt, die sie nun zur Anwendung brachte, diverse Räucher-Substanzen inklusive. Das Ergebnis widersprach allem, was ich erwartet hatte. Die Friedlichkeit, mit der die Patientin starb, und der Grad des Einvernehmens zwischen allen Menschen hinterher im Raum waren derart beeindruckend, dass mir der Glaube an die Fähigkeiten der Schamanin deutlich plausibler erschien als jede andere mögliche Erklärung. Eine der Schwestern äußerte sich hinterher ähnlich. Und das hieß schon was. Um eine gestandene nordbrandenburgische Krankenschwester mit DDR-Sozialisation dazu zu bringen, von Magie zu sprechen, muss man wohl tatsächlich Schamanin sein. Kaninchen aus dem Hut zu holen, reicht dafür jedenfalls definitiv nicht aus.

Ein anderes Erlebnis spielte, was seine mystische Kraft betrifft, gleich mehrere Ligen darunter, ist mir aber dennoch bis heute im Gedächtnis geblieben. In München hatten wir einen jungen Patienten aus Südosteuropa. Sein Tod war abzusehen, die Bewusstlosigkeit schon tief. Die Eltern saßen am Bett und legten ihrem Sohn eine Silbermünze in die Hand – Geld für den Übergang ins Totenreich, vielleicht ja für den

Fährmann, der die Verstorbenen nach einem alten Glauben auf die andere Seite bringt. Der junge Mann starb, die Münze hielt er dabei in seiner Hand. Da bemerkte ich auf der Balkonbrüstung einen Raben. Er schien uns die ganze Zeit beobachtet zu haben. In dem Moment, als ich zu den Eltern sagte: »Ihr Sohn ist gestorben«, krächzte der Rabe einmal und flog davon. Ich weiß noch, dass ich dachte: Konntet ihr es mir vielleicht noch ein bisschen schwerer machen, nüchterner Naturwissenschaftler zu bleiben?

Ich bedaure es sehr, nie wirklich mit multikultureller Sterbebegleitung in Berührung gekommen zu sein. In München mag das nicht weiter verwundern, aber für Berlin mutet es schon ungewöhnlich an, dass ich kaum je Menschen mit muslimischem Glauben oder Anhänger asiatischer Religionen betreut habe. Die Statistiken weisen das als Besonderheit des Bezirks Berlin-Buch aus. An der Charité oder am Vivantes Klinikum in Neukölln setzt sich die Patientenschaft ganz anders zusammen.

Doch wenigstens die dramatischen Trauerbekundungen beim Tod eines Menschen aus den Balkanländern konnte ich kennenlernen. Nachdem eine junge Frau an einem Bindegewebstumor verstorben war, steigerten sich ihre beiden Schwestern in einen regelrechten Klagefuror. Ihr Schreien und Schluchzen bis an die Grenzen des Stimmapparats traf auf eine völlig unvorbereitete Station und irritierte Mitpatienten. Der Tumult steigerte sich noch, als die beiden Frauen begannen, sich Haare auszureißen und ihre Köpfe mit Wucht gegen die Wände auf dem Flur zu schlagen. Es war eine in jeder Hinsicht spektakuläre Verknüpfung von Tradition und Emotion. Vielleicht ein wenig *zu* spektakulär, um hundertprozentig glaubhaft zu sein? Aber wer vermag das schon zu beurteilen.

Räume des Abschieds

Es ist wichtig, von einem geliebten Menschen Abschied zu nehmen. Einem Toten noch einmal nahe zu kommen, ihn zu sehen, aber auch anzufassen, zu streicheln oder ihm einen Kuss auf die Stirn zu geben, wie man es so viele Jahre lang beim lebendigen Menschen getan hat, macht das Endgültige und Unwiderrufliche verstehbar. Die Flamme ist erloschen. Etwas ist vorbei und wird nie wieder sein. Gesunde Trauer braucht solche Augenblicke der Klarheit. Das gilt auch für Kinder. Man sollte ihnen den Wunsch, die verstorbene Oma, den verstorbenen Opa noch einmal sehen zu wollen, nicht verwehren. Hinterher wird es ihnen leichter fallen, den Tod als Teil des Lebens wahrzunehmen. Ihre Fantasie kann ihnen keine schlimmen Bilder mehr zeichnen.

In Phasen des Übergangs und der Trauer können Rituale machtvolle Instrumente sein, das Begreifen anzustoßen. Eine unserer Schwestern wickelte den Verstorbenen ein Band ums Handgelenk. Einen Meter vielleicht war es lang, auf jeden Fall lang genug, um es auch einem oder mehreren Angehörigen ums Handgelenk zu binden. Dann holte die Schwester eine Schere. Sie überließ es den Angehörigen, ob sie das Band durchschneiden sollte oder ob sie das selbst übernehmen wollten. Die Verbindung wurde getrennt, der Schnitt gemacht. Ein eindrucksvolles Bild für das Loslassenmüssen. Doch die Erinnerung an das Gemeinsame bleibt. Auch sie fand ihr Symbol, es war ein buntes Band ums Handgelenk, das die Angehörigen mitnahmen, wenn sie die Klinik verließen und ins Leben zurückkehrten.

Fast immer ist es uns gelungen, dass alle Hinterbliebenen, die sich verabschieden wollten, es auch tun konnten, selbst wenn sie längere Anfahrtswege hatten. Im Hochsommer freilich schließt sich das Zeitfenster, in dem man einen Verstorbenen noch guten Gewissens auf der Station behalten kann, deutlich schneller. Um den noch eintreffenden Hinterbliebenen einen unschönen Anblick zu ersparen, plädiere ich dann immer dafür, den Verstorbenen in die Pathologie bringen zu lassen. Nicht weil eine Sektion durchgeführt werden solle, füge ich hinzu, sondern weil es dort entsprechend klimatisierte Räume gebe. Das hört sich für die Trauernden deutlich weniger belastend an als die üblichen Bezeichnungen »Gefrierung« oder gar »Kühlfach«.

In vielen Krankenhäusern existieren spezielle, meistens im Untergeschoss gelegene Abschiedsräume. Früher habe ich Hinterbliebene immer eigens auf diese Räume hingewiesen. Als ich herausfand, wie sehr sie sich von Klinik zu Klinik unterscheiden können, war ich damit vorsichtiger. Es gibt welche, in denen der Tote nur durch eine Glasscheibe gesehen werden kann, fast wie auf einer Neugeborenen-Station in den Sechzigerjahren, als man das Baby nur anschauen, nicht berühren durfte.

Wieder andere tragen viel zu dick auf. Musik aus unsichtbaren Lautsprechern, bunte LED-Lampen und große im Raum aufgehängte Tücher verwandeln den Abschied in eine pompöse Show, die dem Leben des Verstorbenen meist wenig entspricht. Am schönsten sind die Räume, die fast vergessen lassen, warum sie existieren; in denen die Hinterbliebenen einfach sitzen können, auf einer Couch, auf bequemen Stühlen, und der Verstorbene ist bei ihnen, liegt vielleicht auf seinem Lieblingskissen oder trägt die Kleidung, die er immer gern getragen hat. Ein letztes Mal sind alle beisammen, und es gibt Zeit, um zu weinen, und Zeit, um sich zu erinnern und zu erzählen.

Solche wirklichen Räume des Abschieds bieten heute fast nur noch alternative Bestatter an. Kleine Unternehmen, die sich auf ihre Fahnen geschrieben haben, dem Beruf wieder eine menschliche Qualität zurückzugeben, die er leider mittlerweile oft verloren hat. In Zeiten von www.billiger-beerdigen.de übernehmen viele Bestatter im Prinzip nur noch die Aufgabe von

Koordinatoren. Sie arbeiten mit externen Fahrdiensten zusammen und mit Betreibern von Kühlräumen. Alles läuft unter der Prämisse einer *just in time delivery*. Verstorbener, Sarg oder Urne, Trauergemeinde und Grab sollen zum richtigen Zeitpunkt zusammentreffen, mehr aber auch nicht. Ein Abschiednehmen ohne Zeitdruck und in einer liebevollen Atmosphäre ist gar nicht mehr vorgesehen.

Seltsamerweise wissen viele Leute nicht, dass sie einen Verstorbenen auch nach Hause holen und ihn, je nach Bundesland, bis zu 48 Stunden daheim aufbahren können. Spezielle, vom Bestatter zur Verfügung gestellte Kühltechniken machen das problemlos möglich. In anderen Ländern gehört das Aufstellen des offenen Sargs eher zur Sterbekultur dazu als bei uns. Nur in früheren Zeiten, als es noch Großfamilien gab, aber noch keine effiziente Bestattungsindustrie, war es auch hierzulande üblich, einen Verstorbenen zu Hause aufzubahren, und zwar ohne dass das irgendjemanden auch nur im Geringsten traumatisiert hätte.

Mehr Licht

In Berlin mussten wir harte Kämpfe ausfechten, bis uns der Brandschutz für die Palliativstation eine große Gedenkkerze erlaubte. Kein LED, sondern altmodisches Wachs. Wir stellten die Kerze auf dem Gang auf. War ein Patient verstorben, fragten wir seine Hinterbliebenen, ob sie die Kerze selbst anzünden wollten. Viele taten es. Das kurze Innehalten, bis sich die Flamme erhebt, anschließend das Hineinschauen ins flackernde Licht – auch das kann zum Begreifen des Todes eines nahen Menschen beitragen.

Anfangs fragten wir uns, wie wohl die anderen Patienten auf dieses so starke Symbol reagieren würden. Eine Frau bestärkte uns: »Als ich die Kerze gesehen habe, war das eine große Beruhigung für mich und meine Familie. Ich dachte: Für die Menschen hier auf der Station bist du auch noch wichtig, wenn du gestorben bist. Man denkt an dich. Du gehst nicht verloren.«

In München gab es keinen festen Ort für die Gedenkkerze. Wie es auch in vielen Hospizen üblich ist, stand sie jeweils vor der Zimmertür jenes Patienten, der zuletzt verstorben war. Beim morgendlichen Betreten der Station schaute ich schon ganz automatisch in Richtung dieser oder jener Tür. Ich wusste ja, welcher Patient in welchem Zimmer lag und bei wem es schon am Abend so ausgesehen hatte, als würde er es nicht mehr durch die Nacht schaffen.

An einem Montagmorgen wurde ich auf dem falschen Fuß erwischt. Eine Kerze brannte vor einer Tür, wo sie eigentlich gar nicht brennen durfte. Die Patientin im betreffenden Zimmer war am Freitagabend noch recht guter Dinge gewesen. Nichts hatte auf eine extreme Verschlechterung ihres Zustands am Wochenende hingedeutet. Erst der zweite Blick brachte Entwarnung: Ein Pfleger hatte einen Adventskranz aufgestellt. Die Kerze verkündete nicht den Tod der Patientin, sondern lediglich den ersten Advent.

Auch anderweitig sorgte der Brauch für Irritationen. Ein Patient, der uns zur Schmerzeinstellung aufgesucht hatte, drehte jeden Tag seine Runden über den Gang. Irgendwann sagte er: »Zwei Tage nach meiner Ankunft hier sah ich die Kerze am Ende des Flurs brennen. Jetzt bin ich über eine Woche hier, und fast jeden Tag kam die Kerze meiner Tür ein Stück näher. Wenn ich richtig gerechnet habe, wird sie in vier Tagen vor meinem Zimmer stehen. Daher würde ich Sie ganz herzlich darum bitten, entweder das Ritual bis zu meiner Entlassung auszusetzen oder mich früher als geplant nach Hause zu schicken.«

Das schwierige Thema Organspende

Womit wir uns auf der Palliativstation nur peripher befassen müssen, ist das Thema Organspende. Unsere Patienten kommen aufgrund ihrer Grunderkrankung nicht als Spender infrage, und sie sterben auch nicht auf der Intensivstation, was aber Voraussetzung für eine Transplantation ist. Die Gewebebanken fragen höchstens wegen Hornhautspenden an. Die Hornhaut am Auge kann auch noch zwei Tage nach dem Tod eines Patienten entnommen und einem anderen Menschen eingepflanzt werden.

Seit einiger Zeit wird bekanntlich über einen Gesetzentwurf zur Widerspruchslösung diskutiert. Er sieht vor, dass jeder, der zu Lebzeiten einer Organspende nicht widersprochen hat, automatisch als Spender gilt. Ohne Zweifel würde das die im Moment recht geringe Zahl derer, die zu einer Spende bereit sind, deutlich nach oben schnellen lassen. Bislang kostet es eben doch einiges an Selbstreflexion und Entschlussfähigkeit, sich einen Organspenderausweis zuzulegen. Man muss in sich hineingehorcht und Antworten auf nicht gerade leichte Fragen gefunden haben: Wenn ich morgens auf dem Weg zur Arbeit so verunglücke, dass ich abends … Würde ich dann …?

Für Ärzte bedeutet ein solcher Ausweis eines Patienten eine große Hilfe, vor allem für die Gespräche mit den Angehörigen. Eine potenzielle Spende kann leichter thematisiert werden, da der Wille des Verstorbenen erwiesenermaßen dokumentiert ist. Bei der Widerspruchslösung fiele dieser zweifelsfreie Nachweis weg. Ich bin mir relativ sicher, dass es nur eine Frage der Zeit wäre, bis der erste Arzt eine emotional ohnehin überforderte Familie vor vollendete Tatsachen stellen würde: »Der Patient hat offensichtlich keinen Widerspruch eingelegt. Damit gehören seine Organe nun uns.« Muss man die Traumatisierung von Hinterbliebenen, denn um nichts anderes würde es sich handeln, in Kauf nehmen, wenn man mehr Spenderorgane erhalten will?

Der Gedanke, einem anderen durch eine Organspende das Leben enorm zu erleichtern oder gar zu retten, kann für manche Menschen tröstlich sein. Man hat Gutes bewirkt, und etwas von einem lebt weiter. Andere schreckt die Vorstellung, Spender zu sein, dagegen ab. Zu dieser Gruppe würde ich mich zählen. Ich besitze keinen Spenderausweis. Dahinter stecken jedoch keine metaphysischen Gründe. Ich glaube nicht daran, dass etwa mein Herz der Sitz der Seele ist und daher nicht entnommen werden darf. Auch bin ich mir sicher, dass man sich um mein Bewusstsein keine Sorgen mehr machen müsste, wenn meine Hirnfunktionen erloschen wären. Mir geht es um einen ganz anderen Punkt: Stimme ich einer Organspende zu, kann das verhindern, dass meine Angehörigen und sonstige mir wichtige Menschen wirklich Abschied von mir nehmen können, auf ihre ganz persönliche Art und in ihrem ganz eigenen Tempo. Ich möchte ihnen diese Grundvoraussetzung für das spätere Bewältigen der Trauer nicht nehmen. Und wenn sie gar kein Bedürfnis danach haben? Dann kann immer noch anders entschieden werden. Ich bin ja dann nicht mehr zugegen.

Die Gruppe derer, die für eine Organspende überhaupt in Betracht kommen, ist klein. Bei den Patienten muss ein massiv ausgeprägter, irreversibler Hirnschaden vorliegen. Eine selbstständige Atmung oder Kreislaufregulation darf nicht mehr stattfinden, aber alle Organe müssen durchblutet und mit Sauerstoff sowie Nährstoffen versorgt sein. Weitere Voruntersuchungen schließen sich an: Lässt sich der Hirntod zweifelsfrei feststellen? Leidet der Betreffende an Infektionskrankheiten, die eine Spende verhindern?

Ist alles geklärt, wird der Spender in beatmetem Zustand von der Intensivstation in den OP zur Organentnahme gebracht. Der Hirntote »lebt« sozusagen noch. Eine Maschine sorgt dafür, dass er sich so warm anfühlt wie jeder andere Patient, dem eine Operation bevorsteht, dass er einen Puls hat und atmet. Erst nach der Organentnahme wird er auch körperlich tot sein.

Für Studien wurden Hinterbliebene von Organspendern befragt: Wie blicken Sie heute, zwei, drei Jahre nach dem Tod Ihres Angehörigen, auf den Sterbetag und die Transplantation zurück? Die Antworten fielen teilweise erschreckend aus. Einige Hinterbliebene waren über den Moment, als sie den Toten nach der Organentnahme endlich sehen konnten, noch immer nicht hinweggekommen. In manchen Fällen hatten die Ärzte nicht einmal versucht, die Male der Operation zu kaschieren, sondern den Körper lediglich notdürftig wieder zusammengeflickt. An die Gefühle der Hinterbliebenen hatten sie dabei offensichtlich keinen Gedanken verschwendet.

Keine Träne, die noch nicht geweint wäre

Bevor ich mich endgültig von Hinterbliebenen verabschiede, versuche ich, sie auf die kommenden Wochen ein wenig vorzubereiten: »Sie werden in einem Ausnahmezustand sein. Ihre Stimmung wird sich nie vorhersagen lassen. An einem Tag werden Sie vielleicht nur weinen, an einem anderen nichts als Leere spüren, dann wiederum werden Sie glauben, dass es doch irgendwie weitergeht, ehe wieder alles von vorne beginnt: die Tränen, das stille Aufbegehren, die Verzweiflung. Bitte denken Sie immer daran, dass wir uns weiterhin für Sie verantwortlich fühlen. Rufen Sie an, kommen Sie vorbei, wenn der Schmerz zu viel für Sie wird. Sie müssen es nicht alleine schaffen. Es gibt Hilfe.«

Mir fällt eine Frau ein, die sich, kurz nachdem ihr Mann gestorben war, ganz eigentümlich benahm. Sie kam aus dem Zimmer und sagte in einem seltsam nüchternen Tonfall: »Hans ist tot. Ich habe seine Sachen zusammengepackt und möchte mich jetzt verabschieden.« Wir hielten sie auf. Die Frau wirkte so emotionslos, so inadäquat klar und gefasst, dass wir eine psychiatrische Krise nicht ausschließen konnten. Aber sie schüttelte den Kopf. »Wissen Sie, als Sie mich gestern angerufen haben, um mir mitzuteilen, dass mein Mann mit großer Wahrscheinlichkeit in den nächsten Stunden versterben wird, war das der fünfte Anruf dieser Art in den letzten vier Jahren. Immer hieß es: Ihrem Mann geht es deutlich schlechter, vielleicht wäre es gut, wenn Sie in die Klinik kommen würden. Dann saß ich an seinem Bett, so viele Tage und Nächte. Wir redeten, und immer gingen wir davon aus, dass es das letzte Gespräch sein würde. Sie müssen mir einfach glauben – alle Sätze, die noch gesagt werden mussten, wurden gesagt. Es gibt auch keine Träne, die nicht schon mehrmals geweint worden wäre. Ich bin einfach nur leer gerade, habe keine Worte und keine Tränen mehr. Nichts ist mehr offen, alles ist gut. Ich gehe nach Hause.«

Mit dieser Erklärung konnten wir die Frau ohne Bedenken gehen lassen. Ihr Verhalten, das uns so seltsam vorgekommen war, erschien nun völlig plausibel und hatte mit Gefühlskälte nicht das Geringste zu tun.

Ich habe in all den Jahren nur sehr wenige Hinterbliebene erlebt, deren Reaktion auf den Tod eines Angehörigen man als pathologisch bezeichnen könnte. Überraschend wenige sogar. Aber es gab sie. Da war zum Beispiel die zwanzigjährige Tochter einer Patientin, die zwar nicht ganz unerwartet, aber doch unerwartet schnell auf der Onkologie verstarb. Ich hatte Nachtdienst und setzte mich zu der Tochter, die mit der Situation völlig überfordert schien. Sie schwankte zwischen unkontrolliertem Weinen und dem festen Vorsatz, ihrer Mutter rasch nachzufolgen. Mir wurde ein wenig mulmig, ich war auch müde und erschöpft vom Dienst. Zudem musste ich mich um die anderen Patienten auf der Station kümmern. Also rief ich bei der Krankenhausseelsorge an und hatte tatsächlich Glück. Zufällig war ein Seelsorger im Haus, weil er eine improvisierte

Abschiedszeremonie auf der Neugeborenen-Station abgehalten hatte. Er kam und unterhielt sich mit der Tochter. »Das ist schon heftig«, sagte er hinterher, »eine äußerst intensive Trauerreaktion. Aber ich glaube, wir haben es hinbekommen. Sie ist jetzt nach Hause gegangen. Ich habe ihr meine Nummer und die der Klinik gegeben. Sie weiß, wen sie anrufen kann.«

Vier Tage später trafen wir uns zufällig auf dem Gang. Ich fragte ihn:

»Hast du noch etwas von der Tochter gehört?«

»Ach ja, das wollte ich dir noch erzählen. Vor zwei Tagen hatte ich einen Kriseninterventions-Job, gar nicht weit von ihrer Wohnung entfernt. Hinterher entschloss ich mich spontan, mal bei ihr vorbeizuschauen. Irgendein Gefühl trieb mich hin. Was soll ich sagen? Ich konnte froh sein, dass sie mir überhaupt aufgemacht hat. Schon an der Tür sah ich, dass sie tief in einer Psychose steckte. Sie hatte sogar Wahnvorstellungen. Ich holte umgehend den sozialpsychiatrischen Dienst, und wir wiesen sie in die Klinik ein. Es war, als ob ihre Psyche sich selbst davor geschützt hat, den Tod der Mutter begreifen zu müssen.«

Manche Hinterbliebene kommen noch ein- oder zweimal auf der Station vorbei. Sie holen Sachen des Verstorbenen ab und nutzen die Gelegenheit für ein kurzes Gespräch oder um sich zu bedanken. Alle erhalten auch sechs Wochen nach dem Tod ihres Angehörigen eine Karte von der Klinik. Sie werden zu einem Trauercafé eingeladen, das dreimal im Jahr auf der Station stattfindet. Organisiert wird es von der Pflege zusammen mit der Seelsorge. Jedes Mal wird erst ein kleines Gedenkritual abgehalten, dann gibt es Gelegenheit für Gespräche. Die Mitarbeiter bekommen dadurch eine Reaktion auf ihre Arbeit, gleichzeitig können sie sehen, wie es den Hinterbliebenen ergangen ist.

Die Erzählungen gleichen sich. Häufiger geschieht es, dass jemand erst nach einem Jahr zum Trauercafé kommt. »Der erste Termin war zu früh, da konnte ich noch nicht über das reden, was geschehen war. Beim zweiten wollte ich gerne dabei sein, aber ich kam nicht weiter als bis zum Parkplatz der Klinik, dann bin ich wieder umgedreht. Die Erinnerungen waren einfach zu stark. Letztes Mal schaffte ich es auch nur bis zum Hintereingang. Aber jetzt bin ich da. Und es tut gut, hier zu sein.«

Kapitel 8

Sterbehilfe

Palliativ- oder Intensivstation?

Menschen, die den ausgeprägten Wunsch haben, bei einer Verschlechterung ihres Zustands noch einmal auf die Intensivstation verlegt zu werden, habe ich nur sehr selten zu uns auf die Palliativstation geholt. Die räumlichen Gegebenheiten lieferten mir dafür ein gutes Argument. Ich musste nicht einmal lügen. Der Weg über das ganze Gelände hinüber zum Haupthaus war tatsächlich sehr lang und im Notfall wahrscheinlich nicht in der gebotenen Eile zu bewältigen.

Aber es gab auch andere, weitaus gewichtigere Gründe. Für eine Verlegung auf die Intensivstation muss eine medizinische Indikation vorliegen. Bei einem Zwanzigjährigen, der nach einem Autounfall sofort operiert werden muss, liegt sie auf der Hand. Das unumkehrbare Sterben eines Schwerstkranken per Intensivmedizin um ein paar wenige Stunden hinauszuzögern, rechtfertigt dagegen keine Verlegung.

Dazwischen liegt ein riesiger Graubereich. Manchen Patienten würde ich von einem Aufenthalt auf der Intensivstation abraten. Zu gering ist die Chance auf eine wirkliche Verbesserung ihres Zustands, zu hoch das Risiko unabsehbarer Folgen. Die Entscheidung muss letztlich jeder für sich selbst treffen.

Aber hält jemand an seinem Willen fest, rate ich ihm, besser auf der Normalstation zu bleiben. Und das, obwohl ich weiß, dass wir die Schmerztherapie wahrscheinlich noch ein bisschen besser hinbekommen würden als die Kollegen.

Aber ich muss auch mein Team im Blick haben. Ein Patient, der sich für den Fall der Fälle noch eine intensivmedizinische Behandlung wünscht, verändert die Wahrnehmung des Pflegepersonals. Implizit schwingt immer die Frage mit: Welchen Patienten darf ich sterben lassen und leiste damit gute palliativmedizinische Arbeit; und bei welchem Patienten muss ich unter Umständen das volle Notfallprogramm fahren, obwohl ich mir das gar nicht mehr zutraue? Die Aussicht, nach zehn Jahren Pause eventuell eine Reanimation hinkriegen zu müssen, erzeugt fachlichen Druck und auch Angst. Unter beidem kann die Versorgung der anderen Patienten leiden.

»Sollen wir die Maschinen abstellen?«

Darf ich träumen? Dann träume ich von einem Gesundheitssystem, in dem jeder Anreiz fehlt, mehr Gerätemedizin durchzuführen, als wirklich medizinisch angezeigt und vertretbar ist.

Vor einigen Jahren habe ich den Versuch unternommen, palliativmedizinisches Wissen stärker auf der Intensivstation zu verankern. Dort sterben nicht nur mehr Menschen als auf der Palliativstation, sie sterben auch schlechter und weniger gut aufgeklärt. Die meisten Intensivmediziner zeigten sich aufgeschlossen für mein Vorhaben und waren bereit mitzumachen. Gegenüber der Klinikleitung spielte ich mit offenen Karten: »Es kann sein, dass durch das Projekt dem Haus die eine oder andere lukrative Beatmungsstunde entgeht. Andererseits: Ist es nicht auch in Ihrem Interesse, wenn jemand, der gar nicht auf der Intensivstation liegen sollte und das selbst auch nicht will, auf die Palliativstation verlegt wird? Schließlich könnte dann das frei werdende Bett jemand bekommen, der dringend operiert werden muss, und das wiederum dürfte das Haus erfreuen. Also eine Win-win-win-Situation: wirtschaftliche Vorteile für die Klinik; Leidensreduktion beim Patienten; weniger traumatisierte Angehörige und Mitarbeiter.«

Dicke Bretter, gewiss. Aber gar nicht erst versuchen, sie zu bohren, kann auch nicht die Lösung sein. Damals löste mein Vorschlag bei manchen der Beteiligten Panik aus: Wenn die Palliativmediziner auf die Intensivstation kommen, werden sie doch den ganzen Tag nichts anderes machen, als alle Geräte abzustellen. Die Menschen werden sterben wie die Fliegen!

Nichts davon bewahrheitete sich, und das deckt sich im Übrigen auch mit den Ergebnissen großer Studien. An der Mortalitätsrate änderte sich gar nichts. Keiner wurde um eine möglicherweise noch vorhandene Chance gebracht. Wer aber starb, starb früher. Niemand wurde mehr so lange am Leben gehalten, bis auch die Möglichkeiten des letzten Geräts ausgeschöpft waren. Wozu es letztlich auch nur gekommen war, weil kein Arzt sich getraut hatte, beizeiten eine endgültige Entscheidung zu fällen.

Um überhaupt auf die Intensivstation verlegt zu werden, braucht es einen schwerwiegenden und darüber hinaus höchst akuten medizinischen Anlass. Den gibt es ja auch meistens, selbst beim achtzigjährigen Krebspatienten XY, der mit einer akuten Lungenentzündung, Herzinsuffizienz oder Blutvergiftung eingeliefert wird. Beim Studium der Patientenakte merkt man aber dann, dass Herr XY allein in den letzten Monaten schon viermal auf die Intensivstation gebracht worden ist. Und schon beim vorletzten Mal hat er sich gegen die erneute Krankenhauseinweisung gewehrt. Doch der Notarzt wollte nicht auf ihn hören – oder nicht die Verantwortung übernehmen, ihn in seiner Wohnung zu lassen. Das alles kann einem die Ehefrau erzählen, vorausgesetzt natürlich, man macht sich die Mühe, sich einmal ausführlicher mit ihr zu unterhalten. Dann wird das Bild ganz klar: Alles, was sich der Patient und seine Frau wünschen, ist ein friedliches Sterben ohne Schmerzen und Qual. Und ein Satz wie »Wenn der Mann stirbt, wird uns die Frau verklagen, also müssen wir was tun!« verliert plötzlich alle Berechtigung.

Mehrfach haben mir Angehörige erzählt, dass ihnen von Ärzte-Seite aus mitgeteilt wurde: »Also, wir haben nicht das Gefühl, dass diese Therapie noch etwas bringt. Sie sind der Bevollmächtigte. Sollen wir aufhören? Sollen wir die Maschinen abstellen?«

Es ist ein Unding, dass einem Laien im emotionalen Ausnahmezustand eine Entscheidung aufgebürdet wird, die das Fachpersonal nicht zu treffen wagt. Anstatt ihm zu sagen: »Bitte helfen Sie mir: Was hätte Ihr Vollmachtgeber in so einer Situation gewollt? Ich frage nicht, weil ich von Ihnen erwarte, dass Sie über das weitere Vorgehen bestimmen. Es ist und bleibt eine ärztliche Entscheidung. Aber für die brauche ich so viele Informationen wie möglich. Manche davon können nur Sie mir geben, denn Sie kennen Ihren Angehörigen sehr viel besser als ich.«

Das Einstellen lebenserhaltender Maßnahmen auf der Intensivstation, womit vor allem die Beatmung gemeint ist, läuft nach einer Art Standard ab. Die Druckeinstellungen werden geändert. Der Sauerstoffgehalt jener Luft, die zum Beatmen dient, wird auf 21 Prozent und damit auf Raumniveau heruntergedreht.

»Warum macht ihr das?«, fragte ich die Kollegen einmal.

»Wir wollen das Leben ja nicht aktiv verkürzen, und 21 Prozent entspricht eben dem, was auch so in der Luft drin ist.«

»Aber die Maschine bläst doch noch! Sie nimmt dem Patienten die Atemarbeit ab, was man von der Raumluft nun nicht gerade behaupten kann. Und ihr wisst schon, dass der Mann in den letzten Wochen mit 50 oder 70 Prozent Sauerstoffgehalt beatmet worden ist, oder? Die 21 Prozent werden daher definitiv nicht ausreichen, um ihn am Leben zu erhalten.«

So kommt es dann auch. Die Patienten sterben, aber erst nach einem Tag und einer Nacht. Ob sich ein Sterben nach vierundzwanzig Stunden unter reduzierter Sauerstoffmenge wirklich zwingend besser anfühlt als eines, das schnell eintritt? Denn diese Möglichkeit gäbe es ja auch. Ein Extubieren des Patienten, also die Entfernung des Beatmungsschlauchs, würde innerhalb von wenigen Minuten zum Tod führen. Doch das wird nicht gemacht. Warum? Vermutlich aus demselben Grund, warum einige Ärzte große Probleme damit haben, Morphin in höherer Dosis zu spritzen: Handlung und Wirkung folgen fast unmittelbar aufeinander. Die Folgen des eigenen Tuns werden schnell sichtbar, sodass man gezwungen ist, sich selbst als ihr Verursacher wahrzunehmen. Dagegen lässt das langsame Reduzieren der Sauerstoffmenge so lästige Gedanken gar nicht erst aufkommen. Bis die finale Wirkung eintritt, hat längst ein anderer Kollege Dienst.

Bei einem Patienten legte ich mein Veto ein: »Nein, wir drehen nicht runter. Wir ziehen den Tubus raus. Der Mann hat ganz klar gesagt, dass er solch ein Szenario nicht wünscht, und wir werden uns gefälligst daran halten. Wir werden kein vierundzwanzigstündiges Versterben durchziehen, mit Angehörigen, die die ganze Zeit am Bett sitzen und langsam durchdrehen, nur damit manche von uns sich besser fühlen. Und wer allen Ernstes lieber die Psyche der Familie belasten will als die eigene, sollte wenigstens dazu stehen und sich nicht hinter irgendwelchen Maßnahmen verstecken, für die es keinen vernünftigen Grund gibt.«

Tötung auf Verlangen

Jemand möchte sterben, und ich helfe ihm dabei. Mehr sagt der Begriff »Sterbehilfe« zunächst einmal nicht aus, so man ihn denn rein wörtlich nimmt. Aber wer macht das schon? Das Wort lässt sich kaum mehr trennen von den Ängsten, Unsicherheiten, Mutmaßungen und sonstigen reflexhaften Reaktionen, die es hervorruft. Doch nicht nur die Emotionen, die ihn umgeben, haben den Begriff fast unbrauchbar gemacht. Auch dass er nie wirklich eine trennscharfe Unterscheidung erlaubt hat zwischen den unterschiedlichen Vorgängen und Handlungen, die mit ihm bezeichnet werden, spricht im Grunde gegen seine Verwendung. Und dennoch wird immer weiter von »Sterbehilfe« gesprochen werden. Den Begriff gibt es nun mal, er wird verwendet, und es wäre naiv zu glauben, man könne ihn einfach so ersetzen. Das wird nicht gelingen. Man kann nur versuchen, ihm eine weniger emotional belastete, dafür aber transparentere und einleuchtendere Terminologie an die Seite zu stellen. Dazu hat es dankenswerterweise in den vergangenen Jahren schon viele Bestrebungen gegeben.

So ist man, zumindest in der einschlägigen Literatur, mittlerweile dazu übergegangen, das, was früher »aktive Sterbehilfe« genannt wurde, nun als »Tötung auf Verlangen« zu bezeichnen. Das betrifft den Satz: »Herr Doktor, ich kann nicht mehr, bitte geben Sie mir *die Spritze*!« Jemand verabreicht aktiv eine Substanz mit dem Ziel, dass ein anderer daran stirbt. Rein technisch gesehen unterscheidet sich der Vorgang in keiner Weise von einem Mord durch einen Kranken- oder Altenpfleger, wie er hin und wieder in den Schlagzeilen auftaucht. Nur bittet in diesem Fall der Sterbewillige bei klarem Bewusstsein um die Tat. Die Tötung auf Verlangen ist in Deutschland verboten, es gilt der § 216 StGB: »(1) Ist jemand durch das ausdrückliche und ernstliche Verlangen des Getöteten zur Tötung bestimmt worden, so ist auf Freiheitsstrafe von sechs Monaten bis zu fünf Jahren zu erkennen. (2) Der Versuch ist strafbar.«

Ich bin über die Jahre einige Male von Patienten nach *der Spritze* gefragt worden. Irgendwann habe ich mir angewöhnt, mit einer Gegenfrage zu antworten: »Warum denn eine Spritze? Das pikst doch! Wie wäre es denn stattdessen mit einer Tablette?« Die meisten der eben noch so Entschlossenen ruderten dann zurück: »Nein, also selber nehmen ...« Ein offensichtlich glaubensfester Patient zeigte sich sogar entrüstet: »Aber das wäre doch dann Sünde!« Frei nach dem Motto: »Herr Doktor, wären Sie so nett und würden die Karma-Punkte für mich übernehmen? Danke!« Ich stelle die Frage nicht nur, um zu provozieren. Mit ihr versuche ich auch herauszubekommen, wie ernst es der Patient mit seinem Wunsch zu sterben meint. Kann der Leidensdruck wirklich so hoch sein, wenn man es ablehnt, selbst aktiv zu werden?

Ich halte das gesetzliche Verbot der Tötung auf Verlangen für gerechtfertigt. Wohlgemerkt aber unter der Einschränkung, dass der assistierte Suizid nicht unter Strafe gestellt werden darf. Ich kann mir keine Situation vorstellen, in der ich mit einem sterbewilligen Menschen zwar noch kommunizieren kann, er aber nicht in der Lage wäre, sich zu suizidieren, und sei es mithilfe ausgeklügelter technischer Hilfsmittel. Kann er nicht mehr kommunizieren, weil beispielsweise eine Bewusstlosigkeit vorliegt, dann handelt es sich in der Regel um eine Situation, in der klassischerweise eine Patientenverfügung greifen sollte. In ihr kann jede medizinische Behandlung sowie jede Ernährung und Flüssigkeitsgabe abgelehnt werden.

In den Beneluxstaaten ist die Tötung auf Verlangen unter bestimmten Umständen erlaubt. Doch es kommt, und das macht die Sache beunruhigend, in diesen Ländern auch immer wieder zu Fällen von Tötung *ohne* Verlangen: Ärzte treffen im Verbund mit Angehörigen *für* den nicht kommunikationsfähigen Patienten die Entscheidung, dessen Leben aktiv zu beenden. Doch auf welcher Bewertungsgrundlage? Wirklich nur aufgrund des mutmaßlichen Patientenwillens? Wie kann man sicher sein, dass nicht vielleicht doch Routinen des Arztes oder Werturteile der Angehörigen die Entscheidung beeinflussen? Der Satz »Das ist doch kein Leben« sollte definitiv nie im selben Zusammenhang auftauchen dürfen wie die Möglichkeit, tödliche Spritzen zu verabreichen. Um zu diesem Schluss zu gelangen, muss man nicht einmal die deutsche Historie bemühen. In den Beneluxstaaten existieren jedenfalls schon die ersten entsprechend ergänzten Patientenverfügungen. Widersprochen wird in ihnen vehement der Vermutung, jemand wünsche für sich zu irgendeinem Zeitpunkt aktive Sterbehilfe.

Zulassen des natürlichen Todes

Ich habe die Klage des alten Intensivmediziners noch im Ohr: »Hier liegt ein junger Mann, und ich weiß nicht, was ich machen soll. Ich bin lange genug in diesem Geschäft, um zu wissen, dass er die Intensivstation nicht mehr lebend verlassen wird. Aber trotzdem – wenn ich bei ihm jetzt die laufende Antibiotika-Therapie absetze, dann ist das doch Mord!«

Es wäre natürlich kein Mord gewesen, sondern das, was man lange Zeit als »passive Sterbehilfe« bezeichnet hat. Heute spricht man eher, weitaus konkreter und korrekter, vom »Zulassen des natürlichen Todes«. Soll heißen: Entsprechend den Wünschen des Patienten werden bei einer zum Tode führenden Krankheit alle lebensverlängernden Maßnahmen entweder von vornherein unterlassen oder aber aktiv beendet. Jemand wird nicht mehr zur Dialyse gefahren, die künstliche Ernährung wird eingestellt, die Antibiotika-Therapie bei einer Lungenentzündung gar nicht erst begonnen. Man lässt dem Schicksal seinen Lauf, öffnet die Türen oder hindert sie am Zufallen.

Diese Beispiele verdeutlichen, wie missverständlich der

Begriff »*passive* Sterbehilfe« ist. Stellen wir uns einen anderen Patienten vor, ebenfalls auf der Intensivstation. Er wird künstlich beatmet und befindet sich damit in einer Situation, die er in seiner Patientenverfügung als für ihn nicht mehr akzeptabel definiert hat. Sein schriftlich niedergelegter Wille ist unmissverständlich: In einem solchen Fall wünscht er den Abbruch der Behandlung. Das hat aber zur Folge, dass jemand *aktiv* mit seiner Hand den Schalter am Beatmungsgerät betätigen muss. Also doch aktive Sterbehilfe?

Ohne Zweifel fühlt es sich deutlich »aktiver« an, eine bereits begonnene intensivmedizinische Therapie wieder zu beenden, als einen Patienten gar nicht erst auf die Intensivstation zu verlegen. Aber der Gesetzgeber hat sich da klar positioniert und unterscheidet nicht zwischen Unterlassen und Beenden. Jeder Patient hat bis zuletzt das Recht, eine medizinische Maßnahme abzulehnen und an seiner Erkrankung zu sterben. Wird die Behandlung gegen seinen erklärten Willen fortgesetzt, begeht der behandelnde Arzt eine Körperverletzung.

Leider werden von Ärzten aus Angst, wegen unterlassener Hilfeleistung angeklagt zu werden, reihenweise Körperverletzungen begangen. Fast kann man von einer irrationalen Angst sprechen, denn es gibt kaum Ärzte, die wirklich verklagt wurden, weil sie auf die Durchführung einer Therapie verzichtet haben. Jedenfalls sind es nicht im Entferntesten so viele, dass die Angst gerechtfertigt erschiene. Seltsamerweise hält sich dagegen die Angst, wegen Körperverletzung belangt zu werden, in viel engeren Grenzen. Vermutlich wird sich das erst ändern, wenn es tatsächlich einmal zu einer Anklage kommt – mit allen ordnungsrechtlichen und versicherungstechnischen Konsequenzen für den verantwortlichen Arzt.

Indirekte Sterbehilfe

Schließlich sei noch die »indirekte Sterbehilfe« erwähnt. Hier spricht man besser von einer »Inkaufnahme von Nebenwirkungen«. Ein Patient leidet unter so starken Schmerzen oder anderen Symptomen, dass ich ihm, um sein Leiden zu lindern, ein Medikament in einer potenziell tödlichen Dosis gebe. In Übereinstimmung mit dem Willen des Patienten nehme ich die eventuelle Lebenszeitverkürzung aber als Nebenwirkung der Schmerztherapie beziehungsweise der Symptomkontrolle in Kauf.

Im Prinzip steht in jedem Aufklärungsbogen zu einer Hochrisiko-Operation nichts anderes: »Sollten alle anderen Behandlungsmaßnahmen ausgeschöpft sein, führen wir eine Operation durch, in deren Verlauf Sie sterben könnten.« Niemand würde in so einem Fall von »indirekter Sterbeoperation« sprechen.

Der Begriff der »indirekten Sterbehilfe« spielt in der Praxis kaum (noch) eine Rolle. Wie in Zusammenhang mit der Gabe von Opiaten bereits erwähnt, bannt in der Regel ein langsames Herantasten an die für den Patienten wirksame Dosis die Gefahr, über das Ziel hinauszuschießen. Man müsste schon die Dosis massiv erhöhen und sie jeden Tag vervielfachen, um in tödliche Regionen vorzustoßen.

Assistierter Suizid

Innerhalb der Palliativmedizin gibt es Stimmen, die sich gegen jede Form von assistiertem Suizid aussprechen. Gute, weil wirksame Palliativmedizin, sagen sie, lindere das Leid am Lebensende so effektiv, dass sich jeder Wunsch nach Suizid quasi von selbst erledige. Für meinen Geschmack steckt in dieser Auffassung eine etwas zu große Portion Naivität und Optimismus. Man wird die Zahl der Suizide schwerkranker Menschen nie ganz auf null bringen können. Das kann auch nicht die Aufgabe der Palliativmedizin sein.

Aber ich glaube auch, dass palliativmedizinische Betreuung Suiziden vorbeugen kann. Allein schon, indem sie jenen Patienten, die eigentlich gerne noch leben würden, jedoch nicht unter der Last ständiger extremer Schmerzen und anderer Symptome, eine in der Regel funktionierende Hilfe anbietet.

Nur sehr wenige Patienten wendeten sich direkt mit der Bitte um eine Tötung auf Verlangen oder eine Beihilfe zum Suizid an mich. Ihr Wunsch resultierte nicht aus einem akuten emotionalen Ausnahmezustand heraus, sondern war lange in ihnen gewachsen. Das erleichterte das Gespräch. Die Patienten waren nicht getrieben von ihrem Wunsch zu sterben. Sie zeigten sich offen für Alternativen. Letztlich konnten sie die in der Palliativmedizin ausdrücklich vorgesehene Möglichkeit, auf alle lebensverlängernden Maßnahmen zu verzichten, gut akzeptieren.

Einmal wurde ich von einem Hausarzt angerufen: »Ich weiß nicht mehr weiter. Einer meiner Patienten, er ist zweiundneunzig und lebt in einem Pflegeheim, möchte unbedingt sterben. Ich verstehe ihn in gewisser Weise auch, aber helfen kann ich ihm genauso wenig wie Sie. Nur hat er eben auch Schmerzen. Vielleicht können Sie ihn für ein paar Tage bei sich aufnehmen und schauen, ob Sie die in den Griff bekommen? Ich bin ganz ehrlich: Wenn Sie bei der Gelegenheit auch noch die Zeit fänden, mit ihm über seinen Sterbewunsch zu sprechen, wäre ich Ihnen sehr dankbar.«

Der Mann kam auf die Station. Ein liebenswürdiger, geistig hellwacher alter Herr. Er litt unter einer Einengung des Rückenmarkkanals im Halsbereich, einer sogenannten Spinalstenose. Sie übte Druck auf das Rückenmark aus. Seine Arme konnte er deshalb nur noch eingeschränkt, seine Beine eigentlich gar nicht mehr bewegen, was ihn an den Rollstuhl fesselte. Dazu kamen ständige Nervenschmerzen in der unteren Körperhälfte und zu allem Überfluss auch noch eine Netzhautablösung an beiden Augen. Sie hatte zum fast völligen Erblinden geführt. Enge Bezugspersonen besaß er keine mehr, seine Frau war zwei Jahre zuvor gestorben.

Das alles schilderte mir der Mann in einem zwischen Resignation und Sarkasmus schwankenden Tonfall: »Wissen Sie, ich werde morgens aus dem Bett geholt, in meinen Rollstuhl gesetzt und ans Fenster gefahren. Im Prinzip ist das ja eine nette Geste – wenn ich denn etwas sehen könnte. So merke ich nur aufgrund des Temperaturunterschieds, dass man wohl das Fenster geöffnet hat und ich davorsitze. Später fährt man mich zum Essen, dann zurück ins Zimmer, und abends hievt man mich wieder ins Bett. Ich weiß, dass es noch ein Jahr so gehen kann, vielleicht sogar auch zwei. Wenn ich etwas tun könnte, um von Ihnen ein Medikament zu erhalten, das mich heute Nacht einschlafen und morgen früh nicht mehr wach werden lässt, ich würde es tun.« Ich erfuhr auch noch, dass er seine beiden einzigen Verwandten, es waren Nichten, schon darum gebeten hatte, mit ihm in die Schweiz zu fahren. Sie konnten seinen Wunsch nach assistiertem Suizid zwar verstehen, hatten die Reise aber aus Gewissensgründen abgelehnt.

Ich sah ihn an, wie er da im Rollstuhl vor mir saß, so klar in seinen Ausführungen, so müde seines Lebens, das für ihn alle Qualität verloren hatte. Man gebe mir schnell ein paar gute Argumente, wie ich hier die Sonne wieder aufgehen lassen kann, dachte ich. Ich sagte: »Sie wissen, dass ich Ihnen nichts geben kann. Sie können hier nicht einfach ein Medikament bekommen und dann sterben. Das geht nicht. Ich kann Ihnen aber anbieten, mir alles in Ruhe noch einmal durch den Kopf gehen zu lassen. Vielleicht gibt es ja irgendwo eine Tür, die ins Freie führt.«

Beim Ansehen der Laborwerte fiel mir die eingeschränkte Nierenfunktion des alten Mannes auf. Es stellte sich heraus, dass er pro Tag mindestens zwei Liter Flüssigkeit zu sich nahm. Für jemanden in seinem Alter war das eine gewaltige Menge.

Warum trank er so viel? Weil, wie ich erfuhr, ihm ein Arzt eindringlich dazu geraten hatte. Ist die Niere nicht gut gespült, drohe ein Nierenversagen, und das sei »einer der jämmerlichsten Tode«, die man sich überhaupt vorstellen könne. Der Patient gehorchte. Er trank und trank und trank. Oft wurde er vom Pflegepersonal angefahren, weil er schon wieder geklingelt hatte, weil der Becher schon wieder leer war.

Ich konnte es nicht fassen, welchen Unsinn der Kollege erzählt hatte. Wenn die Niere ausfällt, werden verschiedene Abfallstoffe nicht mehr ausgeschieden. Die Folge ist eine Art körpereigene Narkose. Man wird müder, und irgendwann schläft man für immer ein. Von wegen »einer der jämmerlichsten Tode«!

»Es gibt vielleicht einen Weg«, sagte ich zu dem alten Mann. »So, wie Ihre Niere noch funktioniert, brauchen Sie dazu nur einfach weniger zu trinken. Nur noch so viel, dass Sie nicht unter einem Durstgefühl leiden. Möchten Sie das einmal ausprobieren? Ich würde in zwei Tagen Ihre Laborwerte noch einmal kontrollieren, und wenn wir dann sehen, dass es in die von Ihnen gewünschte Richtung geht, würde ich Sie wieder entlassen. Vorher aber halten wir alles schriftlich fest: dass es Ihnen erlaubt ist und Sie sich über die Konsequenzen Ihres Tuns im Klaren sind; dass Sie keine Infusionen erhalten wollen, wenn Sie das Trinken ablehnen; und dass jemand, der es trotzdem versucht, eine Körperverletzung begeht. In der Zeit kümmern wir uns auch um Ihre Schmerzen.«

Die Laborwerte fielen eindeutig aus. Schon die zweitägige Reduzierung der Flüssigkeitsmenge hatte die Nierenfunktion noch einmal stark eingeschränkt. In den Tagen darauf nahm die Schläfrigkeit des Mannes so deutlich zu, dass ich ihm den Stress einer Rückverlegung ins Heim nicht mehr zumuten wollte:

»Das nimmt jetzt so an Fahrt auf – wäre es für Sie okay, wenn Sie hierblieben?«

»Ja, absolut.«

Die Nichten waren bereits kontaktiert worden, sie konnten die Entscheidung des alten Mannes, auf diese Weise sein Leben zu beenden, mittragen. Die weiteren Tage verliefen ruhig. Zwischenzeitliche, eventuell durch das Nierenversagen verursachte Muskelzuckungen ließen sich mit einem Medikament zur Muskelentspannung gut behandeln. Der Mann starb schließlich friedlich nachts und im Schlaf. So, wie er es sich gewünscht hatte.

Es fällt schwer, sich jemandem anzuvertrauen

Wenn das, was ich in meinem Berufsalltag erlebt habe, in irgendeiner Form repräsentativ ist, könnte man fast versucht sein, die Diskussion um den assistierten Suizid bei Schwerstkranken eine Phantomdebatte zu nennen. In der ganzen Zeit betraf das Thema vielleicht zehn Patienten. Ihr Wunsch, durch eigene Hand zu sterben, erschien mir jedoch absolut nachvollziehbar, denn auch palliativmedizinische Versorgung konnte ihr Leid nicht lindern. Einer von ihnen hat versucht, sich mangels Wissen und Alternativen mit Abführmitteln zu suizidieren. In solch eine Notlage sollte kein Mensch an seinem Lebensende geraten müssen. Das macht die vermeintliche Phantomdebatte dann doch eben wieder zu etwas, was dringend diskutiert werden muss.

Auf unserer Station stellen wir den Patienten die Frage nach dem Tod sehr offen. Wir wollen es denen leicht machen, denen das Thema auf der Seele liegt. Sie sollen in einem geschützten Rahmen über ihre Unsicherheiten und Ängste reden können. Wir alle haben im Alltag kaum Gelegenheit, über das Sterben zu sprechen. Mit ein bisschen Glück geht das im Kreis guter Freunde, aber viel zu oft lassen wir uns von dem Grundsatz leiten, anderen gegenüber nur ja nicht zu viele Ängste zuzugeben. Vollkommene Offenheit erlaubt man sich häufig nur bei der Begegnung mit einem Psychotherapeuten. Doch im Gegensatz zu den USA passiert es hierzulande noch relativ selten, dass sich jemand zu einer Gesprächstherapie entschließt.

Sich ihrem Hausarzt anzuvertrauen, fällt vielen Patienten schwer: »Wenn ich dem sage, dass ich nicht mehr leben möchte, dann sehe ich doch direkt die Gedankenblase über seinem Kopf – Suizidgedanken-Depression-Psychiatrie-OhmeinGott! Ein falsches Wort, und ich lande womöglich in der Klapse. Und das ist der letzte Ort, an dem ich sein möchte.« Nicht strafbar ist es, einen Suizidversuch zu unternehmen. Über Suizidabsichten zu sprechen, wird hingegen noch immer viel zu oft von der Gesellschaft mit Ausgrenzung und Stigmatisierung sanktioniert.

Was die Gesetze sagen

Im Gegensatz zu einer Tötung auf Verlangen muss der Sterbewillige bei einem assistierten Suizid das tödlich wirkende Medikament, das ihm jemand zur Verfügung stellt, *selbst* einnehmen. Die Tatherrschaft liegt, wie es im Juristendeutsch heißt, die ganze Zeit über bei ihm. Beihilfe zum Suizid leisten beispielsweise Schweizer Organisationen wie Exit oder Dignitas.

Bis vor einigen Jahren galt in Deutschland die Suizidbeihilfe strafrechtlich als zulässig. Schließlich kann niemand wegen Beihilfe zu etwas, das selbst nicht strafbar ist, belangt werden. Die Ärztekammern der einzelnen Bundesländer kommen jedoch schon länger zu einem anderen Schluss. Zehn von ihnen untersagen ihren Ärzten jegliche Beihilfe zum Suizid. Bei Zuwiderhandeln droht der Entzug der Approbation. Die übrigen Kammern zeigen sich gnädiger oder äußern sich erst gar nicht zu diesem Thema. Ein letztlich nicht akzeptables Durcheinander der Vorschriften. Weil in Deutschland das ärztliche Standesrecht Ländersache ist und daher keine einheitliche Regelung zum assistierten Suizid existiert, können für einen Arzt wenige

Kilometer darüber entscheiden, ob er Beihilfe zum Suizid leisten darf oder ob er Gefahr läuft, seine Zulassung zu verlieren.

Seit November 2015 hat sich die Lage noch einmal verkompliziert. Nun besitzt der assistierte Suizid auch strafrechtliche Relevanz. Es lohnt sich, den damals neu geschaffenen § 217 StGB (»Geschäftsmäßige Förderung der Selbsttötung«) in Gänze zu zitieren:

»(1) Wer in der Absicht, die Selbsttötung eines anderen zu fördern, diesem hierzu geschäftsmäßig die Gelegenheit gewährt, verschafft oder vermittelt, wird mit Freiheitsstrafe bis zu drei Jahren oder mit Geldstrafe bestraft. (2) Als Teilnehmer bleibt straffrei, wer selbst nicht geschäftsmäßig handelt und entweder Angehöriger des in Absatz 1 genannten anderen ist oder diesem nahesteht.«

Besieht man sich die Praktiken besagter Schweizer Vereine etwas näher, leuchtet einem das Ziel, das mit dem Paragrafen 217 erreicht werden soll, sogar ein. Vielleicht wäre es zu manchem Suizid via Exit, Dignitas etc. gar nicht gekommen, wäre zuvor das jeweilige Optimum an palliativmedizinischer Versorgung erzielt worden. Nichtsdestotrotz wirft die neue Regelung mehr Fragen auf, als sie Antworten schafft. Was bedeutet in diesem Zusammenhang »geschäftsmäßig«? Die Formulierung umfasst jedenfalls mehr als nur ein simples »gegen Geld«. Sie stellt auch die Wiederholung der Beihilfe zum Suizid unter Strafe. Hier rückt nicht zuletzt und vor allem die ärztliche Praxis ins Blickfeld. Wie oft muss etwas passieren, damit es als »geschäftsmäßig« gilt? Jede Woche? Einmal im Jahr? Oder zweimal in einer ganzen Berufslaufbahn? Rein theoretisch könnte selbst das schon reichen, um für einige Zeit ins Gefängnis zu wandern.

Als straffreies Szenario bliebe nur eine wirkliche Ausnahmesituation übrig: Jemand, der zu einem Arzt in engem persönlichen Kontakt steht, bittet um Beihilfe zum Suizid und erhält sie auch. Für beide bleibt es ein singuläres Ereignis in ihrem

Leben. Für den einen zwangsläufig, für den anderen, weil er sich nicht dem Verdacht aussetzen will, »geschäftsmäßig« zu handeln. Dieser Arzt müsste künftig jeden abweisen, der die Belastungen seiner schweren Erkrankung nicht mehr erträgt und deshalb sterben möchte. Seinen Patienten blieben damit die eher sanfteren Suizid-Optionen verschlossen. Vom Enkel zur ICE-Strecke gefahren zu werden, das ist erlaubt. Medikamente zu erhalten, die ein einigermaßen friedliches Einschlafen ermöglichen, dagegen nicht.

Und das, obwohl das Bundesverwaltungsgericht im März 2017 den Staat ausdrücklich dazu aufgefordert hat, Bürgern »in extremen Notlagen« den Erwerb eines tödlich wirkenden Medikaments nicht zu verwehren. Der damalige Gesundheitsminister setzte sich jedoch umstandslos über das Urteil hinweg. Das für die Vergabe des tödlichen Mittels zuständige Bundesinstitut für Arzneimittel und Medizinprodukte dürfe nicht »Helfershelfer einer Selbsttötung« werden. Keine Chance für diejenigen, die einen Antrag auf Bewilligung des Medikaments gestellt hatten. Der aktuelle Gesundheitsminister führt die Linie seines Vorgängers fort.

Mir würde beides Bauchschmerzen bereiten, sowohl ein generelles Verbot der Suizidbeihilfe als auch ihre völlige rechtliche Freigabe. Vermutlich wäre es am sinnvollsten gewesen, es beim bisherigen Schwebezustand einfach zu belassen. Stattdessen weiß nun keiner, ob der neue Paragraf nicht auch Auswirkungen auf die schmerztherapeutische Versorgung haben wird. Nach Jahren, in denen Ärzten vermittelt wurde, dass sie vor der Gabe von Opiaten keine Angst haben müssten; dass sie, falls nötig, auch höhere Dosen verschreiben könnten, entsteht nun eine ganz neue Angst: Gilt das Verschreiben einer Hunderterpackung Opiate womöglich schon als »geschäftsmäßige Förderung der Selbsttötung«? Ohne Zweifel würde die Einnahme aller Tabletten in der Packung für den Patienten tödlich verlaufen. Macht sich der Arzt damit also strafbar?

Seit dem Frühjahr 2019 befasst sich das Bundesverfassungsgericht mit diesen und anderen Fragen. Ärzte, Patienten und Sterbehilfe-Vereine haben Beschwerde gegen den § 217 eingelegt. Beklagt wird von Ärzte-Seite eine Beschneidung der beruflichen Freiheit, während die Patienten ihr individuelles Recht auf Selbstbestimmung verletzt sehen. Es bleibt zu hoffen, dass am Ende eine Entscheidung getroffen wird, die den Gesetzgeber dazu zwingt, im Interesse aller Bürger für mehr Klarheit zu sorgen.

Sollte es ein Sterbehaus geben?

Einmal nahm ich an einem Symposium zur palliativen Geriatrie teil, also zur Medizin am Lebensende bei Hochbetagten. Am Ende fand eine Podiumsdiskussion statt, in deren Verlauf ein Herr vom PalliativVerband das Wort ergriff: »Ich möchte nicht«, sagte er, »dass es irgendwann einmal in Berlin oder in einer anderen Stadt ein Sterbehaus gibt, wo die Menschen, die sterben wollen, ein tödlich wirkendes Medikament erhalten.«

Ich weiß, was er gemeint hat. Ich gebe ihm auch teilweise recht. Eine solche Einrichtung, teils Beratungs-, teils Aushändigungsinstanz, würde in der Tat gemischte Gefühle auslösen, auch bei mir. Dennoch würde ich es begrüßen, wenn es sie gäbe. Die 10 000 Menschen, die sich jedes Jahr in Deutschland das Leben nehmen, demonstrieren ja gerade, dass die Abwesenheit eines speziellen Sterbehauses nicht dazu führt, dass jeder, der sich mit Suizidgedanken trägt, von seinem Vorhaben Abstand nimmt: »Kein Sterbehaus? Okay, dann gehe ich halt wieder heim und lebe glücklich bis ans Ende meiner Tage!« Die Menschen töten sich dennoch. Sie springen von der Brücke, erhängen sich oder werfen sich vor den Zug. An der Zahl 10 000 ändert sich gar nichts.

Wie könnte so ein Sterbehaus aussehen? Alle für das Thema

Suizid relevanten Disziplinen und Berufsgruppen müssten anerkannte Vertreter schicken: Psychiater, Sozialarbeiter, Palliativmediziner, Seelsorger, Schmerztherapeuten. Alle wären da. Die Besten der Besten, das obere Prozent fachlicher Kompetenz. Als Patient wüsste ich, dass mir Leute gegenübersitzen, die wirklich etwas von ihrem Job verstehen. Von vornherein würden sie eine psychiatrische Erkrankung oder eine mangelnde Autonomiefähigkeit aufgrund geistiger Behinderung ausschließen. Sie würden sich ausreichend Zeit nehmen für Untersuchungen und gegebenenfalls auch (palliativ-)medizinische Interventionen. Erst wenn sie zu dem Schluss gelangten, dass auch ihre Hilfe nicht ausreichen würde, bekäme ich das Medikament, das mich aufhören lässt zu atmen.

Vielleicht liege ich völlig falsch. Doch ich glaube, dass sich so die Zahl der Suizide insgesamt senken ließe. Mut macht das Beispiel Oregon. Der US-amerikanische Bundesstaat hat 1997 den ärztlich assistierten Suizid für Menschen mit einer tödlich verlaufenden Erkrankung unter bestimmten Voraussetzungen straffrei gestellt. In Oregon durchläuft jeder Sterbewillige ein aufwendiges Kontrollverfahren. Nicht nur wird er über palliativmedizinische und hospizliche Versorgungsmöglichkeiten aufgeklärt. Gleich mehrfach und über einen längeren Zeitraum prüfen zudem Fachleute die Ernsthaftigkeit des Suizidwunschs sowie die Relevanz der Gründe, die jemand vorbringt. Überraschenderweise zeigt sich seit Jahren, dass ungefähr ein Drittel der Menschen, die in Oregon den Entscheidungsprozess durchlaufen haben und denen schließlich ein Suizidmittel bewilligt wird, das Medikament gar nicht einnimmt. Offensichtlich wirkt sich das Wissen, den Suizid jederzeit durchführen zu können, suizidpräventiv aus.

In Deutschland würde ein Sterbehaus, wie ich es eben skizziert habe, die Gesellschaft und die Politik in die Pflicht nehmen. Es fällt leicht zu sagen: Wir halten dein individuelles Leiden für vernachlässigbar im Vergleich zu unserem Wunsch,

Suizide in diesem Land zu verhindern. Deshalb verbieten wir dir auch jeden Zugang zu einigermaßen humanen Sterbearten und bestrafen sicherheitshalber auch noch die, die dir vielleicht helfen könnten.

Man treibt die Menschen lieber ins Ausland, in die Arme dubioser Organisationen, als alles dafür zu tun, zumindest die Zahl der hässlichen Suizide zu reduzieren. Etwa indem Einrichtungen geschaffen werden, in denen Schwerkranke kompetente Hilfe finden. Besonders, wenn es auf das Ende ihres Lebens zugeht. Bei den momentanen gesetzlichen Rahmenbedingungen sind diese Menschen nämlich gezwungen, schon sehr frühzeitig und unter sorgfältiger Abwägung der eigenen körperlichen Möglichkeiten eine Entscheidung zu treffen. Mit zitternder Hand in den Nachtschrank zu greifen, das kleine Fläschchen herauszuholen und leer zu trinken, geht auch noch bei fortgeschrittenem Krankheitsverlauf. Über ein Brückengeländer zu flanken und sich in die Tiefe zu stürzen, fällt da deutlich schwerer.

Palliative Sedierung

Manchmal gerät man an den Rand der eigenen Kompetenz. Manchmal sind alle palliativmedizinischen Maßnahmen ausgeschöpft. Zwar hat man die Schmerzen eines Patienten recht gut in den Griff bekommen, doch unter den anderen Symptomen seiner Erkrankung leidet er weiterhin: unter massiver Atemnot, unter dem Delir. Man sieht, dass er keine Kraft mehr hat. Irgendwann sagt er es auch: »Ich halte das nicht mehr aus. Ich kann nicht mehr. Und ich will auch nicht mehr.« Was tun?

Als *last line of defense*, als letztes Abwehrbollwerk gegen einen übermächtigen Leidensdruck, biete ich dem Patienten dann eine palliative Sedierung an: »Auch wenn Sie immer gesagt haben, Sie wollen wach bleiben, und wir deshalb das

Opiat so dosiert haben, dass Sie nicht zu müde werden – vielleicht sollten wir nun unser Vorgehen ändern? Ich sehe Ihnen Ihre Erschöpfung an. Wir könnten Sie, mithilfe eines sedierenden Medikaments, für vierundzwanzig Stunden kontrolliert in eine Schlafnarkose versetzen. In dieser Zeit würden Sie von Ihren Belastungen nichts mehr spüren. Morgen früh würde ich Sie wieder wach werden lassen. Schaltet man nämlich die Spritzenpumpe mit dem Medikament ab, lässt die Wirkung innerhalb einer Viertelstunde nach. Dann würden wir Kassensturz machen. Häufig genügt es schon, das System einmal komplett runter- und wieder hochzufahren, damit die Welt wieder ein wenig freundlicher aussieht.«

Eine palliative Sedierung sollte immer so tief wie nötig und so leicht wie möglich gehalten werden. Bei einem Testlauf über vierundzwanzig Stunden versucht man eine Dosis zu finden, die dem Patienten noch eigene, spontane Bewegungen erlaubt. Auch sollte er leicht erweckbar sein, durch ein Ansprechen oder ein Berühren. Dann kann er kurz die Augen öffnen und mir, halb im Schlaf, eine Rückmeldung geben, ob er sich wohlfühlt. Auch Angehörige können so die Situation eher einordnen und akzeptieren. Setze ich mich zu jemandem ans Bett, der friedlich und entspannt schläft, der sogar kurz lächelt, wenn ich seine Hand in meine nehme, fühlt sich das anders an, als Zeuge völliger Regungslosigkeit zu werden.

Am nächsten Morgen kann der Patient die Augen aufschlagen und neue Kraft für die nächsten Tage haben. Er kann aber auch in demselben Leidensdruck aufwachen, den zurückzulassen er als Erlösung empfunden hat: »Es war so herrlich, gar nichts mehr mitkriegen zu müssen. Bitte wieder, bitte weiter!« In solchen Fällen wird auf Wunsch des Patienten aus einer palliativen eine weitaus tiefere Sedierung, eine terminale, auf den Tod zulaufende und vor dem Tod auch nicht mehr beendete. Bevor sie beginnt, werden alle lebensverlängernden Maßnahmen eingestellt. Das Sterben wird zugelassen. Es tritt nicht schneller ein als ohne Sedierung, das belegen zahlreiche Studien. Diese letzte Phase kann sich daher über mehrere Tage erstrecken.

Der Moment, in dem eine terminale Sedierung begonnen werden soll, hat das Potenzial, großen emotionalen Stress zu erzeugen. Manche Patienten sagen: »Wir fangen an, wenn sich meine Familie verabschiedet hat. Dann ist ohnehin Schlafenszeit.« Ein Abschied, von dessen Endgültigkeit jeder weiß, ist nicht zu vergleichen mit einem Gespräch, bei dem sich erst hinterher herausstellt, dass es das letzte gewesen ist. Die Intensität einer solchen Situation hält man nur schwer aus. Die Ehefrau sagt: »Ich wünsche dir alles, alles Gute. Mach dir keine Sorgen um mich. Du darfst gehen.« Dann wird die Sedierung begonnen, von der keiner weiß, wie lange sie dauern wird. Enden wird sie auf jeden Fall mit dem Tod des Patienten.

Die Dramatik des Moments ebbt in der Regel nach ein paar Stunden ab. Die Angehörigen sehen den Patienten schlafen. Er atmet ruhig, alles ist friedlich. Nur einmal habe ich es erlebt, dass genau das die Angehörigen irritiert hat:

»Herr Doktor, was wird das hier? Mein Mann schläft ja!«

»Genau. Das habe ich Ihnen ja vorhin gesagt: Er wird gleich einschlafen.«

»Ach so, Sie meinten tatsächlich schlafen im Sinne von ›schlafen‹! Und ich habe gedacht und, ehrlich gesagt, für meinen Mann auch gehofft, dass …«

Letztlich muss jeder Arzt für sich selbst entscheiden, ob er jemandem eine palliative beziehungsweise terminale Sedierung anbietet. Viel hängt davon ab, wie er das Leiden des Patienten bewertet. Nimmt er es ebenfalls als unerträglich wahr? Oder doch als eines, das die Sedierung nicht rechtfertigt? Nie wird es leicht sein, eine Antwort zu finden. Noch weniger, wenn es um die Frage geht, ob die Indikation nur bei körperlichen Symptomen gestellt werden sollte oder auch bei starken psychischen Belastungen, die mit dem nahen Lebensende einhergehen: Hilflosigkeit, Autonomieverlust, Angst. Hier sind sich selbst die Fachleute uneins.

Eine Sedierung muss dem, der sie als Arzt in die Wege leitet und durchführt, wehtun, denn es handelt sich um eine existenzielle Entscheidung. Ich würde nicht in einer Gesellschaft leben wollen, in der ein Arzt diesen Schmerz nicht mehr verspürt. So viel man sich auch an rationalen Begründungen zusammensucht, und fast alle davon sind wahr – jede terminale Sedierung weist dem Ausführenden eine aktive und dem Patienten eine passive Rolle zu. Daher ist mir das Feedback nach den ersten vierundzwanzig Stunden so wichtig; dass der Patient sich selbst dazu äußern kann, ob weitergemacht werden soll oder nicht, erleichtert mich.

Es kann geschehen, dass ein Patient auch nach dem Abstellen der Spritzenpumpe mit dem sedierenden Medikament weiter im Dämmerzustand verbleibt. Dann weiß ich, dass nicht mehr mein aktives Tun dafür verantwortlich ist, sondern der durch die Erkrankung geschwächte Allgemeinzustand. Ab diesem Moment befinde ich mich als Betreuender und Begleitender wieder auf vertrautem palliativmedizinischem Terrain.

Ich kenne Kollegen, die im Zusammenhang mit einer terminalen Sedierung nie von einer Tötung auf Verlangen sprechen würden. Der Patient stirbt schließlich an seiner Erkrankung und nicht aufgrund meiner Intervention. Anderen Kollegen, und zu ihnen würde ich mich zählen, fällt die Abgrenzung schwerer. Sie rücken die terminale Sedierung zumindest in die Nähe einer Tötung auf Verlangen, weil der Patient in den seltensten Fällen die Spritzenpumpe selbst bedient.

Auf der einen Seite lehnen wir Ärzte es kategorisch ab, dass ein Patient von uns auf seinen Wunsch hin ein tödliches Medikament erhält und so zu einem von ihm gewählten Zeitpunkt sterben darf. Auf der anderen versetzen wir ihn, ebenfalls auf seinen Wunsch hin, in einen Zustand der Bewusstlosigkeit, aus dem er nicht mehr erwachen wird, nur dass in diesem Fall bis zum Tod mehrere Tage vergehen und nicht nur fünf Minuten. Ich habe ein wenig Mühe, wirklich einen qualitativen Unterschied zwischen den beiden Vorgängen zu erkennen. Ist die palliative Sedierung also eine »Tötung auf Verlangen *light*«?

Das Sterbefasten

Der freiwillige und letztlich zum Tod führende Verzicht auf Nahrung und Flüssigkeit wirft ähnliche Probleme auf. Auch bei diesem Thema scheinen Gesetzgeber und Gesellschaft eine klare Positionierung zu scheuen. Wie jeder Suizid ist das sogenannte Sterbefasten nicht strafbar. Es wird toleriert, doch es bleibt unter dem Radar öffentlicher Aufmerksamkeit. Sicher nicht zufällig, denn sonst müsste man sich ja womöglich Gedanken darüber machen, warum man den Menschen keine eleganteren Suizidoptionen zur Verfügung stellt.

Andererseits – beim Thema Sterbehilfe gibt es immer ein »Andererseits« – kann man sich bei dieser Art von Suizid zumindest der Festigkeit des gehegten Sterbewunsches sicher sein. Jemand, der jeden Morgen aufs Neue seinen Entschluss bekräftigt, nicht mehr essen und trinken zu wollen, weiß genau, was er tut. Das kann es den betreuenden Angehörigen, Pflegern oder Ärzten ein wenig leichter machen, mit der ansonsten höchst belastenden Situation umzugehen.

Der freiwillige Verzicht auf Nahrung und Flüssigkeit dürfte in einer Klinik nur sehr selten vorkommen. Ich selbst habe nur einen Fall erlebt. Größere Relevanz besitzt das Thema sicher für Alten- und Pflegeheime, wenn Bewohner in womöglich prekärer gesundheitlicher Lage für sich beschließen, die vor ihnen liegenden Jahre nicht mehr erleben zu wollen.

Die Diskussionen über das Sterbefasten haben in den letzten Jahren unter Palliativmedizinern und Vertretern der Hospizbewegung zugenommen. Dass jemand, der sich im Vollbesitz seiner geistigen Kräfte befindet, nicht gegen seinen Willen ernährt werden darf, muss nicht eigens erwähnt werden. Das wäre Körperverletzung, denn künstliche Ernährung bedarf immer der Zustimmung des Patienten. Es geht um etwas anderes: Darf ein Mensch, der sich dazu entschlossen hat, auf Nahrung und Flüssigkeit zu verzichten, palliativmedizinisch versorgt werden, sollte es zu Symptomen im Sterbeprozess kommen? Oder, polemisch zugespitzt: Dürfen Suizidanten in geweihter Erde begraben werden? Bis vor einigen Jahren berührten solche Fragen nur berufsethische Aspekte. Seit 2015, seit dem § 217 StGB, lauert im Hintergrund immer auch das Strafrecht: Macht sich, wer als Arzt einen Sterbefastenden versorgt, der »geschäftsmäßigen Förderung der Selbsttötung« schuldig?

Das Einstellen von Essen und Trinken bewirkt, das bestätigen alle relevanten Studien, ein relativ langes, relativ sanftes Sterben. Vorausgesetzt man schafft es, das Durstgefühl nicht quälend werden zu lassen. Durch das Trinken kleinster Flüssigkeitsmengen sowie das regelmäßige Befeuchten des Mundraums gelingt das relativ gut. Nach und nach quittieren die Nieren ihren Dienst. Eine Dämpfung des Bewusstseins ist die Folge. Der Sterbewillige dämmert dahin und stirbt schließlich, in den meisten Fällen friedlich.

(Künstliche) Ernährung am Lebensende

In der letzten Phase einer zum Tod führenden Erkrankung verspüren die Menschen kaum noch Appetit. Sie reduzieren die Mengen, die sie noch zu sich nehmen, oft auf ein Winziges. Ihnen selbst bereitet das weniger Sorgen als den Angehörigen. Einen geliebten Menschen zu sehen, wie er nur noch ganz wenig isst und trinkt, widerspricht allem, was die Evolution uns in Sachen Überleben gelehrt hat.

»Muss man meiner Mutter nicht eine Infusion anhängen? Muss sie nicht künstlich ernährt werden?«, fragen die Angehörigen. Eine Infusion zu verordnen kostet den Arzt nur ein paar Sekunden. Auch eine Magensonde ist recht schnell gelegt. Mehr Zeit nimmt es dagegen in Anspruch, mit den Angehörigen eines Palliativpatienten ein ausführliches Gespräch zu führen; ihnen zu erklären, dass am Lebensende die Flüssigkeitszufuhr über die Vene oder die Ernährung über eine Sonde an der Gesamtsituation nichts ändern würde.

Wenn ein Mensch nichts mehr isst, aufgrund von Appetitlosigkeit oder allgemeiner Schwäche, bekommt der Körper weniger Kalorien, als er braucht. Werden ihm diese Kalorien über eine Magensonde zugeführt, kann es passieren, dass die Nahrung zurück in die Luftröhre fließt. Dadurch erhöht sich das Risiko einer Lungenentzündung.

Mit großer Wahrscheinlichkeit erbricht ein Patient mit einer Krebserkrankung im Endstadium das, was er über eine Sonde erhält. Sein Darm ist gar nicht mehr in der Lage, größere Mengen an Nahrung aufzunehmen. Dazu kommt, dass eben oft nicht ein Mangel an Nährstoff das Problem ist, sondern die Verwertung des Nährstoffs. Der Tumor hat entweder den Stoffwechsel komplett durcheinandergebracht, oder er beansprucht für sich selbst so viel Energie, dass der Organismus mit einem Mehr an Kalorien nicht sonderlich viel anfangen kann. Im Gegenteil: Das rasche Fluten des Körpers mit Eiweißen, Fetten und Kohlehydraten sorgt für Übelkeit. Und noch etwas gilt es zu beachten: Die verabreichte Nahrung sollte stets mit ausreichend Flüssigkeit verdünnt werden. Bei 2000 Kalorien pro Tag kommen da aber schnell zwei bis drei Liter zusammen. Das ist mehr, als die Nieren eines Schwerkranken in derselben Zeit noch verarbeiten können.

Zusätzlich zu solchen fachlichen Erklärungen kann ich auch versuchen, den Blickwinkel der Angehörigen zu verändern und sie dadurch die Situation wirklich begreifen zu lassen:

»Wenn meine Mutter nichts mehr isst, dann wird sie doch verhungern!«

»Nein. Ihre Mutter stirbt nicht, weil sie nichts mehr isst. Ihre Mutter isst nichts mehr, weil sie stirbt.«

Ich lasse die Angehörigen einen anderen Ausschnitt der Realität sehen. Ja, es kann tatsächlich sein, dass ein Patient, der nicht künstlich ernährt wird, schneller an Nahrungsmangel als an seiner Erkrankung stirbt. Aber das ist etwas vollkommen anderes, als wenn er verhungern würde. Auch ein Flüssigkeitsmangel am Lebensende lässt sich nicht als Verdursten bezeichnen, denn es fehlt die subjektive Leidenskomponente. Der Patient *leidet* nicht mehr unter Hunger, er hat keinen *furchtbaren* Durst, wie die Angehörigen glauben. Daher frage ich in ihrem Beisein den Patienten gern selbst:

»Herr XY, haben Sie Appetit oder gar Hunger? Sind Sie durstig?«

»Nein, überhaupt nicht. Ich bin nur müde.«

Das versuche ich den Angehörigen zu vermitteln: »Wenn Ihr Vater keinen Hunger und keinen Durst verspürt, gibt es auch kein Leiden, das wir ihm durch künstliche Ernährung nehmen könnten. Und Sie haben die Folgen der letzten Infusionen, die wir verabreicht haben, selbst gesehen. Ihr Vater hat sofort deutlich schlechter Luft bekommen, er hustete mehr, war stärker verschleimt, und auch seine Beine sind angeschwollen. Sein Körper kann die Flüssigkeit nicht mehr schnell genug ausscheiden. Von daher können wir vielleicht verhindern, dass Ihr Vater an Nahrungs- und Flüssigkeitsmangel stirbt und nicht kurze Zeit darauf an seiner Erkrankung. Doch dafür müssen wir ihn buchstäblich ertränken.«

Menschen können aufgrund von Flüssigkeitsmangel völlig ausgetrocknet sein, müssen aber nicht zwangsläufig darunter leiden. All die alten Menschen, die wegen akuten Nierenversagens aus ihrer Wohnung ins Krankenhaus gebracht werden, haben bis in die Lebensgefahr hinein nicht getrunken. Bei einem ausgeprägten Durstgefühl würde das sicher nicht passieren.

Umgekehrt kann sich ein Durstgefühl aber auch bei völlig ausreichender Versorgung mit Flüssigkeit einstellen, ja selbst bei einer Überversorgung. Sogar eine Infusion von fünf Litern vermag es nicht zu stillen, solange, etwa bedingt durch Medikamente, die Mundschleimhaut noch trocken ist. Dagegen hilft eine regelmäßige und sorgfältige Mundpflege.

Die meisten Angehörigen hören aufmerksam zu, lassen die Erklärungen und Argumente auf sich wirken und verlieren allmählich die Angst, der Patient könne verhungern oder verdursten. Nur ganz selten muss ich, um sie zu beruhigen, zu einer List greifen. Selbstverständlich weihe ich den Patienten vorher ein:

»Ich glaube, Ihre Tochter hat ein riesiges Problem damit, dass Sie nichts essen.«

»Ja, ich weiß. Ich sage ihr immer: ›Ich habe keinen Appetit‹, aber irgendwie stellt sie das nicht zufrieden. Es macht mich wahnsinnig, dass wir ständig nur noch darüber reden und nicht über viel Wichtigeres, was es noch zu klären gäbe.«

»Was meinen Sie, soll ich Ihnen einen ganz kleinen Beutel anhängen, und wir tun beide so, als würde der ausreichen? Dann ist das Thema vom Tisch, und Sie haben wieder Luft für anderes.«

»Das machen wir, Herr Doktor!«

Kapitel 9

Patientenverfügung und Vorsorgevollmacht

Patientenverfügungen gelten unumschränkt

Jeder kennt die Reaktionen, wenn im Freundes- oder Bekanntenkreis das Gespräch auf Patientenverfügungen kommt. »Ja, die sind sehr wichtig! Unbedingt! Ich selbst habe zwar keine, doch ich denke schon seit fünf Jahren darüber nach, endlich eine aufzusetzen.« Immer kommt etwas dazwischen. Mal die Furcht, sich festlegen zu müssen und sich dadurch möglicherweise Chancen auf eine Behandlung zu verbauen; mal die rational nicht begründbare Angst, Dämonen zu wecken, die besser weiter im Tiefschlaf bleiben sollten. Liest man nicht außerdem immer wieder von den Mängeln der Patientenverfügungen? Zu wenig aussagekräftig sollen sie sein, zu selten auf eine konkrete Situation anwendbar. Wenn man sie braucht, weiß keiner, ob eine existiert oder wo sie zu finden ist. Und sowieso hält sich keiner daran, nicht die Angehörigen, die sie vorlegen; nicht die Ärzte, die sie umsetzen müssten.

Das stimmt alles. Und stimmt doch auch nicht. Aber der Reihe nach. Seit dem Patientenverfügungs-Gesetz von 2009 haben wir in Deutschland eine sehr liberale und Autonomieorientierte Regelung, was Gültigkeit und Reichweite einer Patientenverfügung betrifft. Im Vorfeld der Verabschiedung des Gesetzes gab es damals konservative Bestrebungen, beides zu beschneiden. Patientenverfügungen sollten nur bei »unumkehrbar tödlich« verlaufenden Erkrankungen berücksichtigt werden. Sonst nicht. Diese Position hat sich nicht durchgesetzt. Stattdessen herrscht nun schon seit einem Jahrzehnt »Reichweitenfreiheit« für Patientenverfügungen. Sie gelten damit unumschränkt, egal, an welcher Erkrankung ich leide, egal, in welchem Erkrankungsstadium ich mich befinde.

Die von einem Menschen im Vollbesitz seiner geistigen Kräfte ausgefüllte, mit Datum versehene und unterschriebene Verfügung schließt auch das Recht auf Unvernunft ein. Selbst Festlegungen, die absurd anmuten (»Sollte ich jemals bewusstlos aufgefunden werden, möchte ich unter keinen Umständen operiert werden, auch wenn es nur die Gallenblase oder der Blinddarm wäre«), sind für den Arzt bindend, treffen sie auf die akute Behandlungssituation zu.

Genau dafür gibt es ja Patientenverfügungen. Mit ihnen denke ich mich in eine Zukunft hinein, in der ich nicht mehr in der Lage sein werde, meinen Willen zu äußern oder Entscheidungen zu treffen. Ich möchte dem Arzt, der dann für mich zuständig ist, meine Vorstellungen mitteilen, so konkret und detailliert wie möglich. Welche Therapie wünsche ich in welcher Situation? Welche lehne ich ab? Es geht um die großen, die schweren Themen; um die medizinischen Maßnahmen, von denen jeder fürchtet, sie könnten einmal auf ihn zukommen: Wiederbelebung, Beatmung, künstliche Ernährung und anderes mehr.

»Keine Geräte«

Niemand kann wirklich alles in der Glaskugel erkennen. Der Vorhersagbarkeit von Krankheits- und Notfallszenarien sind natürliche Grenzen gesetzt. Aber zu pauschale oder zu ungenaue Formulierungen in einer Patientenverfügung können Ärzte vor große Probleme stellen.

Einmal, während einer Fortbildung in München, nahm ich an einem Rollenspiel teil, das genau dieses Dilemma nicht genug durchdachter Festlegungen vor Augen führen sollte. Ich gab den Arzt, meinen Gegenpart übernahm eine professionelle Schauspielerin. Sie stellte eine siebzigjährige Künstlerin dar, die gerade erst ihre Lebensgefährtin verloren hatte. Die Rollenbeschreibung legte noch mehr fest. Als nun Alleinstehende hegte die Künstlerin Schuldgefühle; auf dem Sterbebett hatte ihr die Partnerin das Versprechen abgerungen, ihr bald in den Tod nachzufolgen; und daher existierte eine Patientenverfügung, die sicherstellen sollte, dass sich das Versprechen auch erfüllte. Von alldem wusste ich vor Beginn des Spiels nichts. Alles sollte ja so realistisch wie möglich ablaufen. Ich musste schon selber fragen, wenn ich etwas erfahren wollte.

Die Schauspielerin machte ihre Sache großartig. Sie verkörperte die Rolle der sich mit dem Tod auseinandersetzenden Künstlerin absolut glaubwürdig: »Ich denke, es reicht einfach. Ich habe so viel erlebt, es ist genug. Ich möchte nicht, dass etwas in die Länge gezogen wird, wenn ich nicht mehr selbst entscheiden kann. Ich möchte nicht künstlich am Leben erhalten werden.«

»Gut«, sagte ich, der Arzt im Spiel. »Ich glaube, das habe ich verstanden. Vorhin hatten Sie ja auch angedeutet, jede Verlegung auf eine Intensivstation ablehnen zu wollen, selbst wenn Ihr Leben nur so gerettet werden könnte.«

»Ja, das stimmt. Das will ich auf keinen Fall. Ich will nicht an Maschinen hängen.«

»Das heißt, das wäre dann auch unabhängig von Umfang und Dauer der medizinischen Maßnahmen auf der Intensivstation?«

»Ja. Wenn man da einmal dranhängt, kommt man nie wieder weg.«

»Ich möchte nur sichergehen, dass ich Sie auch *wirklich* verstanden habe. Gesetzt den Fall, dass Sie zwar zwei oder drei Stunden mit maschineller Hilfe auf der Intensivstation stabilisiert werden müssten, aber danach wieder auf die Normalstation verlegt werden könnten und wieder ganz die Alte würden; gesetzt den Fall, das könnte ich Ihnen zu fast hundert Prozent garantieren – auch dann würden Sie die Verlegung auf die Intensivstation ablehnen und lieber sofort sterben wollen?«

Man merkte, dass die Schauspielerin nun Mühe hatte, nicht aus der vorgegebenen Rolle zu fallen. Aber sie hielt durch: »Nein, auch dann nicht«, sagte sie, einigermaßen spitz.

Wie genau kommt eine Patientenverfügung an das heran, was sich jemand als Maßnahme noch beziehungsweise nicht mehr wünscht? Wäre eine Woche auf der Intensivstation noch okay, oder darf es höchstens ein Tag sein?

Hinter der Ablehnung einer intensivmedizinischen Behandlung verbirgt sich in der Regel die Angst, nicht mehr selbst über das eigene Leben bestimmen zu können; die Angst vor einer Situation der Hilflosigkeit und des Ausgeliefertseins auf unabsehbare Zeit; die Angst vor dem Wachkoma. Das ist mit Formulierungen wie »keine Geräte« gemeint. Man versteht, was mit ihnen zum Ausdruck gebracht werden soll. Missverständlich sind sie trotzdem.

Bei Fortbildungen bringe ich immer ein Foto von einer Subkutan-Pumpe für Schmerzmittel mit: »Wie Sie unschwer erkennen können, handelt es sich hier um ein Gerät mit einem Schlauch. Wir können aber relativ sicher davon ausgehen, dass der Patient, als er ›Ich will nicht an Schläuchen hängen‹ schrieb, eher an so etwas gedacht hat.« Und dann zeige ich ein Foto von einer Beatmungsmaschine. »Aber dieses Wissen«, fahre ich fort, »bringt mir als Mediziner gar nichts. Nach den gesetzlichen Vorgaben muss ich mich an den Wortlaut einer gültigen Patientenverfügung halten und darf daher die Pumpe zur Schmerzlinderung nicht benutzen. Tue ich es trotzdem, weil ich eben davon ausgehen kann, dass der Patient etwas ganz anderes gemeint hat, mache ich mich unter Umständen nicht nur strafbar. Ich gehöre dann auch zu den Ärzten, die Patientenverfügungen ignorieren und damit das allgemeine Vertrauen in die Wirksamkeit der Verfügungen weiter aushöhlen.«

Aus alldem wird hoffentlich eines klar: Patientenverfügungen sollten unmissverständlich und wasserdicht formuliert sein. Dazu fehlt einem jedoch als Laie in der Regel die Kompetenz. Deshalb gibt es Vorlagen, die man im Internet herunterladen und ausfüllen kann. Zu empfehlen sind vor allem die Entwürfe auf den Seiten des Bundesjustizministeriums und des Bayerischen Justizministeriums. Dort finden sich auch zahlreiche weitere nützliche Informationen zum Thema.

Wie sehr hänge ich am Leben?

Selbst eine professionell erstellte Vorlage kann nicht alle Eventualitäten abdecken. Und sie ersetzt auch kein Gespräch. Vor jeder noch so kleinen Operation muss eine Aufklärung des Patienten erfolgen. Aber wenn es um Leben und Tod geht, und von nichts anderem handeln Patientenverfügungen, werden die Menschen alleingelassen. Man muss selbst aktiv werden, um die nötigen Informationen zu erhalten. Erster Ansprechpartner sollte im Idealfall natürlich der Hausarzt sein, der den Patienten und seine ganze Krankengeschichte schon lange kennt. Aber leider verhindert allein die Tatsache, dass mich ein Arzt über Jahrzehnte bei Husten, Schnupfen, Heiserkeit gut betreut hat, noch nicht, dass es zu Irritationen kommt, wenn ich ihn im Rahmen der Grippeschutzimpfung frage: »Wie muss ich eigentlich eine Patientenverfügung abfassen?« Vielleicht wird er zugeben, sich für eine Auskunft nicht kompetent genug zu fühlen, was ihn dann durchaus ehrt. Vielleicht wird er aber auch darauf verweisen, dass ihm niemand eine solche Beratung bezahlt, weil es für sie noch keine Gebührenziffer im Abrechnungssystem gibt.

Ich sollte an dieser Stelle eine Warnung aussprechen, die jeden betrifft, der sich über den Inhalt seiner Patientenverfügung Gedanken machen will. Mit einem einfachen Ankreuzen und Unterschreiben ist es nicht getan. Man sollte schon ein bisschen Zeit einplanen und sich des Risikos bewusst sein, dass man emotional nicht ganz ungeschoren davonkommen wird. Die Fragen, die sich beinahe zwangsläufig stellen werden, übersteigen alle konkreten Situationen und zielen ins Existenzielle. Sie berühren das Innerste unseres Lebensentwurfs und spiegeln die Werte wider, die wir nach außen und vor uns selbst vertreten.

Wie sehr hänge ich am Leben? Wie sehr würde es mich belasten, auf Hilfe angewiesen zu sein? Bin ich bereit, auf Lebenszeit zu verzichten, um gewissen Folgen medizinischer Maßnahmen zu entgehen? Welches Leben wäre für mich wann noch lebenswert? Und welches nicht? Was für einen Tod wünsche ich mir? Es braucht Mut, sich mit alldem auseinanderzusetzen, und noch mehr Mut, zu Entscheidungen zu gelangen. Man muss diesen Mut nicht aufbringen, niemand zwingt einen dazu. Aber man sollte sich bewusst sein, dass es im Falle eines Falles nicht ohne Entscheidungen geht. Treffe ich sie im Vorfeld nicht selbst, muss und wird das ein anderer für mich tun.

Die Ermittlung des Patientenwillens

In den Diskussionen um die Patientenverfügungen kommt mir ein Beteiligter manchmal zu kurz – der wache, einverständnisfähige Patient, der, informiert über seine Situation, das weitere Vorgehen selbst bestimmen kann. Ich erinnere mich an die Begegnung mit einem Kollegen auf dem Flur. Er runzelte besorgt die Stirn: »Bei Herrn XY steigt das Risiko einer Lungenentzündung, wahrscheinlich hat er wieder einen Infekt. Ich muss mal nachsehen, was in der Patientenverfügung steht.«

»Hm. Wie wäre es denn, wenn Sie ihn direkt fragen würden? Schauen Sie mal, er sitzt gerade dort hinten und trinkt einen Kaffee. Ich weiß, das ist ein bisschen blöd, weil das Gespräch dann wahrscheinlich wieder auch seine Krebserkrankung berühren wird. Aber ich fände es schon besser, mit ihm zu reden, als so lange zu warten, bis er dazu nicht mehr in der Lage ist.«

Erst wenn der Patient selbst als Entscheidungsinstanz ausfällt, weil er beispielsweise bewusstlos ist, greift die Patientenverfügung. Lässt sie sich dann auf die aktuelle Situation beziehen, gilt sie. Falls nicht oder falls gar keine Verfügung vorliegt, wird über die anstehenden Maßnahmen anhand des mutmaßlichen Patientenwillens entschieden. Zu seiner Ermittlung können frühere mündliche wie schriftliche Äußerungen des Patienten herangezogen werden. Auf ihrer Grundlage trifft der Arzt zusammen mit dem Bevollmächtigten beziehungsweise dem Betreuer des Patienten die Entscheidung.

Fällt auch diese Möglichkeit weg, wird die Maßnahme entweder durchgeführt oder, wenn es mehrere Optionen gibt, die Entscheidung vom Bevollmächtigten beziehungsweise Betreuer getroffen. All das geschieht natürlich unter der Prämisse, dass überhaupt eine medizinisch gebotene Therapie zur Verfügung steht. Beim Patientenwillen handelt es sich immer nur um ein Abwehrrecht. Eine von den Ärzten als indiziert vorgeschlagene Therapie kann abgelehnt, eine nicht indizierte Therapie jedoch nicht gefordert werden.

In einer absoluten Notfallsituation fehlt die Zeit, erst nach einer Patientenverfügung zu fragen. Der Notarzt kann nicht wissen, ob eine Verfügung vorliegt, und der Mensch, der auf der Straße zusammengebrochen ist, kann es ihm nicht sagen. Weil jede Sekunde zählt, weil die Gefahr groß ist, dass der Bewusstlose am eigenen Speichel erstickt, wird der Notarzt beinahe immer eine Schutz-Intubation durchführen, und ein intubierter Patient landet im Normalfall auf der Intensivstation und wird dort beatmet. Selbst mit einem Zettel im Geldbeutel, auf dem steht: »Ich habe eine Patientenverfügung, bitte nicht intubieren!«, könnte man dem kaum vorbeugen. Der Zettel würde wohl erst nach der Maßnahme gefunden werden, zudem wäre die Patientenverfügung ja dann immer noch nicht zur Hand. Für jeden Notarzt hat der Grundsatz *In dubio pro vita* – »Im Zweifel für das Leben« oberste Priorität. Und das muss auch so sein.

Ansonsten stellt jede Behandlung, die gegen das in der Patientenverfügung Festgelegte erfolgt, eine Körperverletzung dar. Warum kommt es immer wieder dazu? Unter anderem, weil sich Ärzte nicht im Klaren darüber sind, dass ihr Wertekompass nicht ohne Weiteres dem des Patienten entspricht. Sie gehen fälschlicherweise davon aus, dass jeder ihre Auffassung zur Lebensverlängerung teilt, dass auch noch eine neunzigjährige, schwerkranke Frau denselben Lebenswillen besitzt wie sie selbst.

Nach meinem Wissen wurde noch kein Arzt wegen Körperverletzung verurteilt, weil er gegen eine Patientenverfügung verstoßen hat. Bisher lässt sich das wohl unter der Überschrift »Wo kein Kläger, da kein Richter« verbuchen. Diejenigen, die klagen könnten, die Hinterbliebenen nämlich, sind nach dem Tod eines Angehörigen meistens mit anderen Dingen beschäftigt, als ein langes Gerichtsverfahren anzustrengen. Aber es dürfte nur eine Frage der Zeit sein, bis ein Hinterbliebener, der vielleicht auch noch zufällig Anwalt ist, trotz seiner Trauer professionelle Reflexe verspüren und das in seinen Augen Schiefgelaufene juristisch aufarbeiten lassen wird. Um die Kollegin, den Kollegen, der dann am Pranger stehen wird, tut es mir auf der individuellen Ebene jetzt schon leid. Doch im Hinblick auf ein Grundsatzurteil zur Berücksichtigung von Patientenautonomie und Patientenwürde im Krankenhausalltag würde ich einen derartigen Prozess begrüßen.

Auch Angehörige bekleckern sich nicht immer mit Ruhm. Sie schütteln den Kopf und sagen dem Intensivarzt, der sie fragt: Nein, ihnen sei nicht bekannt, dass die Mutter, der Vater eine Patientenverfügung ausgefüllt habe. Fünf Tage später ziehen sie doch eine aus der Tasche. Beim Aufräumen sei sie ihnen in die Hände gefallen, sagen sie. Man kann es nicht beweisen, dass sie die Verfügung absichtlich zurückgehalten haben. Damit wäre ja auch niemandem gedient. Aber der Verdacht liegt häufig schon nahe. Die Angehörigen haben auf ein Wunder spekuliert. Sie hatten die Hoffnung, dass nach einigen Tagen alles wieder gut sein würde; dass die Ablehnung lebensverlängernder Maßnahmen, die in der Patientenverfügung zweifelsfrei dokumentiert ist, gar nicht zum Tragen kommen müsste, weil die Mutter, der Vater dann längst wieder genesen wäre. Aus menschlich nachvollziehbaren Gründen handelten sie gegen den Willen des Patienten und brachten den Arzt in Gefahr, sich strafbar zu machen.

Anderen Angehörigen kann das Vorlegen der Patientenverfügung gar nicht schnell genug gehen. Sie drängen sie einem förmlich auf und bestehen auf ihrer Umsetzung: sofortiges Abschalten der künstlichen Beatmung. In solchen Momenten kann man sich eines unguten Gefühls nur schwer erwehren.

Intensivmedizinisches Standardprogramm

Einem Menschen in der Mitte des Lebens drohen vor allem drei gesundheitliche Risiken, die es ratsam erscheinen lassen, über eine Patientenverfügung nachzudenken: ein Schädel-Hirn-Trauma durch einen Unfall; ein Sauerstoffmangel durch einen Herzinfarkt oder ein großer Hirnsubstanz-Verlust durch einen Schlaganfall. Alle drei Ereignisse können von jetzt auf gleich jede Willens- und Werteäußerung unmöglich machen. Existiert dann keine anderslautende Verfügung, wird der Patient dem medizinischen Standardprogramm unterzogen. Das heißt, es wartet auf ihn eine, unter Umständen auch mehrfach wiederholte, intensivmedizinische Betreuung, deren Resultat sich im weiten Feld zwischen »wieder ganz hergestellt« und »Wachkoma« einpendeln wird. Aber es werden Wochen, wenn nicht Monate vergehen, bis man eine Tendenz, welche Richtung wahrscheinlicher ist, auch nur grob angeben kann.

Für mich selbst habe ich die Grenze bei einem halben Jahr gezogen. Bis dahin bin ich bereit einiges mitzumachen, vorausgesetzt, es besteht überhaupt noch Aussicht auf eine Verbesserung meines Zustands. Sollte ich dann immer noch nicht in der Lage sein, in irgendeiner Form den Ärzten meinen Willen kundzutun, mit der Behandlung fortzufahren, soll die Reißleine gezogen werden. Auch auf die Gefahr hin, dass sich der magische Umbruch exakt nach sechs Monaten und zwei Tagen vollzieht.

Von daher braucht, wer das intensivmedizinische Standardprogramm in Anspruch nehmen will – vielleicht weil er kleine Kinder hat, für die er nach jedem Strohhalm greifen würde –, im Grunde keine Patientenverfügung. Denn das von ihm Gewünschte wird sowieso geschehen. Und zwar mit größerer Wahrscheinlichkeit als *mit* einer Patientenverfügung, in der *genau dasselbe* steht. Tatsache ist nämlich, dass einige Ärzte ganz automatisch davon ausgehen, dass das Vorliegen einer Patientenverfügung den Verzicht auf jede lebensverlängernde Maßnahme bedeutet. Sie sparen sich deshalb die Lektüre gleich ganz. Alle schriftlich festgelegten Differenzierungen bleiben dann unberücksichtigt.

Als Faustregel könnte man formulieren: Die Empfehlung, eine Patientenverfügung abzufassen, wird umso dringlicher, je mehr jemand dazu tendiert, Therapiemaßnahmen in konkreten Situationen für sich abzulehnen. Je weniger das jemand möchte, desto weniger notwendig wird die Patientenverfügung.

Du musst es vorher machen

Bei Erkrankungen abseits von Unfall, Herzinfarkt und Schlaganfall bleibt man in der Regel ansprechbar und kommunikationsfähig und kann sich selbst zu allen Fragen äußern. Selbst eine schnell voranschreitende Krebserkrankung lässt ein genügend großes Zeitfenster offen für anstehende Entscheidungen. Dennoch würde ich dringend davon abraten, sich erst dann den Kopf über Patientenverfügungs-relevante Fragen zu zerbrechen. Dass man die Verfügung in manchen Fällen nicht braucht, heißt schließlich nicht, dass die Reflexion über Leben und Sterben, die sie anstoßen kann, überflüssig ist.

Erhältst du plötzlich eine niederschmetternde Diagnose, dann wirst du dich in einem Ausnahmezustand wiederfinden, in dem deine eigene Überforderung und die deiner Familie auf ein hocheffizientes System treffen werden. Auf Ärzte, die dich am liebsten schon am nächsten Morgen behandeln wollen und dir deshalb gerade mal ein Wochenende Zeit lassen für die Entscheidung, ob du die Chemotherapie willst oder nicht, denn am Montag soll damit begonnen werden. Sie tun so, als wäre jede Krebsart eine akute Leukämie oder ein rasant wachsender Hirntumor, wo tatsächlich Eile geboten ist. Das System sieht eine Entschleunigung nicht vor, und du wirst auch nicht in der Lage sein, dich in Ruhe vors Laptop zu setzen, um herauszufinden, bis wann du dir eigentlich Zeit nehmen könntest für eine Entscheidung, die dein ganzes weiteres Leben betrifft.

Du musst es vorher machen. Frag dich vorher, was dir wichtig ist, was du dir wünschst und was du für dich ablehnst. Und behalte das nicht für dich, sondern rede mit Leuten darüber, die dir etwas bedeuten. Dann habt ihr etwas, worauf ihr aufbauen könnt, sollte es einmal nötig werden. Als Nebeneffekt erzeugen solche Gespräche Gefühle großer Nähe und Verbundenheit, was nur sehr wenigen Familien, Beziehungen oder Freundschaften schadet. Vielleicht weißt du sogar hinterher, wen du gerne als deinen Bevollmächtigten einsetzen würdest; wer deine Interessen vertreten soll, wenn du einmal nicht mehr dazu in der Lage bist.

Die Vorsorgevollmacht

Mit einer Vorsorgevollmacht sichere ich mich ab. Wenn ich die Fähigkeit einbüße, mich zu äußern oder Entscheidungen zu treffen, wird das eine von mir damit betraute Person übernehmen. Mit ihr kann und muss ich über meine Vorstellungen und Werte sprechen. Über den Inhalt meiner Patientenverfügung sowieso. Dann kann ich darauf hoffen, dass das von mir Festgelegte später auch umgesetzt wird. Selbst beim Verzicht auf eine Patientenverfügung werde ich mit dem Bevollmächtigten jemanden haben, der den Ärzten meinen Willen mitteilen oder bei der Ermittlung meines mutmaßlichen Willens behilflich sein kann. Wichtig: Der Bevollmächtigte verleiht *meinem* zuvor geäußerten Willen Nachdruck und verschafft ihm Gehör. Was sich der Bevollmächtigte selbst in ähnlicher Lage wünschen würde, spielt keine Rolle. Er muss nicht *für mich* entscheiden, sondern *in meinem Namen*. Das unterscheidet eine Vorsorgevollmacht beispielsweise vom elterlichen Sorgerecht.

Man muss sich zum Glück nicht entscheiden zwischen Patientenverfügung und Vorsorgevollmacht. Man kann und sollte beides haben. Aber im Zweifel würde ich immer die Vollmacht als das wichtigere Dokument bezeichnen. Was hat man zu verlieren? Sie zu schreiben kostet kaum Nerven; man muss sie nicht notariell beglaubigen, nur unterschreiben; und widerrufen lässt sie sich auch, falls man seine Meinung ändert und dem Bevollmächtigten auf einmal nicht mehr über den Weg traut.

Entgegen einer weitverbreiteten Annahme sind Ehepartner

oder Angehörige nicht automatisch Vorsorgebevollmächtigte. Auch sie müssen eigens dazu ernannt werden. Das erscheint auf den ersten Blick wie eine bürokratische Schikane, hat aber seine Berechtigung. Man denke an Ehepaare, die einander herzlich hassen und sich nur aus finanziellen Gründen nicht scheiden lassen. Soll dann der Mann als Bevollmächtigter erster Ansprechpartner für den Arzt auf der Intensivstation sein?

»Herr Schmidt, wie hätte sich wohl Ihre Frau entschieden?«

»Sie hätte die künstliche Beatmung gestoppt. Definitiv. Nächste Woche? Nein, sofort.«

Auch ohne schriftliche Vollmacht haben die engsten Bezugspersonen natürlich die besten Chancen, Bevollmächtigte zu werden. Doch das ganze Prozedere dauert dann länger. Es landet beim Betreuungsgericht, wo es unter Umständen auch noch zu einer Anhörung kommt, ehe die Vollmacht erteilt wird.

Nicht alle haben Menschen um sich, denen sie rückhaltlos vertrauen. Viele leben allein, viele sind einsam. Auch in so einem Fall springt das Betreuungsgericht ein und bestellt einen Amtsbetreuer, der dem Patienten an die Seite gestellt wird. Vorher erkundigt sich das Gericht aber bei der Bundesnotarkammer in Berlin, ob nicht vielleicht doch eine Vorsorgevollmacht existiert. Jedermann kann dort nämlich gegen eine Gebühr seine Vollmacht und/oder seine Patientenverfügung in ein zentrales Register eintragen lassen.

Manchmal entscheidet sich jemand gegen die Person, die ihm am nächsten steht, und bevollmächtigt lieber jemand anderen. Das kann für den Betreffenden sowohl eine Erleichterung als auch eine Kränkung bedeuten. Deshalb sollte man rechtzeitig darüber reden: »Nimm's mir bitte nicht übel, Schatz, aber ich sehe ja, wie dich schon meine Erkrankung mitnimmt. Ich möchte es dir gerne ersparen, eventuell Entscheidungen über Leben und Tod treffen zu müssen – auch weil ich weiß, dass du aus Liebe zu mir wahrscheinlich darauf dringen würdest, mich um jeden Preis am Leben zu erhalten. Das möchte ich aber nicht. Von daher sollten wir lieber unsere Tochter damit betrauen.«

Eine Vorsorgevollmacht verhindert Streit. Fehlt sie, kann es zu Auseinandersetzungen zwischen den Angehörigen kommen. Mein Musterbeispiel handelt von einem alten, schwer kranken Mann, der beatmet auf der Intensivstation liegt. Am Bett stehen seine drei jüngeren Brüder. Ich erkläre ihnen die Situation und versuche, mich an die Frage nach der Fortführung lebensverlängernder Maßnahmen heranzutasten: »Was ist denn Ihr Bruder für ein Mensch? Was war ihm immer wichtig im Leben?«

Der Bruder, der schon seit der Kindheit den Ton angegeben hat, antwortet als Erster: »Karl hat immer gesagt: Wenn die Uhr abgelaufen ist, darf es auch vorbei sein.« Der zweite Bruder widerspricht: »Nein, er war immer ein Kämpfer vor dem Herrn. Er hätte nie aufgegeben.« Während der dritte Bruder nur mit den Schultern zuckt: »Darüber haben wir uns nie unterhalten.«

Als Arzt kann man da nur sagen: Viel Glück bei der Ermittlung des mutmaßlichen Patientenwillens! Ein unterschriebener Zettel mit dem einfachen Satz »Horst soll entscheiden« hätte genügt, und alles wäre geklärt gewesen.

Advance-Care-Planning-Programme

Aktuell wird gerade versucht, die Mängel, die das Konzept der Patientenverfügung nach wie vor aufweist, durch sogenannte *Advance-Care-Planning*-Programme (kurz: ACP) zu beheben. Im Deutschen kursieren dafür verschiedene Bezeichnungen, keine kommt wirklich griffig daher, weder »Behandlung im Voraus planen« (BVP) noch »Gesundheitliche Vorsorgungsplanung« (GVP). Man kann davon ausgehen, dass sich wie fast immer der englische Begriff durchsetzen wird.

ACP-Programme sollen Menschen dabei helfen, sich über

ihre Wünsche und Vorstellungen in Bezug auf die medizinische und pflegerische Versorgung am Lebensende klar zu werden. Insbesondere sollen dabei Kommunikationslücken zwischen Patienten, Ärzten, Rettungsdiensten und Pflegeeinrichtungen geschlossen werden. Ziel ist eine Art Patientenverfügung 2.0, die sich, so die Hoffnung, als deutlich zuverlässiger, aussagekräftiger und besser anwendbar erweist. Der Haken dabei: Ohne eine professionelle Beratung wird kaum jemand die neuen ACP-Bogen wirklich verstehen und ausfüllen können.

Primäre Zielgruppe der ACP-Programme sind alte Menschen, was angesichts der Sterblichkeitszahlen ein durchaus vernünftiger Ansatz ist. Seit ungefähr einem Jahr bekommen deshalb Pflegeheime, die ihren Bewohnern eine entsprechende Beratung anbieten möchten, von den Krankenkassen die Kosten dafür erstattet. Sie können diese Dienstleistung einkaufen und jemanden einstellen oder auch fortbilden lassen, der dann die Beratung durchführt.

Ein ACP-Bogen ist in mehrere Teile gegliedert. Jeder Teil widmet sich einem anderen möglichen medizinischen Szenario, das mit dem Bewohner durchgesprochen wird. Er soll ermächtigt werden, seine Vorstellungen so genau wie möglich zu formulieren. Anschließend wird schriftlich festgehalten, welche Maßnahmen von ihm jeweils gewünscht sind und welche nicht.

Es beginnt mit der ärztlichen Anordnung für den Notfall. Aufgefuhrt und mit genauen Abstufungen versehen sind verschiedene Therapieziele. Die Spanne reicht von »Lebensverlängerung – soweit medizinisch möglich und vertretbar« bis zur reinen »Linderung (Palliation)« ohne lebensverlängernde Maßnahmen. Der nächste Teil befasst sich ausführlich mit der »Krankenhausbehandlung bei Einwilligungsunfähigkeit unklarer Dauer«. Der letzte schließlich betrifft die »Behandlung bei dauerhafter Einwilligungsunfähigkeit«.

Solche detaillierten Informationen geben Heimen und Ärzten eine ganz andere Sicherheit, wirklich im Sinne des Patienten zu handeln, sollte sich der einmal nicht mehr selbst mitteilen können. ACP-Programme können damit als wirkungsvolles Instrument zur Stärkung der Patientenautonomie betrachtet werden.

Im Rahmen einer Weiterbildung führte ich ACP-Beratungen zu Übungszwecken in meinem Freundeskreis durch. Dabei begann ich, wie es auch jeder ACP-Bogen tut, mit eher allgemeinen Fragen zu Werten und Überzeugungen. In meinem Leben habe ich schon Tausende solcher Gespräche mit Patienten geführt, und eigentlich maße ich mir an, ganz gut darin zu sein. Trotzdem fiel es mir bei diesen Probeberatungen ungewohnt schwer, die vorgegebenen Fragen zu stellen. Kunststück, haben sie doch die Kraft, einen kalt zu erwischen:

- Wie gerne leben Sie?
- Welche Bedeutung hat es für Sie, (noch lange) weiter zu leben?
- Wenn Sie ans Sterben denken, was kommt Ihnen dann in den Sinn?
- Wenn ich Ihnen sagen könnte, dass Sie heute Nacht friedlich einschlafen und morgen nicht mehr aufwachen werden – was würde das *jetzt* in Ihnen auslösen?
- Darf eine medizinische Behandlung dazu beitragen, Ihr Leben in einer Krise zu verlängern? Welche Belastungen und Risiken wären Sie bereit, dafür in Kauf zu nehmen?
- Gibt es Situationen, in denen Sie nicht mehr lebensverlängernd behandelt werden wollen?

Das alles sind Fragen, die jeder versteht. Man braucht kein Philosophiestudium, um sie zu beantworten. Man muss auch nicht alt oder krank sein, um ihre Relevanz zu spüren. Sie gehen uns alle an, und sie gehen uns allen nahe.

Die Aussagen, die ich in meinem Freundeskreis erhielt, hatten es in sich. Die Menschen antworteten mit einer Offenheit, die mich berührte. Manche, von denen ich das nie erwartet hätte, sagten: »Eigentlich nehme ich das Leben an vielen Tagen nur als anstrengend wahr. Wenn ich ehrlich bin, finde ich die Vorstellung, heute Nacht für immer einschlafen zu können, wunderschön. Aber so was darf oder kann man ja niemandem sagen.«

Ich wünsche mir, dass immer mehr Menschen den Mut finden, sich solche Fragen zu stellen und über ihre eigene Sterblichkeit nachzudenken. Als Belohnung winkt immer ein entspannteres Lebensklima.

Einige zusätzliche Tipps für Patientinnen und Patienten mit einer lebensbedrohlichen Erkrankung

Mach dir klar, dass es das Ziel der Medizin ist, Leben zu erhalten und Leben zu verlängern.

Fragen der Lebensqualität sind diesem Ziel erst einmal nachgeordnet. Für einen jungen Menschen, dem sein Überleben nach einem Autounfall alles bedeutet, mag das der einzig richtige Ansatz sein. Für einen Tumorpatienten am Lebensende gilt das jedoch nicht unbedingt. Rechne damit, dass dein Arzt davon ausgeht, dass du dich für eine Lebensverlängerung um jeden Preis entscheiden wirst. Daher kann es sein, dass er das Gespräch über Weiterbehandlung und Therapiemöglichkeiten nicht so ergebnisoffen führt, wie du dir es wünschst. Stelle ihm daher möglichst präzise Fragen:

- Welches Ziel verfolgt die Therapie?
- Wie lange wird sie dauern?
- Wie gut wird sie für gewöhnlich vertragen?
- Wie wird sie meine Lebensqualität beeinträchtigen?
- Welche Folgen drohen?
- Was ist das beste Ergebnis, das zu erwarten ist? Und wie wahrscheinlich ist es?

Durch solche Fragen kannst du dem Arzt signalisieren, dass ein reines Kaufen von Lebenszeit für dich vielleicht gar nicht die oberste Priorität besitzt.

Habe den Mut, das Hinzuziehen der Palliativmedizin aktiv einzufordern.

Geh nicht davon aus, dass dein Arzt das Thema von sich aus ansprechen wird. Stell die Frage »Warum ist die Palliativmedizin noch nicht gerufen worden?« lieber selbst. Sie kann ein wichtiges Gespräch anstoßen. Selbst ein Arzt, der das Hinzuziehen der Palliativmedizin nicht für nötig erachtet, wird das begründen müssen und dir so einiges über seine persönliche Auffassung zum Thema Sterben und Tod verraten.

Wann sollte man auf das Hinzuziehen eines Palliativmediziners bestehen?

- Bei einer lebensbedrohlichen Erkrankung – und zwar egal, in welchem Krankheitsstadium
- Wenn krankheitsbedingte Schmerzen oder Symptome wie Luftnot oder Übelkeit auftreten
- Bei Unklarheit, was die weitere medizinische oder pflegerische Versorgung betrifft

Stell die Überraschungsfrage.

Eigentlich sollte sich jeder Arzt, der einen Patienten mit einer lebensbedrohlichen Erkrankung behandelt, fragen: Wäre ich überrascht, wenn dieser Patient, den ich gerade vor mir sehe, innerhalb des kommenden Jahres versterben würde?

Sobald diese Frage verneint wird, sollte die Palliativmedizin hinzugezogen oder zumindest der mögliche tödliche Ausgang der Erkrankung thematisiert werden. Vertrau aber nicht darauf, dass dies auch tatsächlich geschieht. Frag lieber selbst, ob als Patient oder als Angehöriger. Im besten Fall wird der Arzt lachen: »Ah, die Überraschungsfrage, Sie haben also schon mal was von der Palliativmedizin gehört! Ich werde sie sofort mit ins Boot holen.« Im schlechtesten Fall lautet die Antwort: »So etwas dürfen Sie gar nicht denken!« Gib dich damit nicht zufrieden, sondern hak nach und bestehe auf ein Gespräch: »Das heißt, Sie können mir also garantieren, dass meine Mutter in einem Jahr noch lebt?«

Geh so proaktiv wie möglich in jedes Gespräch, sei es mit deinem Hausarzt oder den Ärzten im Krankenhaus. Stell ihnen die Fragen zu den Themen, die dich belasten.

- Was passiert, wenn die Erkrankung weiter voranschreitet?
- Was ist der wahrscheinliche Verlauf meiner Erkrankung?
- Wie groß ist die Wahrscheinlichkeit, dass ich an meiner Erkrankung sterbe?
- Was für Probleme und Symptome können auf mich zukommen?
- Woran würde ich dann genau sterben?
- Wenn meine Erkrankung voranschreitet und abzusehen ist, dass ich nicht mehr lange zu leben habe: Könnten Sie dann – und ich sehe ja, wie viele Menschen in Ihrem Wartezimmer sitzen – eine adäquate Versorgung leisten?
- Was mache ich, wenn sich der Hausarzt oder das Krankenhaus nicht mehr für mich zuständig fühlt? Wer übernimmt dann meine Versorgung? An wen kann ich mich wenden?

- Wer kann mich in meinen eigenen vier Wänden betreuen?
- Was mache ich, wenn eine Versorgung zu Hause nicht mehr möglich ist?

Sprich den Worst Case so deutlich wie möglich an.

Achte darauf, wie souverän der Arzt auf deine Fragen reagiert. Ein »Na ja, das sehen wir dann, jetzt konzentrieren wir uns erst mal auf die Behandlung« kann ein Indiz dafür sein, dass dieser Arzt vielleicht nicht der richtige Ansprechpartner für das Lebensende ist. Jemand, der sich schon am Anfang einer Behandlung nicht bereit zeigt für ein Gespräch über das Sterben und den Tod, wird wahrscheinlich auch später nicht die Bereitschaft und die Zeit dafür aufbringen.

Achte darauf, dass es einen Plan B gibt.

Eingriffe bei lebensbedrohenden Erkrankungen oder onkologische Behandlungen sollte man sinnvollerweise in Krankenhäusern mit palliativmedizinischer Expertise durchführen lassen. Das muss nicht zwingend eine eigene Palliativstation sein. Auch ein Palliativteam kann gute Dienste leisten. So erhöht sich die Chance auf einen Plan B, falls sich die Dinge nicht wie gewünscht entwickeln. In welchen Krankenhäusern es palliativmedizinische Versorgung gibt, lässt sich über das Internet leicht herausfinden.

Wenn du im Krankenhaus bist und Hilfe brauchst, denk an den Sozialdienst.

Der Sozialdienst weiß, welchen Arzt man wegen einer Verlegung auf die Palliativstation ansprechen kann (und welchen man besser nicht fragen sollte). Er kümmert sich auch um die Weiterversorgung zu Hause, stellt dem Patienten die richtigen Fragen: Können Sie noch aufstehen? Kommen Sie daheim ins Badezimmer? Haben Sie über einen Toilettenstuhl, einen Rollator, einen Rollstuhl oder ein Pflegebett nachgedacht?

Immer dann, wenn jemand ein Krankenhaus nicht selbstständig mit seiner Tasche in der Hand verlassen kann, sollte der Sozialdienst von den Ärzten hinzugezogen werden. Das geschieht aber nicht immer, denn es droht lästiger Papierkram: Anträge für Hilfsmittel müssen ausgefüllt, Anschreiben für die Sozialversicherung fertiggemacht, eventuell auch eine Hospiz-Voranmeldung in die Wege geleitet werden. Kalkuliere also ein, dass du auf Widerstände treffen könntest, aber lass dich davon nicht entmutigen und besteh auf eine Einbindung des Sozialdiensts. Er kann den Ärzten gegenüber oft eine ganz andere Autorität entwickeln als ein Patient.

Verschwende keine Zeit.

Beschäftige dich so früh wie möglich mit dem Thema Sterben und Tod. Nutz die Zeit, die dir auch eine tödlich verlaufende Erkrankung in der Regel noch lässt. Vergeude die Phasen, in denen es dir noch relativ gutgeht, nicht mit Nichtstun. Hege keine trügerischen Hoffnungen, auch wenn es wehtut, sich mit dem Schlimmsten auseinanderzusetzen.

Knüpf dir ein Netz der Hilfe.

Hör dich um, geh auf die Suche. Triff Vorkehrungen. Wenn du manches vom Vorgeplanten nie benötigst, umso besser. Viel schlimmer wäre es, später unter Zeitdruck und mit wenig Information handeln zu müssen. Frag dich, ob der Arzt, den du seit Jahren kennst, auch die richtige Begleitung für die Zielgerade ist. Schau dir an, welche Krankenhäuser in deiner Nähe über Palliativstationen verfügen. Vielleicht kannst du einen Termin vereinbaren und dir einmal alles aus der Nähe ansehen. Gleiches gilt für die vorhandenen Hospize. Bilde dir dein eigenes Urteil: Würde ich mich dort wohlfühlen?

Mach dich auch vertraut mit der Spezialisierten Ambulanten Palliativversorgung (SAPV) vor Ort. Und weiter: Gibt es Selbsthilfegruppen? Existiert ein Hospizverein in der Nähe? Besorg dir so viele Informationen wie möglich, dann kannst du auf sie zugreifen, wenn du sie brauchst. Schaff dir ein Netzwerk mit Personen und Einrichtungen deines Vertrauens. Wenn du die Entscheidungen selbst triffst, wird das kein anderer für dich tun müssen. Das spart dir Kraft, die du für andere Dinge gut gebrauchen kannst.

Anhang

Literatur

Bausewein, Claudia: *Sterben ohne Angst. Was Palliativmedizin leisten kann*. Unter Mitarbeit von Dr. Franziska Roosen. München 2015.

Borasio, Gian Domenico: *Über das Sterben. Was wir wissen. Was wir tun können. Wie wir uns darauf einstellen können*. München 2011.

De Ridder, Michael: *Abschied vom Leben. Von der Patientenverfügung bis zur Palliativmedizin. Ein Leitfaden*. München 2017.

Elias, Norbert: *Über die Einsamkeit der Sterbenden in unseren Tagen*. Frankfurt am Main 1993.

Faulkner, Ann und Peter Maguire: *Talking to Cancer Patients and Their Relatives*. New York 1994.

Husebø, Stein und Gebhard Mathis: *Palliativmedizin*. Mitbegründet von E. Klaschik. 6. Auflage. Mit 22 Abbildungen und 19 Tabellen. Berlin 2017.

Jankélévitch, Vladimir: *Der Tod*. Aus dem Französischen von Brigitta Restorff. Hg. und mit einem Nachwort versehen von Christoph Lange. Mit einem Nachwort von Thomas Kapielski. Frankfurt am Main 2005.

Kearney, Michael: *Schritte in ein ungewisses Land. Seelischer Schmerz, Tod und Heilung – Geschichten und Erfahrungen. Vorwort von Cicely Saunders*. Aus dem Englischen von Bernardin Schellenberger. Freiburg, Basel und Wien 1997.

Kübler-Ross, Elisabeth: *Interviews mit Sterbenden.* Aus dem Amerikanischen übersetzt von Ulla Leippe. Gütersloh 1990.

Nagel, Thomas: »Der Tod«. In: *Gibt es einen guten Tod?* Hg. von Philosophie Magazin und Reclam Verlag. Stuttgart 2017. S. 120–137.

Shem, Samuel: *House of God.* Roman. Aus dem Amerikanischen von Dr. Heidrun Adler. München 1998.

Temel, Jennifer S.: »Early Palliative Care for Patients with Metastatic Non-Small-Cell Lung Cancer«. In: *The New England Journal of Medicine* 363: August 2010. S. 733–742.

Leitlinien

S3-Leitlinie Palliativmedizin für Patienten mit einer nicht heilbaren Krebserkrankung (Langversion 1.1.). Mai 2015. Abrufbar unter: https://www.leitlinienprogramm-onkologie.de/fileadmin/user_upload/Downloads/Leitlinien/Palliativmedizin/LL_Palliativmedizin_Langversion_1_1.pdf
(Letzter Zugriff am 1.6.2019)

Patientenleitlinie Palliativmedizin für Patientinnen und Patienten mit einer nicht heilbaren Krebserkrankung. September 2015. Abrufbar unter:
https://www.leitlinienprogramm-onkologie.de/fileadmin/user_upload/Downloads/Patientenleitlinien/Patientenleitlinie_Palliativmedizin_1980018.pdf
(Letzter Zugriff am 1.6.2019)

Informationen zur Patientenverfügung

Broschüre des Bundesjustizministeriums.
Abrufbar unter:
https://www.bmjv.de/SharedDocs/Publikationen/DE/Patientenverfuegung.pdf;jsessionid=B5A081C16506F166BBBFDB8972B44689.2_cid297?__blob=publicationFile&v=34
(Letzter Zugriff am 20.6.2019)

Broschüre des Bayerischen Justizministeriums.
Abrufbar unter:
https://www.bestellen.bayern.de/application/eshop_app000005?SID=1044714266&DIR=eshop&ACTIONxSETVAL(artdtl.htm,APGxNODENR:283773,AARTxNR:04004713,AARTxNODENR:333708,USERxBODYURL:artdtl.htm,KATALOG:StMJV,AKATxNAME:StMJV,ALLE:x)=X
(Letzter Zugriff am 20.6.2019)

Hinweis

Der vorliegende Text enthält allgemeine Informationen und persönliche Ansichten und Empfehlungen des Autors rund um das Thema Sterben und Palliativmedizin. Er gibt allein die Meinungen des Autors wieder und erhebt insoweit weder Anspruch auf Abbildung der herrschenden medizinischen Meinung noch auf vollständige Abhandlung des Themenkomplexes.

Die Inhalte stellen keine konkreten Handlungsanweisungen für den Einzelfall dar und können eine persönliche fachliche Beratung durch Arzt und Apotheker in keinem Fall ersetzen.